大国医经典医案诠解（病症篇）

骨伤病症

编著 屈 强

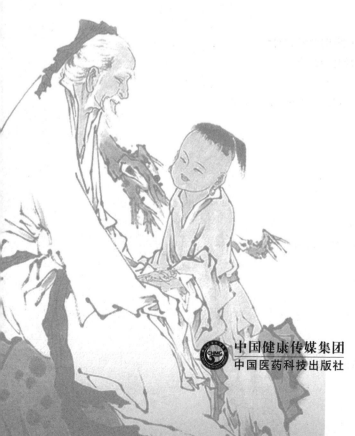

中国健康传媒集团

中国医药科技出版社

内 容 提 要

　　本书主要收集了骨伤科疾病的名家验案，病种包括骨折、关节脱位、骨病、筋伤及损伤杂证等，分别从病史、检查、诊断及治疗来描述。对于类风湿关节炎、强直性脊柱炎、股骨头缺血性坏死等顽疾，收集的案例比较多，尽力从不同角度、不同视野对这些难治性疾病进行剖析，阐述了该类疾病的定义、病因、病理、临床表现、临床分型、治疗原则以及中、西医学对该病的认识、治疗等。内容系统、全面。本书可供中医师临床参考，亦可供医学生及中医爱好者借鉴学习。

图书在版编目（CIP）数据

骨伤病症 / 屈强编著 . — 北京：中国医药科技出版社，2016.4
（大国医经典医案诠解 . 病症篇）
ISBN 978-7-5067-8152-7

Ⅰ . ①骨…　Ⅱ . ①屈…　Ⅲ . ①中医伤科学 – 医案 – 汇编　Ⅳ . ① R274

中国版本图书馆 CIP 数据核字（2016）第 022489 号

美术编辑　陈君杞
版式设计　郭小平

出版　**中国健康传媒集团** | 中国医药科技出版社
地址　北京市海淀区文慧园北路甲 22 号
邮编　100082
电话　发行：010 – 62227427　　邮购：010 – 62236938
网址　www.cmstp.com
规格　710 × 1000mm $\frac{1}{16}$
印张　23 $\frac{1}{2}$
字数　389 千字
版次　2016 年 4 月第 1 版
印次　2024 年 4 月第 3 次印刷
印刷　大厂回族自治县彩虹印刷有限公司
经销　全国各地新华书店
书号　ISBN 978-7-5067-8152-7
定价　48.00 元

序 言

屈强教授一直工作在教学、临床第一线，有丰富的临床经验。这点，从这本书中就能感觉到。

医案，也就是病案，它是医生治疗疾病时辨证、立法、处方用药的记录。里面有医者的经验亦或教训。读好医案，犹如看场精彩电影，能从中吸取很多我们需要的知识、技能或是思维方式。

然而，中医书籍，汗牛充栋，优劣同在，良莠不齐，要在这些书籍中找出真正的好医案，没有慧眼识"金"的真才实学是不行的，不下一番苦功夫来找是不行的。

为了能让更多的人快速掌握中医骨科诊治，屈强教授在临床工作之余，利用自己多年积累的知识经验筛选出大量名家医案，涵盖了骨科绝大部分病种。

更让我敬佩的是屈强教授在每个病案的后面都加有自己独到的诠解，把多年积累的经验和盘托出，毫无保留，遇到哪一方面的病案，就谈哪一方面的临床，使读者明白什么样的情况做什么样处理，同时更告知读者为什么要做这样的处理。

知其然更知其所以然，明明白白地做临床，是这本书带给我们的理念。正应了清代名医陈士铎说的"人不穷理，不可以学医"这句话。

看书，就要看好书，屈强教授编写的这本骨伤科病案书，无论是骨伤科的学生还是临床工作者，都很值得放在案头而常翻。

姬领会

2016 年 1 月

前 言

　　中医骨伤科，是中医宝库中的一份宝贵遗产，是我们炎黄祖先及其子孙在长期社会实践中不断丰富发展起来的一门重要临床学科。是主要研究和防治骨与关节及其周围软组织损伤和疾病的学科。其特长和独到之处，在世界医林中都独树一帜，深受欢迎。

　　中医骨伤科宝库的内容博大精深，秘验方是重要的组成部分，中医骨伤科的病因、病理、正骨手法，诊断治疗著作颇多，浩如烟海，各有特色，故不赘述。

　　本书主要收集了骨伤科疾病的名家验案，病种包括骨折、关节脱位、骨病、筋伤及损伤杂证等，分别从病史、检查、诊断及治疗来描述。对于类风湿关节炎、强直性脊柱炎、股骨头缺血性坏死等顽疾，收集的案例比较多，尽量从不同角度、不同视野对这些难治性疾病进行剖析，并阐述了该类疾病的定义、病因、病理、临床表现、临床分型、治疗原则以及中、西医学对该病的认识、治疗等。本书在编写中，力求能反映出该类疾病目前的治疗进展，使其对同行具有更多的参考价值，希望能为发扬和传承中医学起到一定的作用，此为编写的初衷。

编 者

2016 年 2 月

目 录

上肢骨折医案……………………………………………………………… 001

  一、锁骨骨折 ………………………………………………………… 001

    林如阔医案（骨折筋伤同重视，复位理筋治骨折）………… 001

    董万鑫医案（复位轻柔有技巧，固定牢靠愈合好）………… 006

    石幼山医案（祛瘀消肿活血汤，内服外用有妙方）………… 007

    林如高医案（内服活血外消肿，治疗骨折显神功）………… 008

  二、肱骨大结节骨折 ………………………………………………… 009

    林如阔医案（陈旧骨折无良策，林老治疗有奇方）………… 009

  三、肱骨外科颈骨折（近侧干骺端骨折）………………………… 012

    何竹林医案（岭南名医何竹林，治疗骨折显神奇）………… 012

    董万鑫医案（稳准有力巧复位，夹板固定早锻炼）………… 014

    段胜如医案（裂纹骨折不用药，按摩舒筋显神效）………… 016

    胡黎生医案（专用夹板显奇效，整复固定长得好）………… 016

  四、肱骨干骨折 ……………………………………………………… 017

    林如阔医案（肱骨干骨折挫伤重，治愈不留后遗症）……… 017

    林如高医案（壮筋强骨消毒散，内服外敷疗效高）………… 020

    董万鑫医案（合拢归挤循序进，固定按摩齐上阵）………… 021

    李汝安医案（多发骨折复位难，麻醉整复变简单）………… 023

  五、肱骨髁上骨折 …………………………………………………… 024

    林如阔医案（复合损伤难治疗，骨折脱位均治好）………… 024

    石幼山医案（髁上骨折骨骺伤，生长发育受影响）………… 027

    林如高医案（髁上骨折复不好，肘内翻畸形出现了）……… 028

董万鑫医案（复位要求稳准快，避免骨化性肌炎留）……………… 030

陈渭良医案（复位固定勤观察，缺血性肌挛不可怕）……………… 031

六、肱骨髁间骨折 ……………………………………………………… 032

陆银华医案（破血消瘀退肿汤，陈旧伤骨康复了）……………… 032

七、肱骨外髁骨折 ……………………………………………………… 034

林如高医案（内服外敷齐上阵，双管齐下显神功）……………… 034

石幼山医案（关节内骨折要求高，复位固定加用药）……………… 035

郭维淮医案（骨折患者年龄小，临床治疗要求高）……………… 037

八、肱骨内上髁骨折 …………………………………………………… 038

林如高医案（内上髁骨折分型多，治疗时应该细端详）…………… 038

胡黎生医案（早期三七活血丸，后期壮筋续骨丹）……………… 039

萨仁山医案（损伤严重外力大，功能恢复有把握）……………… 040

郭维淮医案（骨折严重神经废，手法稳准解剖位）……………… 041

九、尺骨鹰嘴骨折 ……………………………………………………… 042

林如阔医案（肘部粉碎并脱位，内服外用辨证对）……………… 042

林如高医案（抽血晃动复位搞，夹板加垫固定好）……………… 044

十、桡骨头（颈）骨折 ………………………………………………… 046

董万鑫医案（机触于外，巧生于内，歪戴帽骨折易搞定）……… 046

林如高医案（骨折类型细划分，治疗方法不相同）……………… 047

十一、尺骨上 1/3 骨折合并桡骨头脱位（孟氏骨折）……………… 048

胡黎生医案（孟氏骨折较复杂，骨折脱位同时抓）……………… 048

董万鑫医案（孟氏骨折复位法，先复脱位后复骨折）…………… 049

林如高医案（骨折分型有四型，复位手法各不同）……………… 051

蔡德猷医案（孟氏骨折骨不连，骨折速愈汤让骨连）…………… 052

段胜如医案（孟氏骨折难固定，桡侧为主应分清）……………… 053

十二、桡尺骨干双骨折 ………………………………………………… 055

林如高医案（桡尺骨干双骨折，复位不好要致残）……………… 055

段胜如医案（骨折陈旧加畸形，闭合折骨来搞定）……………… 056

林如阔医案（骨折脱位软组织伤，辨证治疗获健康）……………… 058

十三、桡骨干骨折 ……………………………………………… 060

林如高医案（桡骨干骨折怎么办，林老治疗有高招）…………… 060

十四、桡骨下 1/3 骨折合并下桡尺关节脱位（盖氏骨折）…… 062

胡黎生医案（先复骨折后复脱位，桡腕关节面恢复是关键）…… 062

崔萃贤医案（盖氏骨折难治疗，拐磨子锻炼不能少）…………… 063

林如高医案（盖氏骨折要求高，解剖对位不能少）……………… 064

十五、桡骨远端骨折 …………………………………………… 066

林如高医案（桡骨远端骨折伸直型，科勒骨折餐叉样畸形）…… 066

崔萃贤医案（桡骨远端骨折屈曲型，史密斯骨折反餐叉样形）… 067

陆银华医案（科勒骨折不复杂，复位方法要掌握）……………… 068

林如阔医案（科勒骨折陈旧伤，林如阔治疗有妙方）…………… 070

十六、桡骨远端骨骺分离合并腕关节前脱位 ……………… 072

林如阔医案（伤骨脱位并骨骺分离，辨证治疗未留后遗）…… 072

十七、手舟骨骨折 ……………………………………………… 074

施维智医案（手舟骨骨折易漏诊，鼻烟窝按压有疼痛）………… 074

十八、掌骨骨折 ………………………………………………… 077

林如高医案（掌骨表浅易骨折，复位固定有办法）……………… 077

段胜如医案（拒绝手术来复位，中医治疗显神威）……………… 078

十九、指骨骨折 ………………………………………………… 079

林如高医案（个小功劳大，骨折愈合差）………………………… 079

施维智医案（开放骨折骨坏死，中医治疗不截指）……………… 080

下肢骨折医案 ………………………………………………… 083

一、股骨颈骨折 ………………………………………………… 083

林如高医案（复位治好股骨颈，患者家属均高兴）……………… 083

石幼山医案（年高肾气衰，破补互参用）………………………… 084

二、股骨转子间骨折 …………………………………………… 086

林如高医案（年老体虚骨松脆，愈合缓慢易粉碎）……………… 086

石幼山医案（气血不足肝肾亏，愈合缓慢中药催）……………………… 087

三、股骨干骨折 ………………………………………………………………… 089

  林如高医案（腿粗肉厚骨头细，复位固定应注意）………………… 089

  石幼山医案（正骨舒筋宁神，骨折治疗成功）…………………… 090

四、股骨干下段粉碎性骨折 ………………………………………………… 093

  林如阔医案 …………………………………………………………… 093

    医案 1（儿麻患肢遇骨折，百日治疗获康复）………………… 093

    医案 2（陈旧骨折筋挛缩，七十余天就康复）………………… 096

    医案 3（骨折粉碎骨不连，林老只用九十天）………………… 099

五、股骨髁间骨折 …………………………………………………………… 101

  林如高医案（关节内骨折髁嵌插，扣挤法整复治好他）………… 101

六、髌骨骨折 ………………………………………………………………… 102

  董万鑫医案（髌骨骨折难固定，月牙夹板建功勋）………………… 102

  陆银华医案（活血消瘀退肿汤，膝盖骨骨折自己长）…………… 103

七、胫骨髁骨折 ……………………………………………………………… 105

  林如高医案（平台压缩关节松，半年以后再负重）………………… 105

  董万鑫医案（胫骨上端骨质松，早期负重行不通）………………… 106

八、胫腓骨干骨折 …………………………………………………………… 107

  林如高医案（小腿骨折路难行，治疗好后不留痕）………………… 107

  石幼山医案（小腿骨折不愈合率高，匀贴夹板固定牢）………… 108

  胡黎生医案（特殊夹板来固定，百名患者均成功）………………… 110

  林如阔医案 …………………………………………………………… 111

    医案 1（开放骨折烧不退，粉碎感染能应对）………………… 111

    医案 2（胫骨骨折踝关节伤，六十天治好回学堂）…………… 114

    医案 3（小腿骨折陈旧伤，中医治疗有主张）………………… 116

    医案 4（胫腓骨双折陈旧伤，七十天治好腿等长）…………… 119

九、踝部骨折 ………………………………………………………………… 121

  林如阔医案 …………………………………………………………… 121

医案1（双踝骨折筋伤重，内外兼治不留后遗症）……………… 121

医案2（骨折脱位踝挫伤，重新驰骋足球场）………………… 125

医案3（陈旧骨折踝挫伤，林老治疗有妙方）………………… 127

段胜如医案（骨折脱位均陈旧，治好后遗症没有留）……… 129

十、距骨骨折 ……………………………………………………… 131

林如高医案（距骨骨折易缺血，中药加强补气血）……… 131

十一、跟骨骨折 …………………………………………………… 132

林如高医案（跟骨夹板马蹄垫，固定牢靠疗效好）……… 132

董万鑫医案（高空坠双跟骨粉碎，董老治完全复位）…… 133

十二、跖骨骨折 …………………………………………………… 135

林如高医案（跖骨骨折足弓塌，走路不稳感觉差）……… 135

十三、趾骨骨折 …………………………………………………… 136

董万鑫医案（趾小功劳大，医者重视它）………………… 136

躯干骨骨折医案…………………………………………………… 138

一、肋骨骨折 ……………………………………………………… 138

段胜如医案（畅呼吸促排痰，治疗方法不一般）………… 138

胡黎生医案（肋骨骨折胸廓痛，特色固定能减轻）……… 139

董万鑫医案（深呼吸起伏复位法，复杂骨折也不怕）…… 140

二、胸骨骨折 ……………………………………………………… 141

林如阔医案（陈旧骨折有内伤，内伤外伤愈合良）……… 141

三、脊柱椎骨骨折 ………………………………………………… 143

段胜如医案（单纯椎体压缩骨折，牢记复位锻炼手法）… 143

四、骨盆骨折 ……………………………………………………… 146

段胜如医案（骨盆环断裂怎么箍，中医药治疗特色举）… 146

上肢关节脱位医案………………………………………………… 149

一、肩关节脱位 …………………………………………………… 149

陆银华医案（左肩关节下脱位，多人抬杠来复位）……… 149

成业田医案（骨折脱位，脚蹬复位） ············· 150

唐志宁医案（右肩关节前脱位，复位固定捆胸臂） ········· 151

林如高医案（肩关节脱位陈旧伤，立位杠杆整复上） ········· 152

二、肩锁关节脱位 ··················· 153

胡黎生医案（右肩锁关节全脱位，八字加屈肘绷带来固定） ····· 153

段胜如医案（右肩锁关节全脱位，胶片纸盒来复位） ········ 154

唐志宁医案（肩锁关节半脱位，弧形小夹板巧应对） ········ 156

三、胸锁关节脱位 ··················· 157

唐志宁医案（胸锁关节结构怪，脱位以后复位快） ········· 157

四、肘关节脱位 ···················· 158

唐志宁医案（脱位骨折复合伤，固定时间不能长） ········· 158

胡黎生医案（右肘关节后脱位，屈肘联合夹板对） ········· 159

萨仁山医案（左肘关节后脱位，骨化性肌炎中药对） ········ 160

林如高医案（单纯肘关节后脱位，拔伸屈肘法来复位） ······· 161

五、桡骨头脱位及半脱位 ················ 162

唐志宁医案（桡骨头复位较容易，早晚期并发症应注意） ······ 162

林如高医案（牵拉肘复位很简单，成习惯性脱位就麻烦） ······ 163

六、腕关节脱位 ···················· 164

胡黎生医案（腕关节骨折加脱位，拇指外展竹片来应对） ······ 164

七、月骨脱位 ····················· 165

林如高医案（月骨脱位单人复，掌屈固定三十度） ········· 165

唐志宁医案（骨折脱位加重叠，健侧拍片来鉴别） ········· 167

八、掌指关节及指间关节脱位 ·············· 168

林如高医案（第一掌指关节脱位，特制弧形夹板应对） ······· 168

唐志宁医案（关节小巧结构不少，处理不好手指废了） ······· 169

下肢关节脱位医案 ·················· 170

一、髋关节脱位 ···················· 170

段胜如医案（白底骨折头入盆，此种脱位中心型） ········· 170

　　林如高医案（侧卧拔伸推入法，林老特色复位法） …………… 171

二、膝关节脱位 ……………………………………………………… 172

　　林如高医案（膝者筋之府，治疗应评估） ………………………… 172

　　唐志宁医案（膝关节脱位损伤重，选择固定须慎重） ………… 173

三、髌骨脱位 ………………………………………………………… 174

　　林如高医案（髌骨脱位较少见，复位用药可参借） …………… 174

　　唐志宁医案（习惯性髌骨脱位，结构异常手术应对） ………… 176

四、踝关节脱位 ……………………………………………………… 177

　　唐志宁医案（踝关节负重大，过早活动功能差） ……………… 177

五、距骨脱位 ………………………………………………………… 177

　　胡黎生医案（三踝骨折距骨出，复位方法双手拉） …………… 177

　　段胜如医案（马鞍骨，负重大，脱位脚底踏不下） …………… 179

六、跗跖关节脱位 …………………………………………………… 180

　　林如高医案（足纵足横二足弓，跗跖关节来维稳） …………… 180

　　唐志宁医案（脱位骨折挫伤重，复位固定保足弓） …………… 181

七、跖趾关节脱位 …………………………………………………… 182

　　林如高医案（脚上趾骨小，走路不能少） ……………………… 182

　　石幼山医案（跖趾关节脱位，复位固定应对） ………………… 183

八、趾间关节脱位 …………………………………………………… 184

　　唐志宁医案（趾间关节脱位，绷带缠绕复位） ………………… 184

骨病医案……………………………………………………………… 186

一、风湿热、风湿性关节炎 ………………………………………… 186

　　祝谌予医案（治风先治血，血行风自灭） ……………………… 186

　　钟治美医案（攻补有度，祛邪扶正） …………………………… 187

　　周建伟医案（阴痰凝结成顽症，地龙鸡血藤汤来对应） ……… 188

　　周晖医案（产后风湿病，白虎桂枝汤） ………………………… 190

二、类风湿关节炎 …………………………………………………… 191

　　张伯臾医案（先分寒热，再分偏盛） …………………………… 191

黄宏植医案（外邪入侵，瘀阻成痹） ············· 193

王禄海医案（扶正祛邪，益气通痹） ············· 194

胡雪苗医案（外治三步法，内服参芪汤） ············· 195

李生梧医案（加味四妙勇安汤，标本兼治活血通痹） ············· 197

施维智医案（表里同病，寒热并存） ············· 198

三、强直性脊柱炎 ············· 199

隋孝忠医案（补肾祛寒，活血化瘀） ············· 199

邱志济医案（补虚益损，虚实兼顾） ············· 201

刘红丽医案（肾虚督空，补肾强督） ············· 202

李现林医案（散寒除湿，舒督通痹） ············· 203

李国衡医案（益气健脾，固本燥湿，活血祛风） ············· 204

高根德医案（扶正化痰，软坚散结） ············· 206

君玉茹医案（早期清热解毒，晚期补肝壮骨） ············· 207

姚新苗医案（活动期清热解毒，缓解期补肾强筋） ············· 208

四、痛风性关节炎 ············· 209

陈建锋医案（风湿客于肾经，血脉瘀滞不通） ············· 209

孟昭亨医案（清热利湿，活血通络） ············· 211

周天礼医案（肥美所伤，清热利湿） ············· 211

何毅医案（健脾利湿，祛风通络） ············· 213

五、骨质疏松 ············· 214

于康冉医案（补肾填精，生髓健骨） ············· 214

张贵有医案（脾肾同补，温热壮阳） ············· 215

彭沛医案（肾虚血瘀，补肾活血） ············· 216

杨承进医案（滋补肝肾，强壮筋骨） ············· 217

岳美中医案（补肾温经，填骨生髓） ············· 218

李国衡医案（补益脾肾，固督止痛） ············· 219

六、急性化脓性骨髓炎 ············· 220

龚益斋医案（清热解毒，托里消肿） ············· 220

　　顾伯华医案（清热解毒，和营通络）…………………………… 223

七、慢性骨髓炎 ……………………………………………………… 225

　　胡熙明医案（肝肾亏虚型，补气血，益肝肾）………………… 225

　　沈霖医案（毒热炽盛型，燥湿热，解疮毒）…………………… 226

　　杨毓华医案（气血两虚型，补益正气，托毒排脓）…………… 227

八、脊柱结核 ………………………………………………………… 228

　　杨继民医案（扶正养血收敛，消痰散结排脓）………………… 228

　　顾伯华医案（阴寒虚证凝结成，温经散寒化痰结）…………… 230

　　周书望医案（补益脾胃增正气，扶正托毒结核消）…………… 231

九、四肢骨、关节结核 ……………………………………………… 233

　　刘汝专医案（扶正补气托毒，化痰消肿通络）………………… 233

　　张晓刚医案（补肾温阳阳和汤，益气养阴结核康）…………… 234

　　林如高医案（扶正祛邪骨结核，内服外用阳和汤）…………… 235

　　王昌荣医案（邪实正虚耗气血，祛邪扶正三鲜汤）…………… 237

　　徐介山医案（下肢关节穿拐痰，温经除湿再散寒）…………… 238

十、脊髓灰质炎（小儿麻痹）后遗症 ……………………………… 239

　　林如高医案（邪犯肺金肺叶焦，清燥救肺养肺阴）…………… 239

　　苏如林医案（早期独活寄生汤，晚期十全大补汤）…………… 240

十一、股骨头缺血性坏死 …………………………………………… 242

　　孟庆云医案（益肝肾、填精髓、强筋骨、祛寒湿）…………… 242

　　王永刚医案（股骨头缺血坏死，荣筋健骨汤保护）…………… 243

　　高辉医案（髓枯骨蚀入夜痛，骨内瘀阻血不通）…………… 244

　　叶显纯医案（肾精虚衰骨蚀，补益肝肾康复）………………… 245

　　黄宗勖医案（内服外用加针灸，内外结合效果优）…………… 247

　　施维智医案（温补而不滋腻，久服而不伤脾）………………… 248

　　刘渡舟医案（气血双亏，肾精不足）…………………………… 250

　　何天祥医案（益气养血，填精补髓）…………………………… 251

　　王令喜医案（肝肾亏虚骨遭蚀，龙虎将军丸最合适）………… 252

周素琴医案（气载血行，以气运血） …………………………… 254

十二、骨质增生 ……………………………………………………… 255

　　姚天源医案（壮肾阳、益精血、强筋骨） ………………………… 255

　　郑湘宏医案（敛阴柔肝而缓急止痛，益气固表而补气升阳） ……… 256

　　陈庆通医案（痰瘀阻络型，活血化瘀法） ………………………… 257

　　马银梅医案（肝肾亏虚型，温补肝肾法） ………………………… 259

　　曾小勇医案（培补肝肾，疏通经络） ……………………………… 260

十三、髌骨软化症 …………………………………………………… 261

　　卜昆山医案（初为骨痹起于寒，后为骨痿寒化热） ……………… 261

　　周尊谦医案（补肾通络，滋阴壮骨） ……………………………… 262

　　张金先医案（髌骨软化症，增味阳和汤） ………………………… 264

十四、外伤性截瘫（痿证） ………………………………………… 265

　　谢海洲医案（气滞血瘀，督脊不通） ……………………………… 265

　　万寿永医案（止泻不宜收涩，止汗不宜收敛） …………………… 267

　　修养斋医案（骨伤宜治肾，筋伤要治肝） ………………………… 268

　　张绍富医案（肝肾肺胃，四经之病） ……………………………… 269

　　刘韵远医案（本为肝肾不足，标为气血痹阻） …………………… 270

上肢筋伤医案 ……………………………………………………… 272

　一、肩部筋伤 ……………………………………………………… 272

　　孙均遂医案（异病同治，当归四逆汤） …………………………… 272

　　石幼山医案（气血呆滞，筋脉失荣） ……………………………… 273

　二、肘部筋伤 ……………………………………………………… 276

　　龚治平医案（肌肉骨化失弹性，内服外用显神通） ……………… 276

　　石幼山医案（气血虚弱，承袭风寒） ……………………………… 281

　三、腕部筋伤 ……………………………………………………… 282

　　石幼山医案（寒湿伤筋，治病从本） ……………………………… 282

　四、手指筋伤 ……………………………………………………… 284

　　石幼山医案（风寒内留，络道积瘀） ……………………………… 284

下肢筋伤医案·· 286

　一、髋部筋伤 ······································· 286

　　石幼山医案（气血失利，风寒痰湿）········ 286

　　王洪术医案（小儿溜胯，手法治疗）········ 287

　二、膝部筋伤 ······································· 289

　　王之术医案（创伤所致三妙散，退化所致茵陈合剂）······ 289

　三、踝部筋伤 ······································· 290

　　李铭医案（气为血之帅，气行则血行）······ 290

　　石幼山医案（辨证用药，防遗后患）········ 292

躯干部筋伤医案······································ 295

　一、颈部筋伤 ······································· 295

　　李庆铨医案（挑针拔罐，分筋理筋）········ 295

　　石幼山医案（针刺辅治，牛蒡子汤加味）···· 296

　二、胸背部筋伤 ····································· 298

　　石幼山医案（宽胸理气，肃肺化痰）········ 298

　　李铭医案（疏肝理气，活血止痛）·········· 300

　三、腰部筋伤 ······································· 301

　　崔翠贤医案（肾气足，筋骨顺，经络通）···· 301

　　石幼山医案（择要而从，随机应变）········ 302

损伤内证医案······································· 305

　一、损伤疼痛 ······································· 305

　　印会河医案（伤则必夹瘀血，瘀则津必不固）···· 305

　　程淑冉医案（瘀血阻络，清阳不升）········ 306

　　陈列医案（理气活血，行瘀止痛）·········· 307

　　韦贵康医案（调理气机，活血止痛）········ 307

　　秦增寿医案（心神失养，攻补兼施）········ 308

　二、损伤发热 ······································· 309

施汉章医案（滋液生津，健脾开胃） ……………… 309

钟育衡医案（血虚发热，热而烦满） ……………… 311

杜宁医案（清热除烦，白虎汤加减）……………… 312

袁胜医案（风痰上壅，闭阻脑窍，气机逆乱，阴阳失调）……… 312

吴少怀医案（湿热在腑，表里未和） ……………… 313

三、损伤昏厥 …………………………………… 315

焦树德医案（瘀血郁壅血瘀发，复元活血汤一把抓）…… 315

四、伤后癃闭 …………………………………… 317

岳美中医案（化水之源枯竭，以生脉散扶正） ……… 317

戴丽三医案（湿热蕴积于内癃闭，六一平胃二散加减）…… 318

刘明武医案（逐瘀利水，活血通闭） ……………… 320

方药中医案（气阴两虚合并血瘀，补肾为主活血化瘀）…… 321

杜宁医案（气水属一家，治气则治水） …………… 323

五、伤后便秘 …………………………………… 323

李斯炽医案（养心培肾，滋血润肠） ……………… 323

何文绍医案（活血逐瘀腹胀满，清热通便抵当汤） …… 325

六、损伤腹胀 …………………………………… 326

林如高医案（气血两伤，散瘀健脾） ……………… 326

陈列医案（活血化瘀，止痛消胀） ………………… 327

祝谌予医案（先以益气摄血，次以疏肝和胃） ……… 327

七、痿软麻木 …………………………………… 330

张震医案（急则活血理伤，缓则滋养肝肾） ……… 330

赵晨光医案（气虚则麻，血虚则木） ……………… 331

王任之医案（初期温肾行血，后期补气补血） ……… 332

张鹏举医案（健脾益气滋肺阴，滋补肝肾为主证）…… 333

何任医案（壮筋骨而健步，降虚火而滋阴） ……… 335

八、脑震荡 ……………………………………… 337

石幼山医案（益气血，补肝肾，安脑宁神） ……… 337

谢海洲医案（定痫息风，养血补阴）·················· 338

朱明华医案（瘀去新生，滞散气畅）·················· 339

九、脑海损伤（脑挫裂伤、颅内血肿、脑干损伤）········· 340

李铭医案（平肝息风，活血醒脑）··················· 340

龚治平医案（补肾益肝，健脑宁心）················· 342

周静医案（活血化瘀，平肝降逆）··················· 344

张孝纯医案（清热解毒行血，安神补肝益胃）·········· 345

十、胸部迸挫伤·································· 347

石幼山医案（理气活血，宽胸息痛）················· 347

李铭医案（外虽无状，内宜通利）··················· 348

赵生富医案（疏肝气，理肺气，气药血药相配合）········ 349

十一、腹部内伤································· 350

石幼山医案（活血益气健腰利尿，新伤已愈宿恙改善）······ 350

龚治平医案（腰痛与血尿，利尿化瘀汤）·············· 353

陆银华医案（活血消肿，通淋止血）················· 355

上肢骨折医案

一、锁骨骨折

林如阔医案

（骨折筋伤同重视，复位理筋治骨折）

沈某某，男，52 岁，技术员。初诊日期：1975 年 9 月 25 日。

［病史］患者于 1975 年 9 月 21 日骑自行车不慎摔倒，左肩部首先着地，当即左肩部出现剧烈疼痛，活动受限。经医院 X 线摄片，诊断为：左锁骨中段斜形骨折。给予手法复位，石膏固定。伤后第三天拍 X 线片复查，示骨折移位明显，次日前来就诊。

［检查］患者面白神疲，身倦无力，烦躁不安，脉浮大有力。拆除石膏后，见左肩倾斜，左臂部不能动弹，左锁骨中段呈高凸畸形，皮肤破损，周围组织红肿，抬臂时可闻及骨擦音。患肩肿胀明显，按之剧痛，轻抬前臂时，骨折处疼痛明显。

［诊断］左锁骨中段斜形骨折合并左肩关节挫伤。

［处理］

1. 手法治疗

（1）复位：本例患者骨折施用正骨手法中推挤、按压、摇转等综合复位法。

①患者坐位，助手于患者背后抱住其身。

②医者一手以拇、食指置于骨断端进行推挤、按压使骨折两断端对合复位，同时另一手必须握住患肢徐徐抬举，并进行肩关节牵拉、摇转。通过肩关节摇转能使骨折部紧张肌肉松解开，使骨折端在推挤、按压下，达到更好复位效果。待骨折两端平正，骨折复位即告完成。

（2）软组织修复：骨折复位 1 周后，开始使用理筋法（揉捏、牵摇、牵拉、牵抖等法），每日 1 次。2 周后，隔日 1 次。6 周后，隔 2 日 1 次，直至恢复为止。

（3）夹缚固定：复位后，即于骨折处外敷药膏，放置硬纸板一块（厚度不薄于 3mm），压于药膏上，用"∞"字形绷带固定，左上肢屈肘 90°悬吊，5 周后除去固定。

2. 药物治疗

第 1~2 周：骨折处先外涂消炎理湿散。

处方：煅石膏 156g，金银花 31g，炉甘石 94g，黄柏 31g，绿豆 31g，冰片 6g。

功效：清热解毒，消炎收湿。

主治：筋骨损伤，伤处严重肿胀，皮肤起血水疱、溃烂或皮肤红痒疱疹。

制用法：以上各味药共研为细末，用净茶油调拌成膏，涂抹患处，每日涂抹数次。

然后外敷活血长骨膏。

处方：净茶油 750g，桐油 400g，黄丹 600g。粗料 3 味：牛膝 63g，骨碎补 63g，土鳖虫 63g。细料（即粉末）8 味：红花 16g，栀子 16g，五加皮 31g，三七 31g，乳香 16g，没药 16g，龙骨 16g，冰片 1.6g。

功效：祛瘀消肿，活血长骨。

主治：一般多用于脊柱、胸骨、肋骨骨折的初、中、后期。

制法：先将粗料各味药和净茶油、桐油同入铁锅内熬炼，先熬至药枯，滤去渣，再将药油熬炼至滴水成珠时，即将药油离炉火，加入黄丹，然后再加入细料。

用法：将药摊在布上，用时烘热软化，贴患处。膏药规格，可分成大、中、小号 3 种。皮肤破损或湿疹发痒者忌用。

肩部外敷消肿散。消肿散处方如下。

处方：黄芩 125g，黄柏 156g，白芷 125g，菊花叶 94g，芙蓉叶 94g，江南香 94g。

功效：活血消肿，清热化瘀，舒筋止痛。

主治：伤筋脱位及骨折，用于初期肿胀疼痛。

制用法：以上各味药共研为细末，用开水调拌成糊状，敷贴患处，每日敷贴 4 次，每次 6 小时。

内服退肿活血汤。

处方：归尾 6g，防风 6g，泽泻 9g，延胡索 3g，赤芍 6g，川芎 3g，黄柏 9g，茯苓 9g，丝瓜络 9g，灯心草 9g，生甘草 3g。

功效：祛瘀消肿，活血止痛，祛热利尿。

主治：伤筋骨折初期，肿胀疼痛。

制用法：清水煎服，口1剂，分2次服。

第3~4周：骨折处继续外敷活血长骨膏，肩部外擦伤筋药水后，继续敷消肿散。伤筋药水组方如下。

处方：藏红花31g，姜黄31g，栀子31g，冰片9g，蒲黄31g，山甲珠31g，赤芍31g，白芷31g，高粱酒1kg。

功效：活血祛瘀，舒筋止痛。

主治：新旧肌肉损伤。

制用法：将处方各味药置于玻璃瓶或瓷罐内，用高粱酒浸泡，加盖密封。1个月后取出药渣，药水贮瓶备用。用时将药水涂擦患处，每日数次（皮肤有破损、红斑及发痒者忌用）。

第5~6周：骨折处外敷折骨散，肩部外敷续筋散，继续擦伤筋药水。折骨散组方如下。

处方：透骨草94g，五加皮63g，骨碎补94g，黄芩94g，蒲黄63g，乳香31g，没药16g，江南香188g，木香31g。

功效：活血祛瘀，续筋骨。

主治：各种外伤骨折中、后期。

制用法：先将以上各味药共研细末，用开水调拌成糊状，敷贴患处。每日敷1次，每次4小时。

肩部外敷续筋散，续筋散组方如下。

处方：赤芍63g，黄芩94g，蒲黄94g，乳香31g，江南香94g，木香63g，五加皮63g，木通47g。

功效：行血化瘀，强筋壮骨。

主治：筋伤、骨折及脱位中、后期。

制用法：以上各味药共研细末，用开水调拌成糊状，敷贴患处。每日敷贴1次或隔日1次，每次5小时。

第7周：骨折处与肩部均可外擦伤筋药水，使用化瘀舒筋洗剂，内服生血补髓汤。化瘀舒筋洗剂组方如下。

处方：桃仁6g，红花6g，归尾6g，苏木9g，川芎6g，泽兰9g，牛膝9g。

功效：化瘀舒筋，活血通络。

主治：肢骨折伤、脱位及伤筋，用于后期筋结不舒，筋肉挛缩。

制用法：将药放入锅内，倒入半盆水，煎滚 20 分钟后倒入盆内，先熏蒸，待药温后，洗患处。每日熏洗 1 次，余剂可按照上法再用 1 次。生血补髓汤组方如下。

处方：生地 9g，熟地 9g，全当归 6g，川芎 6g，枸杞子 16g，白芍 9g，木瓜 9g，续断 9g，破故纸 6g，山药 6g。

功效：壮肾，强筋骨。

主治：大、小骨折中、后期。

制用法：清水煎服，日 1 剂，分 2 次服。

第 8 周：骨折处及肩部用风损洗剂，内服补肾壮筋汤，直至痊愈。风损洗剂组方如下。

处方：忍冬藤 16g，络石藤 16g，骨碎补 16g，桑枝 9g，秦艽 9g，橘叶 6g，牛膝 9g，松叶 6g。白花风不动 9g。

功效：活血祛风，通络利湿，行瘀舒筋。

主治：风湿筋骨痛，筋骨痿软拘挛。

制用法：将药放入锅内，倒入半盆水，煎滚 20 分钟后倒入盆内，先熏蒸，待药温后，洗患处。每日熏洗 1 次，余剂可按照上法再用 1 次。补肾壮筋汤组方如下。

处方：熟地 9g，黑杜仲 9g，炙黄芪 9g，续断 9g，当归身 9g，茯苓 9g，牛膝 9g，枸杞子 9g，白芍 9g。

功效：补肾，壮筋骨，除风湿。

主治：筋骨损伤，肾脏虚损，筋骨痿弱无力。

制用法：清水煎服，日 1 剂，分 2 次服。

3. 练功治疗

骨折后第 1 周：做挺胸活动，伸掌握拳，每日数次。

第 2 周：除做上述练功外，加做托手屈曲。

第 3 周：做托手屈曲，托手抬举。

第 4~5 周：继续做托手屈曲，托手抬举活动，加做托手伸肩。

第 5 周后：做滑车带力上举，手臂后屈，直到功能恢复为止。

（《林如阔正骨经略》）

【诠解】 锁骨外形呈"⌒"形，骨的形态分类属于长骨，锁骨内侧 1/3 截面呈三角形，中 1/3 截面呈类椭圆形，外 1/3 截面呈扁平状，因其解剖形态的特殊性，以及不同截面的不同形态，其内部骨小梁的走向发生改变，故在其交接处易发生骨折。

在本病例治疗上，医者首先通过正骨手法对骨折进行复位，并注重结合整筋。复位后在固定牢靠的前提下，结合药物治疗、练功活动等几方面加以施治。应该注意：本例早期就要注重肩关节挫伤方面的处理，在不影响锁骨骨折对位愈合的情况下，同时应用正骨手法对肩关节挫伤进行治疗。

在本例患者的治疗上，早期还要注意对骨折处皮肤破损的处理，预防感染，不能单纯考虑骨折对位固定。锁骨骨折复位后常不易固定，复位后2周内固定至关重要。要尽量减少躯干部的活动，患者应采取半卧位睡觉、休息。定期复查复位情况及固定情况十分必要。该患者在复位后的第1周内每日复查1次，第2周内隔日复查1次，第3周后，隔2日复查1次，直至骨折达到临床愈合。复查时如发现骨折端有移位和固定不当，要及时纠正。如移位较大，呈明显的突凸或凹陷畸形时，须再行复位。如移位较小，可通过纸压垫进行矫正。在骨折固定期间，每次换药应于复查骨位同时进行，这样可减少患者痛苦。对骨折固定情况可检查绷带包扎的松紧度以及硬纸板的位置是否合适。当骨折达到临床愈合程度，须嘱患者加强功能锻炼，要按照医者指定的练功方法、动作和量次要求，做到积极、主动配合。

锁骨骨折是常见的上肢骨折之一，骨折多由间接暴力引起。锁骨完全骨折的患者，复位未达到完全解剖对位，出现了轻度畸形愈合（属于功能对位），大多数对功能恢复影响不大。如果骨折对位达到功能对位状态，并处理好软组织损伤，常能获得满意效果。通常情况下，老年患者通常要求至少达到功能对位范围；如是成年人、小儿患者，应尽可能争取使骨折达到解剖对位。整复后1周内睡眠要半仰卧位，2周内伤臂不可上举。因该骨折整复后虽经固定，但不易保持解剖位置，有时遗留畸形愈合，一般对肢体功能活动影响较少。

该患者经治疗3天后，能安睡，局部灼热减退，皮肤破损有所好转，疼痛减轻，骨折端无明显再移位。1周后，神志安宁，已能正常安睡。局部肿胀逐渐消退，温度正常，疼痛减轻。2周后，皮肤破损痊愈，骨折端日趋稳定。4周后，局部疼痛基本消失，肩臂能用力活动。5周后，骨折达临床愈合，做抬臂、肩外展及后旋活动时，骨折处无痛感。第6周后，活动功能已接近正常，只是在活动后有酸胀感。8周后，患肢活动自如，痛感完全消失，骨折痊愈。后期经多次随诊、复查，骨折愈合良好，患肢功能恢复良好。能从事原来的工作。天气变化时亦无异常感觉。

董万鑫医案
（复位轻柔有技巧，固定牢靠愈合好）

高某某，女，22 岁。初诊日期：1975 年 5 月 9 日。

［病史］3 日前骑自行车被撞，右肩部着地，右肩及锁骨中部疼痛剧烈，不能抬举。

［检查］右锁骨中段处肿胀明显，可见青紫瘀斑，压痛明显，可闻及明显骨擦音。X 线片示：右锁骨中段斜形骨折，近端向上移位，远端向下错位。

［诊断］右锁骨中段斜形骨折。

［处理］

（1）复位

①架肩上提法：患者坐位，一助手用手握住患侧肘部，并用另一上肢前臂插入患侧腋下，用力向上提端，术者用双手分别捏住骨折远近两断端，嘱架肩的助手轻轻放松，同时让病人抬头挺胸，在这个过程中，术者从下向上推或从前向后按压以矫正成角畸形，使骨折恢复对位对线。

②旋转变位法：锁骨骨折后，绝大多数呈近端向上错位，远端向下错位，这种复位方法则是首先改变这种情况，使近端在下，远端在上，然后再进行复位，在助手向上提端下，术者一手将骨折远端固定好，另一手将近端用按压旋转的方法改变原来错位的方向。

③架肩下牵法：一助手前臂仍置于患者腋下，向上端提，向颈侧用力；另一助手双手握患者前臂及手，用力向下牵拉；术者双手用捏挤、按压的方法进行对位，对位满意后，即停止牵拉。

（2）夹缚固定：嘱病人保持抬头挺胸姿势。固定时医师要用两手保持好折骨的对位、对线，首先在锁骨上窝处靠骨折近端处压一棉垫，要填至高出折骨近端；在折骨远端的下方也垫一厚棉垫，这两个棉垫也可用四列或五列绷带卷成直径约 2cm 的纱布卷代替；然后再在折骨局部压上一大方块厚棉垫，上面压月牙形纸板，凹面朝向颈侧，用橡皮膏将之黏牢固定，再于患者双侧腋下各垫一直径约 6cm 粗大棉卷，棉卷的两端要薄，一直垫到肩部的前后侧，最后用三列绷带做双肩前后"∞"字固定，固定后进行透视观察复位情况，复位不满意时，可解除固定物重新整复。此病人经过 5 周治疗，愈合良好，2 个月后恢复正常工作。

（董建华，等. 中国现代名中医医案精华. 北京出版社，1990.）

【诠解】锁骨骨折又称缺盆骨骨折、锁子骨断伤等，可发生于各种年龄，但多见于儿童及青壮年，约有 2/3 为儿童患者，而其中又以幼儿为多见。长期以来，许多临床医师并不追求锁骨骨折的复位，只用"∞"字绷带固定，任其错位愈合，其理由是锁骨骨折复位与固定的难度较大，即使错位愈合对以后功能影响也不大。但根据董氏多年的临床经验，认为锁骨骨折复位并不十分困难，而且复位后的优点较多，复位好的锁骨骨折愈合较快，愈后无任何后遗症。错位愈合虽然也无明显后遗症，但有时会影响患者用肩部抬、担、扛物的功能，而且复位后的锁骨愈合后外观无畸形，与健侧一样；而错位愈合后原来重叠处有明显凸出，影响人体外观及功能，用力方向要掌握好，架肩时用力一定要向颈侧上提，下牵患侧上肢时一定要轻缓。医师还应注意不要损伤锁骨下动脉和臂丛神经，医师用手捏锁骨两断端时可从锁骨上窝入手，这样较易用力和捏牢；固定时双侧腋下的棉垫一定要粗大。因此棉垫不只起保护皮肤的作用，同时还是一个力的支点，上肢的重量向下牵引，而通过腋下棉垫这一支点，作用在锁骨骨折远端的力就是向外牵引力，而且是持续的，对维持骨折对位对线起着良好作用。

石幼山医案

（祛瘀消肿活血汤，内服外用有妙方）

徐君，男，23 岁。初诊日期：1958 年 1 月 13 日。

［病史］摔伤致右锁骨部疼痛。

［检查］右胸外侧锁骨折断，凹凸不平，可触及断端及骨擦音。X 线拍片示：右锁骨骨折。

［诊断］右锁骨骨折。

［处理］

1. 手法治疗

复位：初步捺正，衬垫敷缚固定，青紫尚未消失，夜寐不安。

2. 药物治疗

姑拟去瘀消肿，新伤续断汤加减。组方如下。

处方：当归尾 12g，大丹参 9g，大川芎 3g，炙土鳖 6g，川续断肉 9g，泽兰 9g，炙乳没（各）5g，苏木屑 9g，煅自然铜 12g，骨碎补 9g，天花粉 12g，嫩桑枝 12g。

功效：祛瘀、消肿、止痛。

主治：骨折早期。

制用法：水煎服，日1剂，分2次服用。7剂。

（石印玉，等．石幼山治伤经验及验方选．上海中医药大学出版社，1993．）

【诠解】 锁骨骨折初期宜祛瘀、消肿、止痛，可内服活血止痛汤或肢伤一方加桑枝、川芎，局部外敷消肿止痛膏或双柏散。中期宜接骨续筋，内服可选用续骨活血汤，新伤续断汤，肢伤二方，外敷接骨膏或接骨续筋药膏。中年以上患者易因气血虚弱，血不荣筋而并发肩关节周围炎，故后期宜养生养气血，补肝肾，壮筋骨，可内服肢伤二方或补血固骨方，外贴坚骨壮筋膏。解除夹板固定后可用骨科外洗一方、骨科外洗二方熏洗患肩。儿童患者骨折愈合迅速，如无兼症，后期不必用药。

锁骨开放骨折或严重移位合并臂丛神经或锁骨下动脉、静脉损伤者，可考虑做切开复位内固定。

林如高医案

（内服活血外消肿，治疗骨折显神功）

潘某，女，31岁。初诊日期：1983年5月11日。

[病史] 患者于4天前骑车不慎跌倒，右肩部先着地，当时患部肿胀疼痛，右上肢活动时疼痛加剧。

[检查] 患者痛苦面容、呻吟，面色晦暗，舌边有瘀斑，脉滑。头部向右侧倾斜，右肩部向前向下倾斜，以左手托扶右肘部，右上肢不能抬举，右锁骨处肿胀，皮肤青紫，隆起畸形，局部压痛明显。可触及骨折端。X线片示：右锁骨中段骨折，近端向上移位，远端向下移位。

[诊断] 右锁骨中段骨折。

[处理]

1. 手法治疗

（1）复位：入院后，以压背挺胸法整复，锁骨骨折压背挺胸整复手法：患者正坐，医者站在患肢外侧，一手从肩前穿过腋下，紧压患侧肩胛骨，并向前推挤，使患侧挺胸，此时患者肘部应勾紧医者前臂，另一手拇指、食指揣捏骨折远近端，使之平正，当即局部畸形消失，然后挟缚固定。

（2）夹缚固定：在骨折处放一坡形垫，然后行单肩"8"字绷带固定，将右上肢屈肘 70°。用三角巾悬吊胸前，局部外敷消肿散。

2. 药物治疗

第 1~3 周：局部外敷消肿散，内服活血镇痛汤，方药如下。

处方：当归 12g，川芎 6g，乳香 6g，苏木 5g，红花 5g，没药 6g，土鳖虫 3g，三七 3g，赤芍 9g，陈皮 5g，落得打 6g，紫荆藤 9g。

功效：活血止痛。

主治：治骨折伤患局部肿痛者。

制用法：水煎服，日 1 剂，分 2 次服用。

第 4 周：患处肿痛逐日减轻。拍 X 线片复查：骨折对位良好，有中等量骨痂生长，改敷消毒散，服跌打养营汤。

第 7 周：解除外固定，患者右锁骨处无肿痛，右肩部功能活动恢复正常。停诊。

（张文康，等. 中国百年百名中医临床家丛书·林如高. 中国中医药出版社，2003.）

【诠解】锁骨骨折是常见的上肢骨折之一，锁骨内侧 1/3 呈三角形，中 1/3 与外 1/3 交接处则变为类椭圆形，而外 1/3 则变为扁平状，因为其解剖上的弯曲形态，以及不同横切面的不同形态所以在交接处容易发生骨折。锁骨骨折绝大多数可采用非手术治疗方法，幼儿无移位骨折及青枝骨折均无须手法复位，仅给予适当固定以限制活动即可，对少年或成年人骨折有重叠移位或成角移位者必须进行手法复位，固定。对骨折端轻度移位者，因日后对上肢功能妨碍不大，且一般都能愈合，故不必强求解剖复位。

常用固定方法有：横"∞"字绷带固定法；斜"∞"字绷带固定法；双圈固定法。可根据具体情况选择使用。

二、肱骨大结节骨折

林如阔医案

（陈旧骨折无良策，林老治疗有奇方）

刘某某，男，42 岁，干部。初诊日期：1966 年 4 月 20 日。

[病史] 因下坡时不慎后仰滑倒，右肩臂着地，当时右臂即不能活动，疼痛剧烈。经医院检查，诊断为肱骨大结节裂缝骨折。给予纱布胸前悬吊固定，内

服跳骨丹，并结合功能锻炼等综合治疗。5 个月后，右肩臂仍感无力，抬举困难，并疼痛，侧卧右身时患肩受压即痛，天气变化时疼痛加剧。伤后 5 个多月来诊。

[检查] 伤肢右肩偏斜，活动受限，不能上举、外展及后旋。手臂肌肉明显松软，与健侧相比，肌肉明显萎缩（臂部约差 2cm、前臂部约差 1cm），三角肌明显挛缩，弹性差，皮肤发凉。局部压痛明显，被动活动时疼痛加重。握力明显减弱，持物重量仅达 1.3kg。

[诊断] 陈旧性右肱骨大结节骨裂合并肩关节挫伤。

[处理]

1. 手法治疗

（1）软组织修复：施用正骨理筋手法的揉捏、揉拿、牵拉、牵摇等法进行治疗，隔日 1 次。4 周后，每日 1 次，至功能恢复。

（2）夹缚固定：将患肢手臂用纱布作胸前悬吊固定，4 周后除去固定。

2. 药物治疗

第 1~2 周：外用伤筋药水（方见锁骨骨折）和化瘀舒筋洗剂（方见锁骨骨折），内服风伤活血汤（组方如下）。

处方：牛膝 6g，当归身 4.7g，前胡 4.7g，羌活 4.7g，独活 4.7g，防风 4.7g，灵仙 4.7g，秦艽 6g，桂枝 3g，五加皮 4.7g。

功效：祛风散寒，活血除湿。

主治：肌肉、关节风湿入络酸痛，筋弱无力，肤寒麻木。

制用法：清水煎服，日 1 剂，分 2 次服用。孕妇忌服。

第 3~6 周：外擦风损药水（组方如下）。

处方：海风藤 31g，海桐皮 31g，透骨草 31g，伸筋草 31g，威灵仙 31g，藏红花 31g，白花蛇 16g（药用蛇皮），草乌 31g，蚕沙 16g，薄荷脑 1.6g，高粱酒 1.5kg。

功效：舒筋活血，祛风湿，坚筋骨。

主治：肌肉和骨节风湿酸痛。

制用法：将处方各味置于玻璃瓶或瓷罐内，用高粱酒浸泡，加盖密封。1 个月后取出药渣，药水贮瓶备用。用时将药水涂擦患处，每日数次。皮肤有破损、红斑及发痒者忌用。

外敷续筋散（方见锁骨骨折），续筋通络洗剂熏洗（组方如下）。

处方：骨碎补 9g，五加皮 9g，宣木瓜 9g，牛膝 9g，红花 6g，乳香 3g，桑枝 9g，白芷 6g。

功效：活血散湿，强筋骨。

主治：肢骨折伤，脱位及伤筋，用于后期筋骨痿软，湿痹酸胀。

制用法：将药放入锅内，倒入半盆水，煎滚 20 分钟后倒入盆内，先熏至药温后，洗患处，每日熏洗 1 次。余剂可按照上法再用 1 次。

内服补肾壮筋汤（方见锁骨骨折）。

第 6 周后：外用风损洗剂（方见锁骨骨折）、风损膏（组方如下）。

处方：净茶油 1.5kg，桐油 0.75kg，黄丹 1000g。粗料 12 味：海风藤 31g，豨莶草 31g，双钩藤 31g，蛇蜕 1 条，葱白 63g，松节 31g，当归 16g，木瓜 16g，正川椒 3g，穿山龙 31g，蚯蚓 1 条，韭子 31g，细料（即粉末）5 味：麝香 0.9g，薄荷脑 0.3g，乳香、没药各 9g，苏木 6g。

功效：祛风通络，活血散寒，散瘀止痛。

主治：肌肉、筋骨风湿痛。

制用法：先将粗料各味和净茶油、桐油同入铁锅内熬炼，先熬至药枯，滤去渣，再将药油熬炼至滴水成珠时，即将药油离炉火，加入黄丹，然后再加入细料。将药摊在布上，用时烘热软化，贴患处。膏药规格，分成大、中、小号 3 种。皮肤破损或湿疹发痒者忌用。

内服壮骨续筋酒（组方如下），至损伤恢复为止。

处方：全当归 156g，熟地 125g，枸杞 156g，木瓜 94g，续断 94g，炒杜仲 156g，牛膝 125g，何首乌 125g，高粱酒 5kg。

功效：养血补血，壮骨长筋力。

主治：伤筋折骨后期，筋酸痹痛，骨节虚弱无力。

制用法：将处方各味药置于玻璃瓶或瓷罐内，用高粱酒浸泡，加盖密封。1 个月后取出药渣，贮瓶备用。每日中午、晚上各服 1 次，每次 25g。素善饮酒者酌加。

3. 练功治疗

第 1~3 周：做托手屈曲，托手伸肩，托手抬举。

第 3 周后：加做前后伸展，滑车带力上举，握力负重，直至功能恢复为止。

（《林如阔正骨经略》）

【诠解】肱骨大结节骨折是肱骨上端常见骨折之一，肱骨大结节是肱骨上端外侧的骨性隆起，系松质骨，为冈上肌、冈下肌、小圆肌的附着处。肱骨大结节朝向外侧，构成结节间沟的外壁，肱二头肌长头腱由结节间沟通过。此骨折多见于成年人。

肱骨大结节骨折，若骨折线波及结节间沟，日后可因结节间沟不平滑致使肱二头肌腱滑动受阻而造成慢性肩痛。肱骨大结节骨折易合并肩部软组织损伤，容易引起肩关节囊周围肌肉、韧带之间相互粘连，造成关节活动障碍。后期出现肩周炎。

此病例为一陈旧性裂缝骨折伴肩关节挫伤，久不痊愈，同时还带伤引起"风湿"并发症。来诊时病程已达5个多月，患肢功能活动障碍，肌肉萎缩，肌力明显下降，肩关节周围筋带粘连僵硬，怕冷恶风。每当气候或季节变化时，常有疼痛发作。临床检查可见：裂缝骨尚未很好愈合。肩关节挫伤未得修复，此外并有"风湿"征象。这些主要是对早期伤情掌握不好及治疗不当所致，至于患者全身状况对此并不起主要作用。

患者通过手法、药物、固定、练功等多方面施治，目的是要使骨折愈合，筋肉损伤修复，加之祛风湿，消除并发症，恢复受伤组织功能，从而使此伤得到全面恢复。收治时医者认为，患者系陈旧伤骨，欲使肢体恢复原状较难，但仍可取得满意疗效，不致留下目前这种残疾。反之，对此伤只进行一般治疗，不能使伤情得到根本好转，日后仍会继续发展成不同程度的损伤后遗症。

患者经过上述治疗达到了骨折愈合、关节挫伤修复（使粘连分离、关节松活）、祛风湿及功能重建等目的。治疗2周后，患处疼痛减轻，肌力增加，骨折处已无压痛，皮肤发凉亦见好转，握力增加，持物重量达3kg。4周后，肩臂功能活动及肌力逐渐恢复，肩关节粘连僵硬明显好转，做被动手举高、肩外展及外旋活动，均觉痛感较前明显减轻，握力持续增加，持物重量达6.5kg。6周后，皮肤发凉已明显消失，肌筋萎缩已大部恢复，握力近于正常，持物重量达10.3kg。8周后，臂部除上举动作比健侧略低外，其他功能活动与健侧无异。共治疗57天，基本痊愈。后经复查，右肩手臂活动良好，刮风阴雨气候变化均感无恙。

三、肱骨外科颈骨折（近侧干骺端骨折）

何竹林医案

（岭南名医何竹林，治疗骨折显神奇）

陈某某，女，11岁，学生。初诊日期：1965年4月3日上午。

［病史］患者于今日上午上体育课时，从低杠上跌落，即感右肩部疼痛，患肢不能举动，当时无昏迷、呕吐，由他人扶送步行入院。

［检查］面容痛苦，查体合作，头颅、胸腹、脊柱、骨盆未见异常，右臂缩短且其上段可见环行肿胀、瘀斑，肱骨上端畸形、异常活动，臂部活动功能丧失。肘关节及手部检查未见骨折脱位征，指端血运及感觉正常。X线片示：右肱骨近侧干骺端骨折，远折端向外成角，向上缩短移位，肩关节未见脱位征。

［诊断］右肱骨上端干骺端骨折。

［处理］

1. 手法治疗

（1）复位：本例患者骨折施用正骨手法中推挤、按压、摇转等综合复位法。

①患者平卧位，右肩外展70°，屈肘90°，前臂旋后位。一助手固定胸腋部，另一助手紧握右肘及腕部顺势作相应的对抗牵引。

②医者一手以拇、食指置于肱骨大结节部，以固定肱骨头，同时另一手必须握住患肢肱骨的远折端，徐徐抬举骨断端进行推挤、按压使骨折两断端对合复位。通过肩关节摇转能使骨折部紧张肌肉松解开，使骨折端在推挤、按压下，达到更好复位效果。待骨折两端平正，骨折复位即告完成。

（2）固定：维持骨折整复的位置，用宽胶布行臂部及前臂的皮肤牵引（屈肘45°，肩外展70°），牵引时间4周。牵引期间注意牵引轴线，定期X线照片复查骨折对位情况，如果移位或复位不理想，必要时配合手法再次整复，整复要求达到功能复位即可。

2. 药物治疗

第1周：伤后按骨科三期辨证用药治疗。早期用理伤定痛汤加减，以祛瘀消肿、止痛。组方如下。

处方：三七末3g（冲服），乳香3g，桃仁10g，红花6g，当归10g，续断12g，赤芍12g，川牛膝12g。

功效：活血祛瘀，理伤定痛。

主治：各种外伤早期肢体伤筋，瘀阻经络，症见痛处不移，局部瘀斑、肿痛、刺痛、痛处拒按，舌质暗红，脉弦细。

制用法：清水煎服，每日1剂，分2次服用（方中三七能止血消瘀，伍以乳香则定痛之效力增强；桃仁、红花、当归、赤芍活血祛瘀，瘀祛则脉和痛缓，续断理伤而强筋骨，川牛膝引血下行而利关节。上述诸药合用，瘀患祛除、肿痛能消）。

第 2 周：肿痛消减，用骨三方加减，强筋壮骨，益气健脾治疗。

处方：党参 15g，北芪 15g，熟地黄 15g，茯苓 15g，狗脊 15g，当归 10g，补骨脂 10g，续断 10g，桑寄生 30g，千斤拔 30g。

功效：益气养血，调补肝肾，强筋壮骨。

主治：骨折愈合缓慢，老年骨折及损伤后期各种虚证，以形体虚弱、筋肉萎缩、肢体乏力、关节不利、舌质淡、脉细弱为施治要点。

制用法：清水煎服，每日 1 剂，煎药时宜文火久煎，以空腹服或饭前服为宜。骨伤后期，气血虚弱，筋骨失养，骨折愈合迟缓，筋骨痿软。方中以党参、北芪、当归、茯苓益气养血；熟地黄、补骨脂、续断、怀牛膝滋养肝肾，并以狗脊、桑寄生、千斤拔相助，增强壮筋骨之效。诸药相配，脾肾健旺、气血相生，滑利关节，充养筋骨，则诸症可除。

服药 3 周，X 线照片复查骨折端对位对线好。经治疗 6 周，右肱骨近侧干骺端骨折临床愈合。随访 2 年右肩关节功能正常，肱骨头发育正常，骨折端按解剖形态完全修复。

（何应华，等．岭南骨伤科名家何竹林．广东科技出版社，2009．）

【诠解】肱骨上端骨骺分离，是儿童较常见的骨骺分离之一，又称肱骨头骨骺分离、肱骨颈骨折。肱骨上端骨骺由三部分组成，即肱骨头骨骺、肱骨大结节骨骺、肱骨小结节骨骺。三个骨骺分别在 1 岁、3 岁、5 岁出现，5~8 岁时三个骨骺融合在一起而形成肱骨上端骨骺。肱骨上端骨骺在 20 岁与肱骨干之干骺端融合。骨骺闭合前任何年龄均可发生肱骨上端骨骺分离，多见于 7 岁以上的儿童，但以 13~15 岁之间发生率最高。由于肱骨上端骨骺的生长能力占臂部长度生长的 80%，儿童塑形能力较强，因此对发育及功能不致带来明显的影响，预后一般良好。

董万鑫医案

（稳准有力巧复位，夹板固定早锻炼）

付某某，女，38 岁。初诊日期：1976 年 2 月 3 日。

[病史] 于昨日骑自行车不慎摔倒，右手扶地，起来后自觉右臂不能活动，今日来丰盛医院就诊。

[检查] 患者右肩下垂，肩关节肿胀，皮肤青紫，触摸时骨擦音明显，疼痛剧烈，右肩关节功能丧失，患肢短缩，健侧手扶托伤肢，手指有轻度麻木感。

拍 X 线片示：右肱骨外科颈内收型骨折。骨折向外上方成角畸形，骨折远端向外上方错位 1/3，局部还有碎骨片。

［诊断］右肱骨外科颈骨折。

［处理］

（1）复位：一助手先用双手固定折骨远端，在腋下用力向上提拉；术者用一手掌按住骨折部缓慢用力向下按压，直到成角畸形消失为止。术者仍用一手握住骨折部，另一手握住肱骨下部轻轻加以牵引，然后晃动臂部，骨折部出现骨擦音，这时术者握住肱骨下部的手改为用力向上顶，使骨折两断端受到挤压，向上顶时，一定要把骨折处充分握住，保护好对位、对线，否则易造成再错位。

（2）夹缚固定：先在腋窝处压一大棉垫，此垫尽量向上压，再在外侧的骨折部位压一厚棉垫，压在骨折成角畸形原角顶的部位，然后用宽 5cm、长度同臂部的纸板固定，内外各 1 块，固定后用绷带悬吊前臂。同时外敷正骨散，内服接骨药。

术后，每周复查 1 次，半个月后透视观察骨折对位、对线仍很好，未发现任何异常现象，6 周时已愈合，2 个月时功能已完全恢复。

（隋书义．董万鑫骨科秘验．北京出版社，1990.）

【诠解】肱骨外科颈骨折又称臑骨上段骨折，以老年人较多见，亦可发生于儿童和青壮年人。间接暴力或直接暴力均可造成肱骨外科颈骨折。临床上常分为以下几型：裂缝骨折、外展骨折、内收型骨折、骨折脱位。治疗肱骨外科颈骨折，术者和助手须配合默契，根据 X 线片认清骨折类型、移位程度、有无成角畸形及碎骨片。术者施用手法时要稳，对不同类型的骨折用不同的方法复位，如一次不成功时，不可轻易放弃手法复位，因为骨折靠近肱骨头，骨折近端长度短、体积小而不易牵引，医师要有熟练的手法，掌握住骨折错位方向及程度，才能做到准确无误，心中有数。治疗这种骨折采取稳准有力的手法才能很快收效。固定是用内、外侧大纸夹板，对内收型的骨折手法是上提、下牵、下按，对外展型的骨折手法是上提、理顺（从里向外推）、下牵。对这两种类型的骨折采用两种手法一般都能复位，对内收型骨折的固定是在腋下要垫满棉团，不放棉卷；对外展型骨折的固定绝对要垫棉卷后再固定，这样固定后不易再错位，经 3~4 周即能稳定，5~6 周后可拆除固定物。

段胜如医案
（裂纹骨折不用药，按摩舒筋显神效）

李某某，女，75岁。初诊日期：1998年1月16日。

[病史] 摔伤左肩，疼痛，左手不能活动，去医院拍X线片，诊为骨折，给于固定，由于病人患卵巢癌，正在放、化疗中，身体虚弱，3天后即不能忍受而改用颈腕吊带，又7天。因肩部不适及疼痛而影响睡眠，来医院门诊就诊。

[检查] X线片显示：左肱骨外科颈裂纹骨折，左肩部肿胀、瘀斑，左手臂不能活动，触之痛甚。

[诊断] 左肱骨外科颈裂纹骨折。

[处理] 言明，不用颈腕吊带，要给予按摩及活动患肩，要坚持所教锻炼，若不能接受，则另请高明，患者同意，乃去除颈腕吊带，在肱二头肌腱进入结节间沟处及对应部位的背部肩胛冈外下方等处的压痛点各按摩200下，三角肌起止点及臂部中段也按摩100下，然后如肱骨外科颈骨折的治疗方法活动患肩，由于肩关节已10天不动，周围肌肉发生挛缩，关节有所粘连，被动活动受到一定限制，稍一用力，即疼痛难忍。只好由轻到重，慢慢来。治后立即感肩部轻松，活动见好，然后教病人自动前伸上举，外展及摸肩搭背，早晚各1次，每次3~5下，逐渐加到20下。每周2次手法治疗，按摩4次以后，患肩自动及被动外展，内收，前伸上举，后伸摸背等运动均有进步，疼痛也有减轻，晚上能睡好。如此手法治疗2个月复查照片，骨折已愈合，肩关节活动近正常，停诊。

（当代中医名家丛书．华文出版社，2000.）

【诠解】肱骨外科颈骨折是指肱骨解剖颈下2~3cm处的骨折，以老年人多见。多因跌倒时手掌或肘部先着地，向上传达暴力作用于肱骨外科颈而引起骨折，伤后肩部疼痛剧烈，肿胀明显，臂部内侧可见瘀斑，肩关节活动障碍。患肢不能抬举，肱骨外科颈局部有环形压痛和纵向叩击痛，无移位的肱骨外科颈骨折，必须与肩部挫伤相鉴别。

胡黎生医案
（专用夹板显奇效，整复固定长得好）

石某某，女，59岁。

［病史］于1小时前摔倒，右肘部触地后，右肩剧烈疼痛，不能抬举。

［检查］右肩部肿胀，肱骨外科颈压痛。X线片示：右肱骨外科颈横断，横断前内成角。

［诊断］右肱骨外科颈外展型骨折。

［处理］复位：①夹板制备：取3层椴木胶合板4块，宽度均窄于臂部横径；前、外、后侧板之长度，自肩峰至肘横径上2cm，修剪夹板四角；4板均用绷带缠绕4~6层，上端用蝶形胶布贴好，使其成一个环套。前、外、内侧板常规加垫成3点挤压，用1寸带穿过前、外、后侧夹板上端的胶带套孔，于肩上做结。②整复与固定：患者仰卧位，患肢伸直，上助手用布带绕过腋下，向肩上方提拉；下助手握住患者前臂及腕部，对抗牵引2~3分钟。当重叠和嵌入被牵开后，术者立于患侧先纠正前后移位，再用拇指推按近端向内。其余手指环握远端内侧向外扳提；下助手同时将患肢内收，即可纠正骨折的移位和成角，在持续对抗牵引的同时，让患者坐位，将准备好的夹板放于患肢，寸带绕过胸背在健侧腋下放一棉垫结扎，用3条1cm宽胶布分别贴绕4块板的上、中、下段，再用2条2.5cm宽胶布分别由前侧夹板过肩黏于后侧夹板上，于外侧板绕肩贴于后侧寸带上。检查患肢桡动脉搏动良好，前臂中立位屈肘90°，悬吊胸前。

（《名老中医经验全编》）

【诠解】复位时，伸直位牵拉能减少分力，使牵引力明显增大，便于复位。患者重叠嵌入较重者要徐徐持续牵引，时间可适当延长，手法整复应在骨折断端牵开后方可实验。如并发前臂骨折时，后侧夹板应改用下端至掌指关节处之"屈肘联合夹板"增加依托力。据不完全统计，用此法整复固定治疗肱骨外科颈骨折43例（内收型11例，外展型32例）均获得满意效果。

四、肱骨干骨折

林如阔医案

（肱骨干骨折挫伤重，治愈不留后遗症）

刘某某，男，32岁，民警。初诊日期：1965年4月1日。

［病史］因翻车致伤，当时右肩、臂部剧烈疼痛，不能活动，伴右掌部、指部麻木。经医院诊断为右肱骨干螺旋形骨折、肩峰骨裂。当时给予手法复位，石膏固定，并配合药物治疗。但伤肢肩、臂、掌指仍持续疼痛。患者精神烦躁，

夜卧不安，食欲大减。伤后1周摄片复查，示骨折仍有部分移位情况，于伤后12日来诊。

[检查]患者面色苍白，神志不宁，体质虚弱，脉细数。拆除石膏，见患肢明显肿胀，肩部偏斜，臂部短缩。皮肤灼热瘙痒，骨折处可闻及骨擦音，触及假关节活动，骨折断端凸突，呈重迭畸形，按之剧痛难忍，肩峰处压痛明显。

[诊断]肱骨中段螺旋形骨折、右肩峰骨裂合并肩关节挫伤。

[处理]

1. 手法治疗

（1）复位：本例患者骨折施用正骨手法中牵法、拔伸、按压、摇转等组合复位法。

①患者取坐位，助手一人站于患者背后身靠患者健侧肩部。双拇指分别按于患肩三角肌处，余指插于腋下，紧托肩部，医者一手握住患肢肘部，另一手扶托骨折部，将患肢外展约90°，与助手用力作相对牵引，牵开后，医者进行拔伸、摇转，矫正重叠畸形。

②医者一手握住患肢肘部，同时，另一手置于骨断端用拇指向内按压骨折远端、余指向外推挤近端、使骨折两端对合平整复位，达到更好复位效果。待骨折两端平正，骨折复位即告完成。

（2）软组织修复：骨折复位2周后，开始使用正骨理筋法（揉捏、牵摇、牵拉、牵抖等法），每日1次。3周后，改为隔日1次。6周后，仍每日1次，直至损伤恢复为止。

（3）夹缚固定：复位后，取小夹板4块，配上纸压垫，用3条小号布带，分上、中、下3部捆扎夹板。捆扎后屈肘90°，将患肢用纱布胸前悬吊，7周后除去固定。

2. 药物治疗

第1周内：局部外敷清凉膏，内服化瘀镇痛汤。清凉膏组方如下。

处方：煅石膏188g，炉甘石125g，芙蓉花63g，黄柏63g，绿豆63g，儿茶63g，青黛63g，冰片31g，净茶油1kg。

功效：清热化瘀，凉血止痛。

主治：筋骨损伤，伤处皮肤破损，发炎肿胀，发痒起泡疼痛。

制用法：将方药中8味粗料，研成细末，用净茶油1kg调成膏状。使用时，将膏摊于油纸或纱布上，敷贴患处，每日换1~2次。

化瘀镇痛汤组方如下。

处方：苏木 9g，赤芍 9g，赤茯苓 9g，归尾 6g，地骨皮 9g，天花粉 9g，白芷 6g，乳香 3g，没药 3g，川芎 6g。

功效：化瘀镇痛，活血消肿。

主治：伤筋、脱位，骨折初期，瘀结肿胀疼痛。

制用法：清水煎服，日 1 剂，分 2 次服。

第 2~5 周：局部外敷消肿散，内服退肿活血汤（组方见锁骨骨折）。

第 6~9 周：局部外敷续筋散（见锁骨骨折）和用化瘀舒筋洗剂（组方见锁骨骨折），内服跌打续筋丸（方见肱骨外科颈骨折）。

第 9 周后：局部外擦风损药水（方见肱骨大结节骨折），外敷风损膏（方见肱骨大结节骨折）和用续筋通络洗剂（方见肱骨大结节骨折），至骨折恢复为止。

3. 练功治疗

复位后 2 周内：做伸掌握拳。

2 周后：加做腕背伸掌屈。

4 周后：加做腕背伸掌屈，托手屈曲。

5 周后：除继续 4 周后所做动作外，加做托手伸肩。

9 周后：做爬墙上举，肩臂前后伸展，握力负重，至功能恢复。

（《林如阔正骨经略》）

【诠解】肱骨干骨折是指肱骨外科颈以下至外髁上 2cm 处的骨折。肱骨古称臑骨、胳膊骨等。故肱骨干骨折又名臑骨骨折、胳膊骨伤折。早在春秋时期对肱骨干骨折已有认识，如《左传·定公十三年》已有"三折肱知为良医"的记述。马王堆汉墓出土的帛书《阴阳十一脉灸经》有"臑以折"的记载。明代以后对本骨折的诊断、治疗和并发症有较深的认识。肱骨干为长管状密质骨，上部较粗，轻度向前外侧凸，横截面为圆形；自中 1/3 以下逐渐变细；自下 1/3 渐成扁平状，并稍向前倾。骨折好发于骨干的中 1/3 及中下 1/3 交界处，下 1/3 次之，肱骨干骨折在临床上较为常见，可发生于任何年龄，但多见于青壮年。可分为上 1/3，中 1/3，下 1/3 三种。由于肌肉牵拉的关系，所以移位的方向亦不同。一般上 1/3 骨折近端向前、向内，远端向上、向外移位，中 1/3 骨折，近端向外、向前，远端向上移位，下 1/3 骨折近端随前臂和肘关节位置而改变，远端多内旋移位。临床上多见中 1/3 骨折。整复前后，必须注意是否有桡神经损伤，因中 1/3 后外侧有桡神经沟、肱深动脉，桡神经在沟的下方，紧贴着骨干，易损伤出现垂腕。

该患者在伤后十余天来就诊，临床所见有：骨折对位差，肿胀严重并伴有明显疼痛，周围软组织损伤严重，首先运用正骨手法对骨折进行复位，并注重整筋。

该病例复位顺利，做到对位良好，固定稳妥，内外兼治，使骨折达到预期效果。

该病固定时间成人约 6~8 周，儿童约 3~5 周，必须在临床症状消失，X 线复查有足够骨痂生长之后，才能解除固定。

治疗 1 周后，症状明显改善，皮肤灼热、疼痛基本消失，肿胀减轻；患肢可作伸屈指、掌、腕关节活动，利于气血通畅。治疗 2 周后，神志安宁，睡眠正常。应每日进行用力握拳及轻柔按摩，促进肿胀消退。4 周后，自觉患肢逐渐有力，肘腕二关节已能少量负重活动。6 周后，患者能做空手提放和抬举等动作。7 周后，骨折已达到临床愈合，患肢活动量明显增长，肌肉肌力增强，但较正常功能为差。9 周后，患肢活动自如，功能已恢复，骨折肢体无筋骨变形。10 周后，骨折痊愈停诊。后经多次复查，骨折愈合良好，肌力恢复如常。患肢活动自如，伤后无后遗症出现，疗效满意。

林如高医案

（壮筋强骨消毒散，内服外敷疗效高）

张某某，男，36 岁，闽侯县农民。初诊日期：1986 年 12 月 22 日。

[病史] 2 天前患者左臂部被压蔗机压伤，肿痛，畸形，曾就诊当地乡医，给予复位固定，未见效，今转本医院治疗。

[检查] 面色苍白，痛苦面容、呻吟，舌暗紫，脉洪大。左臂中上部畸形，皮肤表面擦伤，范围约 3cm×3cm，局部肿胀明显，压痛，有骨擦音，患肢活动障碍。X 线片：左肱骨中段螺旋形骨折，近端向前内移位，远端向后外移位。

[诊断] 左肱骨中段螺旋形骨折。

[处理]

1. 手法治疗

（1）复位：入院后，即按肱骨中段骨折整复手法复位：患者坐位，助手站在背后，双手拇指按压三角肌，余指插入腋下，紧抱肩部；医者站在前外侧，双手握肘部，将患肢外展 60°，与助手相对拔伸，然后医者拇指抵住骨折近端外侧推挤向内，其他四指环抱远端内侧端托向外。纠正移位后，术者捏住骨折部，助手放松牵引，微微摇摆骨折端使断端触碰，可感到断端骨擦音逐渐减少，直至消失，表示骨折基本复位。若骨折整复后有弹性或立即再移位，应考虑断端间有软组织嵌入，可试行回旋手法，以解脱骨折断端的软组织，再按上述方法重新整复。

（2）固定：常规4块夹板固定，患者当即局部疼痛明显减轻，给予消毒散外敷，内服壮骨强筋汤。

2. 练功治疗

2周后：患者局部无肿胀，仍有压痛，继续服壮骨强筋汤，外敷接骨散，练托手屈曲活动。

3周后：（1987年1月15日）X线片复查：骨折处已有少量骨痂生长，骨折对线对位良好，继续使用上药，练习滑车拉绳、双手推车等活动。

5周后：（1987年2月2日）患肢握力增强，解除外固定，并用化瘀通络洗剂熏洗肩、肘关节。

6周后：（1987年2月10日）患肢功能恢复正常。

（《名老中医经验全编》）

【诠解】 直接暴力和间接暴力均可造成肱骨干的骨折，上、中 1/3 处骨质较坚硬，该段骨折多由直接暴力引起，骨折线多为横断或粉碎。肱骨中、下 1/3 骨折常合并桡神经损伤，可出现腕下垂畸形，掌指关节不能伸直，拇指不能伸展，手背第一、二掌骨间（即虎口区）皮肤感觉障碍，故检查时应注意。另外，旋转暴力所致的肱骨干骨折应注意与臂部扭伤鉴别，后者压痛局限于损伤部位，有牵拉痛，因疼痛而不愿活动患肢，但无环行压痛及纵向扣击痛。无异常活动。无移位肱骨干骨折仅用夹板固定3~4周，早期进行功能锻炼。有移位的肱骨干骨折，宜及时进行手法复位，夹板固定。整复骨折时，手法宜轻柔，切勿粗暴，力争一次整复成功。若整复时强力牵引、反复多次整复或患者体质虚羸、肌力较弱，再加上自身重量的悬垂作用，骨折固定期间，骨折断端可发生分离移位，特别是横断骨折或粉碎骨折患者更易发生。骨折分离移位及软组织嵌入骨折断端之间者，易出现骨折不愈合或延迟愈合，应定期复查，及时处理，引起注意。

董万鑫医案

（合拢归挤循序进，固定按摩齐上阵）

王某某，男，42岁。初诊日期：1973年2月16日。

［病史］乘汽车时撞在大树上，左臂部剧痛，不能动弹，急来就诊。经拍片

示：左肱骨干下 1/3 粉碎性骨折。

［检查］左臂部局部肿胀，疼痛，患臂有皮下瘀血。患者用健侧手托住患肢，用手触诊时患处有异常活动，并可闻骨擦音，左手皮肤感觉正常。

［诊断］左肱骨干下 1/3 粉碎性骨折。

［处理］

1. 手法治疗

（1）复位：一助手双手握住患臂的近端，另一助手握住肘部，二人轻轻地牵引。医师双手手掌合抱骨折部位，边摇晃边归挤，使骨折的碎片完全向中间合拢。

（2）固定：整复后，外用正骨散，压上 4 块棉垫，棉垫长度上下超过骨折断端，宽度为两横指，掌背尺、桡侧各 1 块，然后在压垫的地方各放 1 块双层的条形纸板，纸板的长和宽与棉垫相等，在外层再放 2 块 4 层大纸板，掌背侧各 1 块，长度上至肱骨上端，下至肘关节。

2. 练功治疗

开始每隔 3 天复查 1 次，每次复查时都把固定物拆开，然后按原来整复手法进行合拢归挤，由掌背尺桡侧向对侧推挤，在骨折部仔细触摸，出现不平的地方都要复平，4 次以后改为每周复查 1 次，3 周时拍片复查，骨折碎片已基本合拢，开始愈合，又继续固定了 6 周，解除固定，开始功能练习，1973 年 5 月 11 日拍片复查，骨折已基本愈合，肘关节活动略受限，经 1 个月的按摩（每周 1 次）肘关节功能恢复正常。患者恢复工作，总疗程共用 4 个月，未出现其他并发症。

（董建华，等. 中国现代名中医医案精华. 北京出版社，1990.）

【诠解】肱骨干下 1/3 较为薄弱，该段骨折多由间接暴力引起，骨折线多为斜形或螺旋形。如跌倒时手掌或肘部着地，暴力传致肱骨干下 1/3 而发生骨折。肱骨干下 1/3 骨折，骨折远端移位的方向可因前臂和肘关节的位置而异。伤后患者常将前臂依附在胸前，造成骨折远端内旋。

（1）受伤原因直接暴力可造成肱骨干骨折。跌倒时手掌着地或投掷动作过猛时均可造成此类骨折。

（2）症状与检查局部肿胀，疼痛，患臂有皮下瘀血。患者用健侧手托住患肢，用手触诊时患处有异常活动，并叮闻骨擦音，要检查有无神经血管损伤。肱骨干骨折后可因骨折部位的高低不同，受到肌肉的牵拉，可使骨折形成不同方向的错位。

（3）整复手法

①上托下按法：首先一助手握患者腋部向上拉，另一助手握手腕部做对抗

牵引，医师用一手向上托骨折近端，另一手向下按骨折远端，纠正上下方错位。

②推拉对位法：在助手维持牵引下，医师一手掌向内推骨折近端，另一手掌拉骨折远端向外纠正侧方错位。

③合拢归挤法：在助手维持牵引下，医师以双手掌，或前后推，或左右推，用力向中间归挤。

④上顶法：医师双手保护骨折部位，牵引远端的助手，推肘部向上顶，使骨折部密切接触。

（4）固定方法及后疗法这种骨折须用双层固定，根据患者肢体情况用4个小纸板，内垫棉花，再放大夹板，外层用大型纸板两块，外敷正骨散，再把骨折错位处放置长方形棉垫，棉垫外放两个小纸板，远近端各放一块，纸板长度上至肱骨外科颈，下至肱骨髁上，固定后医师再握住肘关节，另一手扶肩部，互相归挤。每周复查1次，3周后在保持骨折固定的条件下，同时开始活动肘关节，一般5~7周解除固定。如肘关节出现功能障碍，采用按摩手法，一般3~4天按摩1次，2周后功能可接近正常。

李汝安医案

（多发骨折复位难，麻醉整复变简单）

蒋某某，男，29岁，工人。初诊日期：1980年11月15日。

[病史] 3小时前从9m高处跌下，左上肢肿痛，麻木，不能活动。

[检查] 左上肢严重肿胀，臂部中2/3处向外成角，有假关节现象，压痛明显，并可触及骨擦音。左腕部呈银叉样畸形，压痛明显，血液循环尚可，神经功能正常。X线检查为左肱骨干中段粉碎性骨折、游离骨片长9cm，伴向外侧成角，错位畸形，桡骨下端伸直型骨折，严重移位。

[诊断] ①左肱骨干骨折；②左桡骨下端伸直型骨折。

[处理] 复位：入院后，在臂丛神经麻醉下，进行手法整复，按照多发性骨折的处理原则，由助手对抗牵拉及保护肱骨干骨折的情况下，用压迫撬法，先整复桡骨下端骨折，纠正侧方移位，成角畸形和下尺桡关节紊乱。然后用小夹板加压力垫固定，接着整复肱骨干粉碎骨折，在对抗牵引下，矫正成角畸形，并在骨折四周做捏挤手法，使骨干得到良好的对位。但由于当时的严重肿胀，游离骨片一时不能靠拢骨主干，在小夹板和压力垫的固定和作用下，使游离骨片逐渐向骨干靠拢。

1 周后做 X 线检查，骨折部已近解剖学对位，4 周后骨折纤维连接。术后随访 2 年，骨折愈合坚强，无畸形，疼痛，功能恢复良好。

（高新彦，等．古今名医骨伤科医案赏析．人民军医出版社，2006．）

【诠解】肱骨干骨折在临床上较为常见，多见于青壮年。骨折好发于骨干的中 1/3 交界处，下 1/3 次之，上 1/3 最少。伤后患臂疼痛，功能障碍，肿胀明显。患肢不能抬举，局部有明显环形压痛和纵向叩击痛。无移位的裂缝骨折和骨膜下骨折者，患臂无明显畸形。但绝大多数均为有移位骨折，患臂有缩短，成角或旋转畸形，有异常活动和骨擦音，骨折端常可触及。检查时应特别注意腕及手指功能，以便确定是否合并有神经损伤，肱骨中、下 1/3 骨折常易合并桡神经损伤，可出现腕下垂畸形，掌指关节不能伸直，拇指不能伸展，手背第一、二掌骨间皮肤感觉障碍。本例肱骨干骨折患者合并有桡骨下端伸直型骨折，在整复时应按多发性骨折的处理原则，先保护肱骨干进行桡骨下端骨折的整复，再整复肱骨干的粉碎骨折，整复时术者与助手应配合默契，胸有成竹，才能达到良好效果，事半功倍。

五、肱骨髁上骨折

林如阔医案

（复合损伤难治疗，骨折脱位均治好）

刘某某，男，6 岁。初诊日期：1978 年 1 月 8 日。

[病史] 患儿因不慎跌倒致伤，当时右上肢即不能活动，剧烈疼痛，臂部及肘部肿胀明显。在医院经 X 线摄片，诊断为：右肱骨下 1/3 段斜形骨折，未经整复来诊。

[检查] 患儿神色紧张，大声哭闹，脉浮大而数。右肩臂下垂，功能活动障碍，肘部软组织明显肿胀。骨折处呈交叉重叠畸形，轻压触摸发现有假关节活动及剧痛，可闻及骨擦音。触诊时发现鹰嘴后突，肘后部微小空虚凹陷。

[诊断] 右肱骨下段斜形骨折合并肘关节脱位伴肘部软组织严重损伤。

[处理]

1. 手法治疗

（1）复位：本例患者骨折与合并肘关节错位，采用正骨手法牵法、拔伸、推挤及按压等组合复位。先整复肘关节错位，以后进行骨折整复。

①患者取坐位，一助手站于患肢外侧，双手握住患肢臂部上部进行持续牵法以保持肢位不变，医者一手握住前臂下部，进行拔伸，另一手托住肘后，用大拇指按于肘窝，推挤肱骨髁上部，其余四指内托肘内，先将肘关节向前伸，同时逐渐屈曲肘关节，至手指能搭到肩头时即达复位。

②随即整复骨折，仍由一助手继续用双手握持患肢臂部上部，进行持续牵法以保持肢位，医者一手握住患肢肘部进行拔伸，另一手必须扶托骨折处进行后托前按，将断端平复对正，使骨折复位。该整复在达到复位时，几乎可听到复位响声。

（2）软组织修复：在骨折复位1周后开始，施用理筋手法的揉捏、揉拿、牵拉等法，隔日1次。3周后，每日1次。5周后仍隔日1次，直至恢复为止。

（3）夹缚固定：取4块小夹板，配上纸压垫，用3条小号布带，分上、中、下三部捆扎夹板，扎后屈肘90°，将患肢用纱布胸前悬吊固定。5周后除去固定。

2. 药物治疗

复位后2周内：局部外涂消炎理湿散（组方见锁骨骨折），外敷消肿散（组方见锁骨骨折）。

2周后：局部继续敷消肿散，内服养阴清火汤。养阴清火汤组方如下。

处方：白芍9g，黄柏9g，玄参6g，生、熟地各6g，桑椹6g，知母6g，泽泻9g，怀山药6g，灯心草9g。

功效：滋阴降火，清热除烦。

主治：阴虚火旺，肝肾虚损。

制用法：清水煎服，日1剂，分2次服用。

4周后：外敷续筋散（组方见锁骨骨折）。

6周后：继续外敷续筋散及用化瘀舒筋洗剂（组方见锁骨骨折）。

7周后：局部外擦伤筋药水（组方见锁骨骨折）和用续筋通络洗剂（组方见肱骨大结节骨折），至损伤恢复为止。

3. 练功疗法

复位1周后：做伸掌握拳。

2周后：加做腕背伸掌屈。

3周后：加做托手屈曲。

4周后：除继续做上述动作外，加做托手抬举，握力负重，至功能恢复为止。

（《林如阔正骨经略》）

【诠解】肱骨髁上部扁而宽，前有冠突窝，后有鹰嘴窝，两窝之间仅隔一层极薄骨片，所以较易发生骨折。常见于儿童和少年。由于暴力方向不同，临床上分为伸直型（较多见）、屈曲型（少见）两种。

医者首先运用正骨手法对关节错位与骨折进行复位，并注重结合肘关节整筋。复位后在施行固定的前提下，结合药物、练功等几方面进行治疗。在骨折对位趋于稳定，又不影响骨折连接愈合的情况下，同时还要分别用正骨手法对肘部四周软组织损伤作修复治疗。

本病例为关节错位合并骨折伴有软组织严重损伤，所以骨折局部有广泛血肿、皮肤出现水疱、红肿灼热、筋肉疼痛等症状。因此，在早期治疗时必须注重软组织的修复，积极预防及治疗感染，以免影响骨痂生长及关节功能重建。

该骨折复位后3周内属主要固定期，患肢应保持胸前，悬吊位，肩臂不可随意外展，布带不可任意放松，并做到，定期进行检查，以防骨折处再次移位，造成畸形愈合。另外，肱骨下1/3段骨折兼肘关节软组织严重伤的夹缚固定时间，较单纯肱骨中段骨折的固定时间为短。因为时间过长易引起关节屈曲障碍及软组织粘连僵硬，直接关系到骨折肢体的功能恢复。当然，固定时间的掌握，要视骨折轻重程度和本身骨痂生长的快慢来决定。

此型骨折复位后较稳定，但因伤者为儿童，故仍须经常复查骨位和固定情况。本病例在复位后2周内隔日复查1次。2周后隔2日复查1次，直至骨折达到临床愈合为止。骨位检查时，一般松开中、下部带子，然后移动外侧、后侧夹板及纸压垫即可。如移位较大呈畸形时，须将夹板全部拆掉，再行复位。如移位不大，可用纸压垫、夹板进行矫正，不须再行手法复位。对固定情况可检查带子松紧度，以及夹板和纸压垫的位置是否合适。

患儿经复位后，伤肢显著畸形即见消除。当晚就能安宁入睡，痛觉亦有减轻。经治疗1周后，局部疼痛、肿胀和水疱均见明显消退。骨断端无明显再度移位。2周后，局部疼痛、肿胀和灼热已大部消退，水疱已消失，骨断端日趋稳定。3周后，局部已无痛感，肘关节伸展活动范围有扩大。触摸轻压骨折处已无疼痛，自觉臂部能用力活动。5周后，骨折已达临床愈合，能用力做持重活动，肘关节伸屈活动范围显著增大。6周后，局部肿胀完全消退，患肢活动功能接近正常，仅在握力负重增加后，患肘筋肉微有痛感。7周后，臂部与肘关节活动自如，肘关节伸屈功能已完全恢复，骨折处无任何不适感觉，治疗痊愈。但要求在本周做巩固恢复治疗。8周后停诊。随后经多次复查，患肢功能活动正常，无任何后遗症。

石幼山医案

（髁上骨折骨骺伤，生长发育受影响）

裘童，男，8岁。初诊日期：1962年3月21日。

［病史］堕跌右臂肘肱骨下端髁上折碎移位。

［检查］筋脉血管俱伤，瘀血凝聚，漫肿疼痛，不能动弹，关节伤剧。

［诊断］右肱骨髁上骨折。

［处理］

1. 手法治疗

复位：先为按捺整复，敷缚化瘀。

2. 药物治疗

处方：荆防风（各）6g，焦栀子9g，小生地黄12g，炙土鳖8g，制南星5g，苏木屑6g，泽兰叶9g，京赤芍5g，留行子9g，煅自然铜12g，炙乳香3g，单桃仁9g，万灵丹1粒。

功效：活血化瘀、消肿止痛。

主治：骨折早期。

制用法：水煎服，日1剂，分2次服。

二诊：1962年3月24日。

右臂肘肱骨下端髁上折碎移位，整复后瘀血略化，肿痛四散，引及肩部及手指，不能动弹，关节伤剧，预后难复正常。再拟化瘀清营。方药如下。

处方：青防风5g，炙土鳖6g，制南星5g，川独活5g，小生地黄12g，京赤芍6g，泽兰叶9g，片姜黄5g，留行子9g，骨碎补9g，煅自然铜12g，乳没炭（各）3g，粉牡丹皮6g，单桃仁9g。

功效：化瘀清营。

主治：骨折早期，辨证治疗。

制用法：水煎服，日1剂，分2次服。

三诊：1962年3月27日。

右臂肘肱骨髁上折碎移位整复后，瘀血渐化，肿痛亦减，再以活血舒筋续骨。

处方：青防风 5g，炙土鳖 9g，制南星 5g，忍冬藤 12g，京赤芍 6g，小生地黄 12g，泽兰叶 9g，片姜黄 5g，留行子 9g，骨碎补 9g，煅自然铜 12g，炙乳香 3g，单桃仁 9g。

功效：活血、舒筋、续骨。

主治：骨折中期。

制用法：水煎服，日 1 剂，分 2 次服。

四诊：1962 年 4 月 5 日。

右臂肘肱骨髁上折碎，渐趋凝结，肿痛亦减，骨骼略形高突，手指酸麻已瘥。再以活血舒筋续骨。

处方：青防风 5g，炙土鳖 6g，大丹参 9g，川独活 5g，川续断肉 9g，制狗脊 12g，泽兰叶 9g，片姜黄 5g，炙穿山甲片 5g，伸筋草 12g，煅自然铜 12g，单桃仁 6g，生甘草 2g。

功效：活血、舒筋、续骨。

主治：骨折中期。

制用法：水煎服，日 1 剂，分 2 次服。

五诊：1962 年 4 月 12 日。

骨折已基本接续，疼痛已微，改服麒麟散。

（石印玉，等．石幼山治伤经验及验方选．上海中医药大学出版社，1993．）

【诠解】肱骨髁上无移位骨折可置患肢于屈肘 90°，用颈腕带悬吊或用杉树皮制成的直角托板加肘部"8"字绷带固定 2~3 周。移位骨折必须进行手法复位、夹板固定。肿胀较甚者，在整复时可先施行挤压消肿，即用两手掌用力均匀地相对挤压骨折部，使局部肿胀消退，再进行手法复位，肱骨髁上骨折并发血循环障碍者，必须紧急处理。首先应在麻醉下整复移位的骨折，并行尺骨鹰嘴牵引，以解除骨折端对血管的压迫。同时重用活血祛瘀药物。肱骨髁上骨折合并神经损伤者，一般多为挫伤所致，骨折移位整复后，在 3 个月内多能自行恢复，除确诊为神经断裂外，不应过早进行手术探查，但在治疗过程中应密切进行观察。

林如高医案

（髁上骨折复不好，肘内翻畸形出现了）

陈某，男，8 岁，福州市郊人。初诊日期：1977 年 5 月 3 日。

［病史］患儿于2天前不慎跌倒，右肘部肿胀、疼痛、畸形，曾就诊乡村医生，给予复位，固定，但局部肿痛未减，故来医院治疗。

［检查］患儿面色红，痛苦哭叫，右侧脉沉细弱，左侧浮洪，右肘部畸形，呈半伸肘位，前臂变短，鹰嘴部突出，局部明显肿胀、发红，皮下有广泛青紫瘀斑，肘前可见散在小水疱。右肘活动障碍，但右手指感觉、运动存在。X线片：右肱骨髁上骨折，伸直型尺偏移位。

［诊断］右肱骨髁上骨折。

［处理］

1. 手法治疗

（1）复位：肱骨髁上骨折整复手法：患者正坐靠背椅上，助手站于患者背后，双手握住臂中部，医者站在患者前外侧，一手握住前臂中部，另一手握住肘部，与助手相对拔伸，纠正重叠移位，同时矫正旋转移位。患者前臂中立位，医者另一手拇指按压骨折近端外侧，余指按压骨折远端内侧，相对推挤，矫正侧移位。若为伸直型骨折，侧移位矫正后，在持续牵引下，医者双手拇指移向骨折远端后方，向前推挤，余指提托骨折近端前方，屈曲肘关节90°以达整复。若为屈曲型骨折，在持续牵引下，医者双手拇指移向骨折近端后方，向前推挤，余指提托骨折远端的前方向后，并徐徐伸直肘关节。

（2）固定：复位后右肘部畸形消失，右侧脉转为浮洪，将肘部置屈曲90°位，在骨折近端外侧和远端内侧分别置压骨垫一个，骨折远端后侧置坡形垫一个，以髁上夹板固定，局部外敷消炎膏，内服消炎退肿汤。

2. 练功活动

练伸掌、握拳动作。

1周后：肘部肿痛明显减轻，改敷接骨散，服跌打养营汤，练托手屈曲动作。

2周后：肘部仅有轻度肿痛，继续按上法用药、练功。

3周后（5月25日）：右肘无肿。拍片示：骨折处有多量连续性骨痂生长。仍继续使用上药，练滑车拉绳、手摇纺纱、小云手、大云手等动作。

4周后：解除外固定，但右肘活动轻度受限，以舒筋止痛水外涂。

5周后：患儿右肘活动自如出院。

（林子顺. 中国百年百名中医临床家丛书·林如高. 中国中医药出版社，2003.）

【诠解】肱骨髁上骨折是肘部最常见的损伤，也是儿童最常见的骨折，又名臑骨下端骨折。肱骨下端较扁薄，肱骨髁上部处于松质骨和密质骨交界处，后有鹰嘴窝，前有冠状窝，故肱骨髁上部比较薄弱，为应力上的弱点，易发生骨折。肱骨内、外两髁稍前屈，并与肱骨干纵轴形成向前30°~50°的前倾角，骨折移位可使此角发生改变。前臂伸直，完全旋后时，臂部与前臂纵轴呈10°~15°外翻的提携角，骨折移位可使提携角改变而出现肘内翻或肘外翻畸形。故复位不好，易致骨折畸形愈合，出现患肢功能障碍。

肱骨髁上骨折复位要求较高，必须获得准确复位。儿童骨折侧方移位和旋转移位必须纠正。尺偏型骨折容易后遗肘内翻畸形，因此复位时应特别注意矫正尺偏移位。纠正尺偏移位时甚至宁可有轻度桡偏（矫枉过正），不可有尺偏，尤其是倾斜，一定要纠正，并有一定程度桡倾，同时使远端呈外旋位，以防止发生肘内翻畸形。

董万鑫医案

（复位要求稳准快，避免骨化性肌炎留）

张某某，女，12岁。初诊日期：1973年8月21日。

[病史]摔伤致右肘关节肿胀、疼痛、活动障碍。

[检查]右肘部向后突出，肘关节功能丧失，右肱骨远端压痛明显，可闻明显骨擦音。拍X线片确诊为"右肱骨髁上伸直型骨折"，断端向桡侧错位。

[诊断]右肱骨髁上骨折（伸直型）。

[处理]

（1）复位：患者取坐位，一助手双手握住患者臂部中段，另一助手一手握住骨折端的内外髁，一手握住前臂，两助手对抗牵引，然后把患肢提起，屈肘；术者握住骨折部，双手四指在折骨近端的掌侧，双拇指在折骨远端的背侧，用力向掌侧推挤骨折远端，其余手指向背侧拉近端，骨折即复位。

（2）夹缚固定：外敷正骨散。于骨折近端的掌侧、骨折远端的背侧及桡侧各压一棉垫，然后用90°肘部纸板两侧固定。固定后拍摄X线片检查对位对线良好，每周复查1次。6周时再拍X线片复查，折骨愈合良好，并拆除固定物，进行功能按摩，每3~7天1次，按摩1个月余，肘关节功能恢复正常。

（隋书义．董万鑫骨科秘验．北京出版社，1990.）

【诠解】此病案为手法治愈右肱骨髁上骨折（伸直型）1例，肱骨髁上骨折分为伸直型、屈曲型两种。其中伸直型最多见，约占髁上骨折的90%以上。伸直型在跌倒时，肘关节在微屈或伸直位，手掌先撑地，暴力自地面向上经前臂传达至肱骨髁部，将肱骨髁推向后上方，由上而下的身体重力将肱骨干推向前方，使肱骨髁上骨质薄弱处发生骨折。骨折线由前下方斜向后上方，骨折近端向前移位而骨折远端向后上移位，骨折处向前成角畸形，患者在跌倒时，肱骨下端除接受前后暴力外，还同时伴有来自尺侧或桡侧侧方暴力。

因此，根据骨折远端侧方移位的方向又分为尺偏型和桡偏型。在手法治疗此骨折时应做到"稳、准、快"的特点，力争一次成功。如果不满意时，两助手须加大牵引力，即可奏效。还要特别注意矫正骨折远端的尺侧移位，以防愈合出现肘内翻畸形。外固定不宜过紧，要以脉搏跳动是否正常来判断其松紧程度。定期严密观察，以防后期出现缺血性肌挛缩症，危及患肢功能，终身致残。

陈渭良医案

（复位固定勤观察，缺血性肌挛不可怕）

钟某某，女，3岁。

[病史] 患者因跌倒致伤，伤后8小时到佛山市中医院骨科急诊，拟"左肱骨髁上骨折"行手法复位，夹板固定，因效果欠佳收入院。

[检查] 左肘高度肿胀，肱骨髁上压痛，传导痛，可扪及骨擦感，肘尖轻度内偏，指动感觉血运正常，桡动脉可扪及。X线片结果：左肱骨髁上斜形骨折，远端完全后移，尺偏。经整复对位改善，仍尺偏1/4，旋转明显。

[诊断] 左肱骨髁上骨折（伸直尺偏型）。

[处理] 复位：入院后常规检查，第2天行尺骨鹰嘴中钳牵引，负重1.5kg，前臂屈肘皮牵引，负重0.5kg，3天后行X线复查：骨折尺偏纠正，远端仍内旋，遂行伤肢骨外旋，肘外侧贴床牵引。X线复查骨折近解剖对位，2周后拆除牵引，第4、5指伸直稍受限，体温下降，5周后复查，肘关节屈伸正常，提携角正常，指功能恢复正常。

（高新彦，等．古今名医骨伤科医案赏析．人民军医出版社，2006．）

【诠解】肱骨髁上骨折多见于3~12岁儿童，尤多见于5~8岁；成年和老人亦可发生，但较少见。男多于女，左侧多于右侧。

伸直型骨折的整复，患者仰卧，两助手分别握住其臂部和前臂，做顺势拔伸牵引，矫正重叠移位。若骨折远端旋前或旋后，应首先矫正旋转移位，使前臂旋后或旋前。然后术者一手握骨折近端，另一手握骨折远端，相对横向挤压，矫正侧方移位。再以两拇指从肘后尺骨鹰嘴处推骨折近端向后位，同时令远端助手在牵引下徐徐屈曲肘关节，常可感到骨折复位的骨擦音。尺偏型骨折复位后，术者一手固定骨折部，另一手握住前臂略伸直肘关节，并将前臂向桡侧伸展，使骨折端桡侧骨皮质嵌插并稍有桡倾，以防肘内翻发生。桡侧复位后伸直型固定肘关节于屈曲90°~110°位置3周，夹板长度应上达三角肌中部水平，内外侧夹板下达肘关节，前侧夹板下至肘横纹，后侧夹板至鹰嘴下，为防止骨折远端后移，可在鹰嘴后方加一梯形垫，为防止并发肘内翻畸形，尺偏型骨折可在骨折近端外侧及骨折远端内侧分别加一塔形垫。

六、肱骨髁间骨折

陆银华医案

（破血消瘀退肿汤，陈旧伤骨康复了）

方某某，男，16岁。初诊日期：1965年1月10日。

［病史］18天前跌仆，左手掌撑地，当时左肘即感剧痛，左肘不能伸屈动弹，动则疼痛加剧。局部瘀肿。曾经当地医师复位3次症状未减轻，反而瘀肿益甚，疼痛不堪。

［检查］左肱骨下端向后移位畸形。X线片示：左肱骨髁间骨折，远端向背侧移位。

［诊断］左肱骨髁间陈旧性骨折。

［处理］

1. 手法治疗

（1）复位：①用插棍位拔复位，X线透视见复位良好。②外敷四黄膏，嘱每3天换药1次。

（2）夹缚固定：夹板夹缚固定。

2. 药物治疗

内服破血消瘀退肿之剂。方药如下。

处方：归尾、赤芍、泽兰各6g，桃仁、茜草、川续断、申姜各9g，生地12g，川芎、乳香、没药各3g，红花2.4g。

功效：破血、消瘀、退肿。

主治：四肢骨折。

制用法：5剂，水煎服，日1剂，分2次服用。

3. 练功治疗

嘱握拳锻炼。

二诊：1月16日。肿痛俱瘥。X线片见位置仍好。

［处理］

（1）继续换药、固定。

（2）内服活血消瘀，舒筋活络为主。

处方：当归6g，赤芍、茜草、申姜、川续断、秦艽、五加皮各9g，川芎、红花各3g，生地12g。

功效：活血，消瘀，舒筋，活络。

主治：四肢骨折。

制用法：10剂，水煎服，日1剂，分2次服用。

三诊：1月29日。瘀肿全消，用力屈肘时略有疼痛。

［处理］继续换药，内服参茸丸，每日2次，每次1丸，继续功能锻炼。

四诊：2月9日。患手已能触及同侧肩峰。

［处理］内服益气养血舒筋之剂。

处方：党参、白术各9g，茯苓、当归、白芍、秦艽、五加皮各6g，甘草、川芎、红花各3g。

功效：益气、养血、舒筋。

主治：四肢骨折。

制用法：水煎服，日1剂，分2次服。

半个月后复查见功能基本恢复，嘱回家调养。

（沈敦道，等. 陆银华治伤经验. 人民卫生出版社，1984年.）

【诠解】肱骨髁间骨折是肘部较严重的典型的关节内骨折，又称肱骨髁上粉碎骨折。肱骨髁间部前有冠状窝，后有鹰嘴窝，下端内侧的肱骨滑车内、外两端较粗，中段较细。肱骨小头与肱骨滑车之间有一纵沟，该处为肱骨下端的薄弱环节，遭受暴力时可发生纵形劈裂。肱动脉和正中神经从肱二头肌腱膜下通过，桡神经和尺神经分别接近肱骨外髁和内髁，骨折移位时可被损伤。肱骨髁间部为松质骨，局部血运丰富，骨折容易愈合，但伤后出现肿胀较甚，软组织损伤严重，局部皮肤常易产生张力性水疱，同时骨折块粉碎，骨折线侵犯关节面，不但整复困难，且要求较高，固定也不稳。若治疗不当，常造成创伤性关节炎或遗留肘关节活动功能障碍。肱骨髁间骨折较为少见。多发生于成人。

肱骨髁间骨折多由较严重的间接暴力所致。根据受伤机制和骨折断端移位方向可分为伸直型和屈曲型。伤后肘部疼痛，肿胀严重，有皮下瘀斑，肘关节呈半屈曲位，前臂旋前，鹰嘴部后突，有移位时肘后三角关系发生改变，肘关节屈伸活动功能障碍。局部压痛明显，并可扪及骨擦音，应注意检查桡动脉搏动情况、腕和手指的感觉、皮温、颜色和活动能力，以便确定有无血管和神经损伤的并发症。

七、肱骨外髁骨折

林如高医案

（内服外敷齐上阵，双管齐下显神功）

施某某，男，8岁，福州市台江第二小学学生。初诊日期：1980年9月21日。

［病史］患儿3天前在学校玩滑梯时不慎跌倒，右肘部肿胀、疼痛，患肘活动障碍，经本市某医院拍片诊断为：右肱骨外髁骨折。复位2次未成功，遂转医院。

［检查］面色稍苍白，痛苦表情。左手托扶右肘部，右肘部呈半屈伸位，肘外侧明显肿胀，可见皮下瘀斑，范围约2cm×2cm，肘部三角关系改变。被动活动手腕时，肘外侧部疼痛剧烈。X线片：右肱骨外髁骨折，其骨折块约翻转150°。

［诊断］右肱骨外髁骨折。

［处理］

1. 手法治疗

（1）复位：按肱骨外髁骨折复位法整复，整复手法：患者正坐，助手握持患侧臂部下段，医者一手握前臂下段，嘱患者腕背伸。复位时使患肘内翻，前臂旋后，腕背伸。医者另一手拇指触及骨折粗糙面，指尖自外向内后方按压骨折片上缘，纠正其翻转，同时前臂旋后、屈肘，即可复位。若还有轻度向外移位，可将骨折块压向内，同时轻轻做几次肘部屈伸动作，使骨折块对位更好，助手将患肘内翻，前臂旋后腕背伸；医者以拇指尖自外内后方按压骨折片上缘，同时前臂旋后、肘屈曲130°位。

（2）固定：以三角巾悬吊于胸前。

2. 药物治疗

局部外敷消肿散，服活血镇痛汤，患儿肘部肿痛逐日减轻。2周后，肘部无肿，只有轻度压痛，将肘部固定于90°位，改敷接骨散，服跌打养营汤。

3. 练功活动

2周后：练腕关节屈伸、肩部耸肩活动。

4周后：解除外固定，肘部以化瘀通络洗剂熏洗。

5周后：右肘活动正常出院。

（林子顺. 中国百年百名中医临床家丛书·林如高. 中国中医药出版社，2003.）

【诠解】肱骨外髁骨折是常见的肘关节损伤之一，比肱骨内髁骨折多见。在肘关节损伤中仅次于肱骨髁上骨折，多由间接暴力所致。跌倒时手部先着地，若肘部处于轻度屈曲外展位，暴力沿前臂向上传达至桡骨头，肱骨外髁遭受桡骨头的撞击而发生骨折。骨块被推向后、外上方，若肘部处于伸直位且过度内收，附着于肱骨外髁的前臂伸肌群强烈收缩而将肱骨外髁拉脱，骨折块向前下移位。

儿童肱骨下端有4个骨骺，肱骨小头骨骺于1岁左右出现；内上髁骨骺于5岁出现；滑车骨骺有2个，于8岁时出现；肱骨外上髁骨骺于11岁左右出现，往往与肱骨小头骨骺相连。

肱骨外髁包含非关节面（肱骨外上髁）和关节面两部分。肱骨外髁骨折远端往往包括整个肱骨外髁、肱骨小头骨骺、邻近的肱骨滑车一部分和属于肱骨小头之上的一部分干骺端。肱骨外髁骨折是关节内骨折，骨折块较小，不容易握捏，整复较为困难。如果肱骨外髁骨折未得到正确复位，或固定不佳，断端受肌肉牵拉而发生分离移位，均可致骨不连接，在生长过程中，断端移位将更加显著，又由于外侧骨骺的生长停止或生长缓慢，日后往往会引起肱骨远端滑车中心的沟形缺损，而且会发生明显的肘外翻畸形。影响关节活动功能，并可出现牵拉性尺神经麻痹。此种骨折多发生于5~10岁的儿童，成年人少见。

石幼山医案

（关节内骨折要求高，复位固定加用药）

董某，男。初诊日期：1961年5月17日。

［病史］堕梯撑伤，左臂肘部肿痛，功能障碍。

［检查］急性痛苦面容，左肘部肿胀、青紫。

［诊断］左肱骨外髁骨折移位。

［处理］

1. 手法治疗

（1）复位：患者坐位或仰卧位，助手握持患侧臂部下段，术者一手握前臂下段，将患肘屈曲，前臂旋后，另一手拇指按在骨折块上，其余四指扳住患肘内侧，两手向相反方向用力，使患肘内翻，加大关节腔外侧间隙，同时拇指骨折块向内推挤，使其进入关节腔而复位。术者再用一手按住骨折块做临时固定，另一手将患肘做轻微的屈伸动作数次，以矫正残余移位，直到骨折块稳定且无骨擦音为止。

（2）固定：先拟软夹缚固定。

2. 药物治疗

内服化瘀、消肿、清营为治。方药如下。

处方：忍冬藤 9g，连翘壳 9g，西赤芍 6g，炙土鳖 6g，炙乳香 5g，苏木屑 6g，泽兰叶 6g，炒荆芥 5g，骨碎补 9g，嫩桑枝 12g，落得打 9g。

功效：化瘀、消肿、清营。

主治：四肢骨折。

制用法：10 剂，水煎服，日 1 剂，分 2 次服用。

（石印玉，等. 石幼山治伤经验及验方选. 上海中医药大学出版社，1993.）

【诠解】患者来院后，经整复，已为初步按捺平整复位，瘀血凝留，青紫肿胀，尚有蔓延之象。关节骨折，预后恐难恢复正常。

肱骨外髁骨折为关节内骨折，复位要求较高。有移位骨折，要求解剖复位和给予妥善固定，最好争取于软组织肿胀之前，在适当麻醉下，予以手法复位。一般在 1 周内进行复位，成功率较高，半月内仍可试行手法复位，半月后复位成功率很低。无明显移位的肱骨外髁骨折，仅用上肢直角夹板固定，屈肘 90°，前臂悬吊固定于胸前，固定 2~3 周后去除夹板固定，进行功能锻炼。

骨折复位、固定后，初期宜活血祛瘀，消肿止痛，内服活血止痛汤或肢伤一方；局部外敷跌打万花油或消肿止痛膏。中期宜接骨续损，和营生新，内服肢伤二方或生血补髓汤。后期宜补肝肾、壮筋骨，内服肢伤三方或壮骨补筋汤。解除固定后，可用八仙逍遥散或上肢损伤洗方熏洗患肢。

郭维淮医案

（骨折患者年龄小，临床治疗要求高）

姚某，男，8岁。初诊日期：1971年7月18日。

［病史］摔伤，右肘肿痛，不能活动。

［检查］右肘肿痛，以外侧为甚，肘关节功能丧失，触摸肱骨外髁高突变形，并有异常活动。X线片示：右肱骨外髁骨折、翻转，属外侧变位型，骨折搓面指向外后上方。

［诊断］右肱骨外髁骨折。

［处理］

（1）复位：当即手法整复，术者右手持患肢手腕，使患肘半屈位，前臂旋前，术者左手持患肘，以拇指推骨折块后下缘向前上，食指压骨块前上缘向内下，两指协调动作，使骨折块向前内上翻转；在此同时，将患肢前臂旋后伸直，复位成功。X线透视，复位良好。

（2）固定：用4块小夹板伸肘固定，内服活血疏肝汤消肿。半个月后复查，局部肿胀基本消失，无压痛，骨折已愈合，去除固定物，袖带悬吊前臂，开始活动。1个月后复查，肘伸20°，屈90°，按摩活筋，外用舒筋利节中药温洗。

（《中医骨伤临床经验丛书》）

【诠解】肱骨外髁骨折根据骨块移位情况可分为无移位骨折，轻度移位和翻转移位骨折。翻转移位骨折又可分为前移翻转型和后移翻转型。若旋转发生在两个轴心上，表明骨块上的筋膜完全被撕裂，由于前臂伸肌群的牵拉，使关节面指向内侧，而骨折面指向外侧，骨折块不但在横轴上旋转，同时还在纵轴上旋转，以致骨块的内侧部分转向外侧，而外侧部分转向内侧。肱骨外髁骨折为关节内骨折，复位要求较高。有移位骨折，要求解剖复位和给予妥善固定，最好争取于软组织肿胀之前，在适当麻醉下予以手法复位。一般在1周内进行复位成功率较高。半个月内仍可手法复位，半个月后复位成功率很低。无明显移位的肱骨外髁骨折仅用上肢直角夹板固定，屈肘90°，前臂悬吊胸前，固定2~3周后去除夹板固定，进行练功活动。

八、肱骨内上髁骨折

林如高医案

（内上髁骨折分型多，治疗时应该细端详）

葛某，男，21岁，福建师范大学学生。初诊日期：1984年3月15日。

[病史] 患者于2天前参加学校投标枪运动时，因用力过猛跌倒，右手撑地，致使右肘部发生肿胀、疼痛、畸形，活动障碍，经省某医院骨科诊断为：右肱骨内上髁骨折，给复位处理，但局部疼痛未减，遂来就诊。

[检查] 患者面色正常，舌淡、苔薄白，脉弦滑。以左手托扶右肘部，右肘内侧肿胀，皮下见小片瘀斑，局部压痛明显，肘后三角关系改变，患肘部活动障碍，右手第4、5指感觉迟钝。X线片示：右肱骨内上髁骨折，骨折片夹在关节内，肘关节向外侧脱位。

[诊断] 右肱骨内上髁骨折第Ⅳ度。

[处理]

（1）复位：治疗经过：先整复右肘关节侧脱位，然后按肱骨内上髁骨折复位手法给予整复。医者一手牵拉患肘伸直并将其前臂旋后，另一手推肘外侧使肘外翻，使骨折块牵出关节，然后以推挤法将骨折块复位。

（2）固定：复位后骨折块处置一小平垫，夹板固定患肢屈肘90°位，外敷消肿散，内服消炎退肿汤。1周后局部肿痛减轻，继续使用上药。2周后局部无肿痛，外敷活血散，内服壮骨强筋汤，练肩、腕部活动。4周后解除外固定，以化瘀通络洗剂熏洗，并练习手部、腕部、肘部活动。5周后肘活动正常。

（张文康.中国百年百名中医临床家丛书.中国中医药出版社，2003.）

【诠解】肱骨内上髁骨折多由间接暴力所致，常见于儿童的生活损伤，跌倒时手掌着地，肘关节处于过度外展，伸直位，使肘部内侧受到外翻力的同时前臂屈肌群急骤强力收缩，而将其附着的内上髁撕脱。或投掷动作错误，用力过猛，在出手时猛力伸肘关节，同时用力向尺侧屈腕使尺侧腕屈肌强力收缩，将内上髁撕脱。亦可因直接暴力打击或碰撞于肱骨内上髁处而造成骨折，但较为少见。本病多发生于成人，骨折线不一定在原来的骨骺板部位。骨折时，由于前臂屈肌群和尺侧副韧带的牵拉，骨折块可被拉向前下方，甚至发生旋转。根据骨折块移位的程度，一般可分为四度（Ⅰ度：裂纹骨折或仅有轻度移位；Ⅱ

度：骨折块有分离或旋转移位；Ⅲ度：骨折块有旋转移位，且进入肘关节间隙；Ⅳ度：骨折块有旋转移位并伴有肘关节向桡侧脱位，骨折块的骨折面朝向滑车）。

肱骨内上髁骨折是青少年常见的肘关节损伤之一，肱骨内上髁是肱骨内髁的非关节部分，有前臂屈肌群，旋前圆肌和肘尺侧副韧带附着。内上髁后面有尺神经沟，尺神经紧贴此沟通过。肱骨内上髁骨化中心于5岁开始出现，17~20岁闭合。当骨化中心尚未与相当的肱骨髁融合前，容易产生撕脱骨折。肱骨内上髁骨折多发生于儿童和青少年，尤其是7~17岁者，多数有严重移位。若骨折块被嵌入关节内，往往不容易释出，给骨折整复造成困难，治疗不当则会后遗关节功能障碍。

胡黎生医案

（早期三七活血丸，后期壮筋续骨丹）

张某某，女，48岁。初诊日期：1985年12月7日。

［病史］下电车时被人推倒，右前臂伸直旋后位手掌触地后，肘关节疼痛，不能活动2小时。

［检查］右肘关节变形，肘窝空虚，肘后三角关系异常，肘关节摇摆，并有骨擦感。摄X线片示：右肘关节后脱位，远端并向桡侧移位，肱骨内上髁撕脱，粉碎，骨折片卡于关节内。

［诊断］右肘关节后脱位；右肱骨内上髁撕脱骨折。

［处理］

1. 手法治疗

（1）复位：患者仰卧，两助手分别握持其臂部上端，前臂下端，伸直位对抗牵引3分钟，术者双手环抱其肘关节，四指在前，拇指在后，对向推移同时，令远位助手渐屈肘关节至90°，继术者摇摆肘关节，并环抱拢聚肘关节矫正侧移，再反复屈伸肘关节。功能正常，即表示骨折脱位矫正。复摄X线片：骨折、脱位矫正，解剖复位。

（2）固定：复位后行屈肘联合夹板绷带固定，内上髁处置10层纱布垫，以2cm宽，20cm长弹性较好的竹片，顺前臂长轴方向用胶布固定之，再以绷带缠绕加固，屈肘90°悬吊于胸前。5天调整固定1次。

2. 药物治疗

以"胡氏三七活血丸"内服 2 周。

治疗 2 周复查，肘关节肿痛消失，屈伸功能完全恢复正常，唯肘内侧韧带略松弛。X 线示：肱骨内上髁骨折骨折线模糊，临床治愈。解除固定物，投"胡氏壮筋续骨丹"，外用熏洗药，并进行功能锻炼。

（《名老中医经验全编》）

【诠解】为手法治愈右肘关节后脱位合并肱骨内上髁粉碎性骨折 1 例，无论后脱位或前脱位，均强调要较长时间伸直位对抗牵引，以使肌肉充分松弛。脱位远、近两端平行移位，断端重叠矫正为复位奠定良好基础。摇摆和双手环抱及反复屈伸肘关节，既可矫正侧方移位，又利于关节内骨片复位。胡氏有时采用牵引旋转前臂以矫正桡骨小头脱位和肱骨内、外髁骨折移位，有舒理筋脉之功效。

屈肘联合夹板使前臂有所依托，又便于早期屈伸功能的锻炼。后脱位，须于肘后夹板后加 20 层纱布垫，目的在于防止肘关节屈伸时再脱位。

新鲜肘关节脱位固定时间以 2 周左右为宜，以利于关节囊和肘关节周围韧带愈合，时间过短愈合不佳，时间过长则影响肘关节功能恢复。

萨仁山医案

（损伤严重外力大，功能恢复有把握）

赵某某，男，18 岁。初诊日期：1977 年 3 月 15 日。

[病史] 因与人摔跤，摔伤左肘，在 3 日内经多次整复未愈。遂转院诊治。

[检查] 患肘肿胀，外观畸形，压痛明显，功能丧失，肘关节不能活动，经 X 线拍片，发现左肘内上髁卡在肘关节内，诊断为Ⅲ度内上髁损伤。

[诊断] 左肱骨内上髁骨折第Ⅲ度。

[处理]

1. 手法治疗

（1）复位：经整复后，拍 X 线片，证明内上髁已回原位。

（2）固定：取屈曲位小于 90° 固定肘关节，5~6 周中间可复查 2~3 次，主要检查血运，松紧情况，随时加以适当调整。

2. 药物治疗

3周后解除固定，用熏洗药热敷，进行功能锻炼。

（《名老中医经验选编》）

【诠解】肱骨内上髁骨折，临床上并不少见，多发生Ⅰ～Ⅱ度损伤，但是骨折Ⅲ～Ⅳ度损伤者却比较少见。如暴力很重，势必把内上髁完全撕下，使内侧关节囊破裂，被屈肌的拉力把内上髁移到关节水平或以下。

肱骨内上髁骨折块的移位程度亦间接表示肘内侧软组织的损伤程度。度数越大，损伤越重。同时，第Ⅲ、Ⅳ度骨折均可能使尺神经受压、牵拉或挫伤，出现尺神经麻痹。应注意预防。

肱骨内上髁骨折患者，应问明摔伤后有无经过处理，包括患者亲友或他人勉强把脱白复位，而肘关节仍不能屈伸，被动屈伸时患者疼痛异常难忍，这就证明内上髁已经卡在关节腔内，必须拍摄X线片正、侧位，然后整复。切忌生拉硬拽，因为单纯的牵拉力不能牵动骨折片，相反使骨片在关节内卡得更紧，太大的牵拉力还可造成关节软骨或尺神经的损伤，这点必须有足够的认识。

不可做强力的肘关节屈伸活动，因为骨折片在关节内形成关节异物，在折片未挤出关节之前，强力屈伸肘关节，不但患者疼痛难忍，且甚易造成关节内软骨破坏，严重者还可损伤尺神经。复位的指征是：如握肘的左手有骨折片滑动感（声响）在内上髁处能触到骨擦音，整复前内上髁的凹陷消失，触之丰满、压痛。另外屈伸肘关节患者不感疼痛，则可证明折片已经复位。

郭维淮医案

（骨折严重神经废，手法稳准解剖位）

王某某，女，15岁。初诊日期：1974年1月14日。

［病史］骑自行车不慎摔倒，右手先按地，肘部受伤，当即肿痛，不能屈伸，同时感觉右手小指麻木。

［检查］右肘肿胀，内侧尤甚，肱骨内上髁压痛明显，骨髁触不清。该部有瘀斑。X线片示：肱骨内上髁骨折，肘关节间隙增大，内上髁骨折片嵌夹于内侧关节间隙内。

［诊断］肱骨内上髁Ⅲ度骨折，合并尺神经损伤。

［处理］

1. 手法复位

（1）复位：采用手法复位，患者仰卧位，助手固定患肢臂部中段，术者一手持患肘，一手握手，先将前臂外展，扩大肘关节的内侧间隙，继而将前臂旋后，使肘过伸，腕及手指皆同时背伸，嵌夹于关节间隙的内髁骨折片弹出，最后屈肘90°，术者用拇指、食指将骨折片向后上推挤，整复平整。

（2）固定：局部贴"平乐正骨"经络接骨止痛膏。袖带屈肘90°固定。

2. 药物治疗

内服活血疏肝汤消肿止痛。5天后复诊，局部肿痛大减，继续固定，内服接骨丸。10天后复诊，局部肿痛基本消失，继服接骨丸，开始被动屈肘活动。20天后复诊，局部压痛已不明显，骨折已愈合，开始功能活动。2个月后复诊，功能全部恢复正常。

（《中医骨伤临床经验丛书》）

【诠解】 III度骨折骨块有旋转移位，且进入肘关节间隙，这是由于肘关节遭受强大的外翻暴力，使肘关节内侧关节囊等软组织广泛撕裂，肘关节腔内侧间隙张开，致使撕脱的内上髁被带进其内，并有旋转移位，且被肱骨滑车和尺骨半月切迹关节面紧紧夹住。肱骨内上髁骨折块的移位程度亦间接表示肘内侧软组织的损伤程度。III度骨折时，局部软组织损伤较重，同时可能使尺神经受压、牵拉或挫伤。故III、IV度骨折并发尺神经完全性或不完全性麻痹者亦较多见。骨折晚期因骨痂全埋或肱骨内上髁后方的尺神经沟粗糙，亦可能损伤尺神经。若伴有尺神经损伤者，出现小指和无名指的尺侧麻木、感觉迟钝，肘关节正、侧位X线片可明确骨折类型和移位方向。

九、尺骨鹰嘴骨折

林如高医案

（肘部粉碎并脱位，内服外用辨证对）

秦某某，男，15岁，学生。初诊日期：1973年1月10日。

［病史］患者从1m高处侧身跌下，左手支撑着地，肘部随之着地。当即左手不能活动，疼痛剧烈，1小时后前来就诊。

［检查］患者面色苍白，神靡，脉数大。左肘关节伸屈障碍，呈显著畸形，

前臂缩短，不能旋转。肘部广泛肿胀，疼痛，肘后部触摸即感剧痛，鹰嘴可扪及明显的骨折裂隙和骨擦音，骨折断端两侧向上移位。肘部的肘内、外髁和鹰嘴形成的三角关系改变。

［诊断］左尺骨鹰嘴横形骨折合并肘关节后脱位伴肘部软组织严重挫伤。

［处理］

1. 手法治疗

（1）复位：本例患者骨折施用正骨手法的牵法、拔伸、推挤等组合复位。先整复肘关节后脱位，以后进行骨折复位。

①肘关节复位后，仍由一助手站在患者背侧，两手握住臂中部，进行持续牵法。医者站在患者前方，一手握住患肢前臂中部，将患肢肘关节微屈；另一手以大拇指置于肘窝，食指置于鹰嘴骨折远端背侧进行推挤，将骨折两端合拢对正。

②对正后用拇、食二指紧按骨折对拢处，再逐渐将患肢肘关节半屈位，然后再用适当的力量，对鹰嘴远端骨折块进行推挤，使鹰嘴骨折两端更好地合拢对正。整复鹰嘴骨折达到复位时，则几乎听不到复位的响声。

（2）软组织修复：在尺骨鹰嘴骨折接近临床愈合（骨折3周后）时，开始施用正骨手法理筋（揉捏、揉拿、牵拉），隔日1次，直至损伤恢复为止。

（3）夹缚固定：取纸压垫（马蹄形），置于鹰嘴后，先用2条胶布粘住，再用绷带对局部做环形包扎两圈，以防胶布滑脱，又可加强纸压垫着力固定。包扎完后，屈肘110°~120°，然后再将患肢用纱布作胸前悬吊。4周后，除去纸压垫固定。5周后，除去纱布悬吊固定。

2. 药物治疗

第1周：外涂消炎理湿散（方见锁骨骨折），外敷消肿散（方见锁骨骨折），内服化瘀镇痛汤（方见肱骨干骨折）。

第2周：外敷消肿散，内服跌打续筋丸（方见肱骨外科颈骨折）。

第3~4周：外擦折骨水（方见肱骨外科颈骨折），外敷续筋散（方见锁骨骨折）。

第4周后：外擦折骨水，化瘀舒筋洗剂（方见锁骨骨折）与续筋通络洗剂（方见肱骨大结节骨折）交替选用，至治疗恢复为止。

3. 练功治疗

第1~2周：做伸掌握拳活动。

第3~4周：做伸掌握拳、托手屈曲、托手抬举。

第4周后：做托手屈曲，滑车带力上举，握力负重，至骨折肢体痊愈。

（《林如阔正骨经略》）

【诠解】尺骨鹰嘴骨折在临床上较少见，多发生于成年人。鹰嘴为肱三头肌的附着点，故骨折常被牵拉而向上移位。如局部直接被打击，可引起粉碎性骨折。

医者在整复脱位与骨折复位时，应注重结合整筋。复位后即施行固定，并结合药物、练功等方面进行治疗。在骨折接近临床愈合时，由此期间起，要用正骨手法对肘部软组织挫伤作修复治疗。

该鹰嘴骨折远端骨折块明显向上分离移位，复位的效果直接关系到肘关节功能活动的恢复。故应尽量使鹰嘴骨折两端对位愈合满意。在固定的前2周内，应禁止作肘关节屈伸和前臂旋转活动，以保持对位稳定。即使已达临床愈合，也不可任意作强力屈伸及前臂旋转活动。骨折复位后须复查骨位。本病例在复位后1周内，隔日复查1次。1周后隔2日复查1次，直至拆除纸压垫固定。

当鹰嘴骨折近于愈合或达到临床愈合时，应注意肘关节及前臂的练功活动，以免造成关节粘连、僵硬和前臂旋转不灵活等情况。这样，在治疗中可获得较好效果。

尺骨鹰嘴骨折是属于关节内骨折，经周密手法整复可以达到复位。但复位后常不稳定，往往多伴有远端骨折块向上分离移位情况，重叠情况较少。临床上常见到，骨折复位后虽进行固定但仍有可能发生对位愈合不好。到临床愈合后，骨折处还可触及两骨折端的痕迹。但对肘关节功能恢复，不会有直接影响。

该患者经手法整复后，患肘畸形与前臂缩短即见消失。疼痛与精神紧张大减。经治疗1周后，局部肿胀、皮下青紫均有明显消退。鹰嘴远端骨折块稍微向上移位。2周后，皮下青紫已完全消退，肿胀已大部消退，疼痛已不明显。远端骨折块未再向上移位，触摸轻压已不痛。3周后，骨断端已趋向稳定，患手已能做空手提放与抬臂举肩活动。4周后，骨折已达临床愈合，患肘无肿胀，屈伸活动范围逐渐增大，能用力做持重活动。5周后，患肘屈伸功能及前臂旋转功能已大部分恢复，近于正常，骨折处已无不适感。6周后，患肢肘部伸展功能已完全恢复，前臂旋转活动自如，用力正常，治疗痊愈停诊。

林如高医案

（抽血晃动复位搞，夹板加垫固定好）

陈某某，男，45岁，长乐县农民。初诊日期：1975年7月20日。

［病史］患者于3天前在田间劳动时不慎摔倒，右肘后肿胀、疼痛、畸形，曾在当地医院拍片诊为"右尺骨鹰嘴骨折"。给予复位、固定，未见效，转笔者医院。

［检查］面色苍白，痛苦呻吟，以左手托扶右前臂。右肘呈半屈伸位，肘后明显肿胀，鹰嘴骨两侧凹陷处隆起。局部皮下瘀斑、压痛明显，可摸到骨折裂隙，右肘关节活动障碍。X线片：右尺骨鹰嘴骨折，近折端向上移位。

［诊断］右尺骨鹰嘴骨折。

［处理］

1. 手法治疗

（1）复位：先在右肘后穿刺抽出积血30ml，以鹰嘴骨骨折整复手法复位，尺骨鹰嘴骨折整复手法：医者一手扶持前臂，一手拇、食指捏住尺骨鹰嘴突向远侧推按，同时使肘关节徐徐伸直，闻及骨擦音，说明骨折端已对合。将骨折块稍加左右晃动，骨擦音逐渐消失，骨折块有稳定感时，即已复位。

（2）固定：将肘伸直至150°，随即用夹板固定，后侧板超肘，并在鹰嘴骨后置坡形垫一个，以消炎膏外敷，服退黄消肿汤，练伸掌握拳。

2. 药物治疗及练功

1周后：局部肿痛减轻，改敷消肿散，服壮骨强筋汤。

2周后：局部只有轻度肿胀，外敷消毒散，继续内服壮骨强筋汤。

3周后：局部无肿痛，仍继续用上药，练托手屈曲、双手推车动作。

4周后（8月20日）：X线片复查：骨折处已有中等量骨痂，增加练滑车拉绳、手摇纺纱动作。

5周后：解除外固定，以舒筋活血洗剂熏洗右肘关节。

6周后：右肘活动正常。

（林子顺．中国百年百名中医临床家丛书·林如高．中国中医药出版社，2003．）

【诠解】尺骨鹰嘴呈弯曲状突起于尺骨上端，形似鹰嘴。鹰嘴突与冠状突相连而构成半月切迹，为有较深凹陷的关节面，是肘关节屈伸的枢纽。尺骨鹰嘴为肱三头肌的附着处，因尺骨鹰嘴是松质骨，肱三头肌是强有力的伸肘肌，在其两侧尚有强有力的内侧支持带和外侧支持带，尺神经经肱骨内上髁后面的尺神经沟内，经肘关节后内侧，向前穿过尺侧屈腕肌两头之间到前臂掌侧，位于该肌的浅面。鹰嘴骨化中心出现于8~11岁，至14岁骨骺线闭合。尺骨鹰嘴骨折是常见的肘部损伤之一，多见于成人；儿童的尺骨鹰嘴短而粗，同时亦较肱骨下端的骨质为强，故较少见。大部分尺骨鹰嘴骨折为关节内骨折，若处理不当，日后可发生创伤性关节炎，影响肘关节的活动功能。尺骨鹰嘴骨折，多数由间接暴力所致。跌倒时关节处于半伸位，掌心着地，由上向下的重力及由下向上传达的暴力集中于尺骨半月切迹，同时肘关节突然屈曲，肱三头肌反射性急骤的强烈收缩，造成尺骨鹰嘴撕脱骨折。在清代，对尺骨鹰嘴骨折已有较详细的论述。如《医宗金鉴·正骨心法要旨》对尺骨鹰嘴的局部解剖进行了论述，指出跌伤可造成尺骨鹰嘴骨折，骨折端可向上移位，并介绍了整复方法。《伤科汇纂》介绍了《陈氏秘传》的正副夹缚的固定方法。近年来，临床医生改进了对尺骨鹰嘴骨折的固定方法，治疗效果不断地提高。

十、桡骨头（颈）骨折

董万鑫医案

（机触于外，巧生于内，歪戴帽骨折易搞定）

福某某，男，12 岁。初诊日期：1978 年 5 月 8 日。

［病史］4 天前因跑步不慎摔倒，右肘部着地，立即右肘部肿胀，疼痛剧烈，不能活动。

［检查］右肘部肿胀，皮肤青紫，肘关节及前臂旋转功能受限，桡骨头部压痛明显，无明显骨擦音。X 线片确诊为右桡骨头骨折"歪戴帽"。

［诊断］右桡骨头骨折。

［处理］

（1）复位：患者坐位，把前臂放在桌上，前臂旋前，肘外侧在上，这样便于医师施用手法，术者两手握住肘部，双手拇指由桡背侧从下往上轻轻向上推挤桡骨头直至复位。

（2）固定：外敷正骨散，将折骨向原错位的方向处压一长方形棉垫，用两块纸板分别放在掌侧与背侧，长度由肘关节至腕上，再于桡侧放一条形硬纸板，然后屈肘 90°，用绷带固定。每周复查 1 次，5 周时解除外固定物，做功能锻炼，6 周时肘伸屈及前臂旋转功能完全恢复。

（隋书义. 董万鑫骨科秘验. 北京出版社，1990.）

【诠解】桡骨颈骨折或桡骨小头骨骺分离、骨折近端向外移位、桡骨头关节面向外倾斜、桡骨头关节面与肱骨下端关节面由平行改变为交叉，骨折近端与骨折远端外侧缘嵌插，呈"歪戴帽"或移位。严重移位时，桡骨头完全翻转移位，其关节面向外，两骨折互相垂直而无接触，骨折近端还可同时向前或向后移位，如为桡骨头骨骺分离，则往往整个骨骺向外移位而带有三角形的一块骺端。

桡骨头骨折"歪戴帽"型者较多，新鲜骨容易复位（如骨折后2周左右再行复位就不太容易），复位时由下向上推，也就是由手三里穴处开始，手轻缓向上移动，手指到骨边缘处用手轻推、重按"歪戴帽"桡骨头，稍有移动就能复位。手法机触于外，巧生于内，灵活运用，如果至4周后折骨端稳固，可拆除夹板，动静结合，早期锻炼功能。

林如高医案

（骨折类型细划分，治疗方法不相同）

贾某某，男，35岁，福州市邮电工人。初诊日期：1979年7月11日。

［病史］患者5天前骑自行车时不慎跌倒，当时左肘部外侧肿胀、疼痛，前臂活动障碍，即就诊某区医院，经处理后肿痛未见减轻，遂来就诊。

［检查］患者面色苍白，痛苦呻吟，舌暗，脉弦滑。患者以右手托扶左肘部，左肘外侧明显肿胀，桡骨头处压痛甚，左肘屈伸活动受限，前臂旋转障碍，被动旋转前臂时左肘剧烈疼痛，有骨擦音。X线片：左桡骨颈骨折，桡骨头向外侧移位（歪戴帽型）。

［诊断］左桡骨颈骨折。

［处理］

1. 手法治疗

（1）复位：治疗经过：按桡骨颈骨折复位手法给予整复，一助手固定臂部，另一助手牵引前臂，在左肘关节伸直内收位来回旋转，医者两手拇指用力将桡骨头向上、向内推挤，即达复位。

（2）固定：复位后，在桡骨头外侧置一长方形平垫，呈弧形围住桡骨头，并以夹板固定，屈肘90°以三角巾悬吊胸前。

2. 药物治疗

局部外敷活血散，内服活血镇痛汤。

3. 练功手法

第1~2周：练伸掌握拳活动。

第2周后：局部肿痛明显减轻，改敷接骨散，内服跌打养营汤，练伸掌握拳及肩部活动。

第3周后：局部无肿痛，解除外固定，以化瘀通络洗剂熏洗肘关节。

第4周后：左肘活动正常。

（张文康. 中国百年百名中医临床家丛书·林如高. 中国中医药出版社，2003.）

【诠解】桡骨颈骨折为关节内骨折，应及时进行治疗，根据不同类型骨折而采用相应的治疗方法，治疗目的在于恢复肘关节伸屈和前臂旋转活动功能。桡骨颈骨折，如无移位的裂纹骨折、塌陷骨折、嵌插骨折关节面倾斜度在30°以下，估计日后不影响关节功能者，不必复位。仅用三角巾悬吊患肢于胸前，早期进行练功活动。有移位骨折按上述控复手法整复。则要求有良好的对位。桡骨颈骨折大多发生在骨骼尚未闭合的少年和儿童，常表现为肘部疼痛、肿胀及功能障碍，压痛局限于肘外侧。X线片显示桡骨颈骨折或桡骨头骨骺分离后，这种骨骺分离呈"歪戴帽"状与桡骨干纵轴呈30°~60°，甚至达90°成角。

十一、尺骨上1/3骨折合并桡骨头脱位（孟氏骨折）

胡黎生医案

（孟氏骨折较复杂，骨折脱位同时抓）

徐某某，女，18岁。

[病史] 昨晚坠于地沟内，左手触地跌伤，肘部肿痛不能活动而来诊。

[检查] 左肘关节及前臂肿胀明显，肘后下方尺骨向后侧成角畸形，可触及骨擦音，异常活动，肘外后侧隆凸，可触及脱出之桡骨头，压痛广泛明显，肘关节屈伸及前臂旋转功能均受限；腕手运动功能及感觉未见明显异常改变。X线示尺骨上段为短斜骨折，断端向背侧桡侧成角，桡骨头向后外侧脱出。

[诊断] 左尺骨上1/3骨折合并桡骨头脱位（屈曲型）。

[处理]

1. 手法治疗

（1）复位：患者平卧，患肢置中立位，一助手握患肢臂部中段，另一助手握腕部顺势拔伸，矫正重叠，并将前臂逐渐旋后，术者一手拇指置于脱出之桡骨头后外侧，四指置肘前方，拇指用力向内及掌侧推按桡骨头，有回位声表示桡骨头脱出已复位成功。在两助手拔伸下，术者两手拇指将尺骨断端向掌侧按挤，使尺骨断端复位。术者一手握住已复位尺骨断端及桡骨头部，做肘屈伸活动，无受阻即复位成功。

（2）固定：在前臂掌侧上段置一分骨垫，桡骨头部置一半环型垫，均用胶布固定，在掌背侧及尺桡侧分别放置适度夹板，而尺侧板上下端均置平垫，绷带夹缚。固定完成后，拍片检查，尺骨骨折已解剖复位，脱出之桡骨头已复位。患肢屈肘悬吊胸前，嘱做腕手功能锻炼。

2. 药物治疗

按三期分治用药。5天后复诊，尺骨骨折对位良好，脱出之桡骨头已复位，疼痛、肿胀见消退，调整夹缚，每周复诊调整固定1次。2周后渐做肘关节屈伸功能锻炼。5周后复查，患肢肿胀完全消退，骨折脱位均对位良好。拍片复查：骨折线稍模糊，有骨痂形成，已临床治愈。解除固定物，外用熏洗药，加强肘屈伸及前臂旋转功能锻炼。又2周后复诊，患肘功能完全恢复正常。

（《名老中医经验全编》）

【诠解】 尺骨上1/3骨折合并桡骨头脱位为骨折和关节脱位同时发生的损伤，直接暴力和间接暴力均可引起，而以间接暴力所致者为多。根据暴力作用的方向、骨折移位情况及桡骨头脱位的方向、临床上可分为伸直型、屈曲型、内收型和特殊型四种类型。

本例为屈曲型尺骨上段骨折并桡骨头脱位，多见于成人。跌倒时肘关节处于微屈位，前臂旋前，手掌着地，传达暴力由掌心传向外上方，先造成尺骨上1/3横断或短斜形骨折，骨折端向背侧，桡侧成角移位，由于暴力继续作用，尺骨骨折端的推挤和骨膜间的牵拉，使桡骨头向后外方脱出，对这类外伤应问清致伤机制，是辨证和立法的有力依据。

术者在复位前必须了解骨折移位及桡骨头脱出方向，要熟知伤情，手法稳、准，治多有效。

董万鑫医案

（孟氏骨折复位法，先复脱位后复骨折）

周某某，男，17岁。初诊日期：1979年8月30日。

[病史] 不慎摔伤左肘部，左肘疼痛剧烈，不能活动，当即就诊。

[检查] 左肘关节及前臂肿胀，肘关节活动受限，前臂旋转功能丧失，肘关节周围广泛压痛。尺骨的骨折部位出现成角畸形，可闻明显骨擦音，能触摸到

向掌桡侧突出的桡骨头。用手按压时有活动感，X线片确诊为"左尺骨上1/3骨折"远端向桡侧完全移位，与近端重叠约3cm，并向背侧成角畸形，合并桡骨头向桡侧脱位。

[诊断] 左尺骨上1/3骨折合并桡骨头脱位（屈曲型）。

[处理]

（1）复位：术者双手握住患部，用拇指由桡侧向尺侧按压，一只手握住前臂远端使前臂旋前。先将桡骨头复位，然后一助手握臂中部，另一助手握前臂远端，两助手做对抗牵引，术者双手握住骨折部，两拇指在背侧，其余指在掌侧、手指间从掌背侧按压在尺、桡骨之间，然后由桡侧向尺侧推成角，中途出现骨擦音，术者手感骨折对位，随之又向尺侧推挤拉回。然后术者一手从掌侧向背侧按压骨折远端，另一手从背侧向掌侧托起，双手矫正折骨的掌背侧移位，及时采取夹板固定。

（2）固定：外敷正骨散。先在桡骨小头桡侧压一棉垫，然后在折骨的掌背侧各压一棉垫，在折骨的近端背侧与远端掌侧各压一棉垫，最后用掌背侧纸板固定，纸板长度从尺桡骨近端至腕关节上方，屈肘90°悬吊胸前。2天前拍X线片桡骨头已复位，尺骨骨折处对位线良好，1周后再拍X线片复查桡骨头复位保持良好，但尺骨骨折远端又向桡侧移位约1/2，当即拆开固定物又用上述手法将折骨再次复位，重新固定。以后每周复查1次，中途复位保持良好。至第7周拆除固定物，肘关节功能按摩3周后患肢功能恢复正常，治疗中内服接骨药。

（《名老中医经验全编》）

【诠解】本例骨折是骨科常见病，绝大多数又都有移位或成角畸形，如治疗不当，可影响患肢愈合的功能或给后期带来手术的麻烦，所以骨科医师对此病应多加注意。治疗时，应把桡骨头脱位作为重点，桡骨头复位后再将尺骨的骨折部由桡侧向尺侧推成角，然后再往回，拉至无角度时左掌背侧加压分骨，加一分骨垫，桡骨头处也用棉垫压住后用掌背侧短小纸板做初步固定，这时可进行透视，观察骨折与脱位复位情况，如复位好再放外层大纸板固定。开始可3、4天复查1次，检查桡骨头是否出现再脱位，如果脱位，则应拆除固定物再进行复位。3次后改为每周复查1次，一般固定5~6周。固定时应以固定桡骨头为主。

林如高医案

（骨折分型有四型，复位手法各不同）

蒋某某，男，45岁。初诊日期：1979年12月21日。

[病史]患者于1天前骑自行车与他人相撞跌倒，当时即出现左前臂上部及肘部肿胀、疼痛、畸形，左肘部活动障碍，经当地医院夹板固定后转来就诊。

[检查]患者面色青，痛楚表情，舌暗紫，边有瘀斑，脉涩。左前臂上段尺侧及肘部畸形，局部肿胀，在前臂尺骨上段可触及骨折端，肘后外侧触到桡骨头，局部压痛明显，左肘关节活动受限。X线片：左尺骨上段骨折并桡骨头脱位，屈曲型。

[诊断]左尺骨上1/3骨折合并桡骨头脱位（屈曲型）。

[处理]

1. 手法治疗

（1）复位：整复手法：患者正坐，肩外展70°~90°，前臂中立位。

①伸直型整复：助手握住臂部中部，医者一手握住患者腕部相对拔伸，待重叠移位矫正后，医者另一手拇指置桡骨头前外侧，将桡骨头向内、背侧推挤，同时将肘关节屈曲至80°~90°，即可使桡骨头复位。复位后嘱助手用拇指固定桡骨头，以防再脱位。医者双手拇指在背侧桡尺骨间隙，余指在掌侧桡尺骨间隙处进行捏分，然后双拇指分别按压在尺骨骨折近远端，矫正成角，然后推挤，以矫正侧移位。

②屈曲型整复：拔伸手法同于伸直型，只是医者拇指置桡骨头外侧和背侧，将桡骨头向内侧、掌侧推挤。继而在桡尺骨间捏分，然后在尺骨骨折端向掌侧挤按。

③内收型整复：拔伸手法同上，只是医者以拇指置桡骨头向内侧推按，再采用捏分手法。

④特殊型整复：先作桡骨头脱位的整复手法，同内收型。桡骨头复位后，术者用手捏住复位的桡骨头作临时固定，再按桡尺骨干双骨折处理，应用牵引、分骨、反折、按捺等手法，使之复位。

（2）固定：该患者按尺骨上段骨折合并桡骨头脱位屈曲型复位手法给予整复，复位后前臂上部及肘部畸形当即消失，疼痛减轻。在前臂骨折部的掌背侧各置一分骨垫，在桡骨头后侧置一压骨垫，在其后外侧置一小平垫，以夹板固定，将前臂放置伸肘 150°位，以三角巾悬吊胸前。

2. 药物治疗

局部外敷消炎膏，内服退黄消肿汤，练伸掌握拳和腕部屈伸活动。

1 周后：局部肿胀基本消退。

2 周后：局部轻度压痛，改屈肘 90°位固定，外敷接骨散，内服跌打养营汤，逐步做肘部屈伸活动。

4 周后：局部无肿痛，X 线拍片见骨折线模糊，有连续性骨痂生长。解除外固定，以化瘀通络洗剂熏洗患部，并开始练前臂旋转活动。

6 周后：左肘部屈伸及前臂旋转活动正常。

（林子顺. 中国百年百名中医临床家丛书·林如高. 中国中医药出版社，2003.）

【诠解】尺骨上 1/3 骨折合并桡骨头脱位为上肢最常见、最复杂的骨折合并脱位，又称孟氏骨折，这种特殊类型的损伤是指尺骨半月切迹以下的尺骨上 1/3 骨折，桡骨头同时自肱桡关节、桡尺近侧关节脱位，而肱尺关节无脱位。桡尺近侧关节由桡骨头环状关节面与尺骨桡切迹构成，桡骨头被附着在尺骨桡切迹前后缘的环状韧带所约束。前臂旋转活动时，桡骨头在尺骨桡切迹里旋转。桡神经在肘前部向下分为深支和浅支，深支绕过桡骨头，进入旋后肌深、浅两层之间，然后穿出旋后肌位于骨间膜表面走向远侧。尺骨上 1/3 骨折合并桡骨头脱位，可发生于各年龄，但多发生于儿童。这种特殊类型的损伤往往容易被忽视（如对桡骨头脱位未能加以注意），常常造成漏诊、误诊或处理不当。在治疗时未能将脱位的桡骨头整复或整复后外固定不良等，可使部分患者变成陈旧性损伤，遗留有后遗症。尤其年龄小的患儿，患肢明显发育不良，肢体短小，肘关节屈曲受限，肘外翻畸形，迟发性桡神经麻痹以及骨性关节炎等。应引起骨科工作者足够重视。

根据暴力方向及骨折移位情况，可分为伸直型、屈曲型、内收型和特殊型四型，临床以伸直型常见。

蔡德猷医案

（孟氏骨折骨不连，骨折速愈汤让骨连）

蒋某，男，53 岁。初诊日期：1981 年 7 月 21 日。

［病史］因工作不慎，左臂被重达 200kg 钢筋压伤，当时局部剧痛不能活动。

［检查］左肘关节及前臂肿胀，肘关节活动受限，前臂旋转功能丧失，肘关节周围广泛压痛。尺骨的骨折部位出现成角畸形，可闻及明显骨擦音，能触摸到向掌桡侧突出的桡骨头。经 X 线摄片确诊为孟氏骨折。

［诊断］陈旧性左孟氏骨折。

［处理］

1. 手术治疗

患者送县医院后，急诊在臂丛麻醉下，行髓内钉固定术、石膏托外固定后12 天出院。4 个月后摄片未见骨痂形成，拆除内固定，第 5 天发现骨折断端重叠畸形，再次经手术治疗后小夹板固定，3 个月仍无骨痂形成。

2. 药物治疗

经医者用骨折速愈汤加减，方药如下。

处方：全当归 6g，川芎 3g，赤芍 6g，桃仁 4.7g，红花 3g，生地黄 9g，降香 1.6g，陈皮 4.7g，自然铜 9g，土鳖虫 6g，骨碎补 9g。

功效：活血化瘀。

主治：四肢骨折及骨折延迟愈合或不愈合。

制用法：7 剂，水煎服，日 1 剂，分 2 次服。

早期肿痛甚者，加琥珀末、制乳没、泽兰叶，血热重着加牡丹皮、红花、丹参，中期筋拘屈伸不利者，加桂枝、独活、伸筋草，后期须调补肝肾者，加熟地黄、制何首乌、生白芍等（常规量）。

本患者给服中药 3 周，按上述原则辨证施治，3 周后摄片复查见有骨痂生长。2 个月再次复查，骨痂生长良好，4 个月随访患者已能参加劳动。

（《中医骨伤临床经验丛书》）

【诠解】医者用骨折速愈汤治疗四肢骨折，经统计，治疗 92 例，结果：骨痂形成平均为 30.2 天。尤其对孟氏骨折疗效显著，本方具有活血化瘀作用。

段胜如医案

（孟氏骨折难固定，桡侧为主应分清）

周某某，男，11 岁，学生。初诊日期：1974 年 8 月 30 日。

［病史］不慎摔伤左肘部，即来医院就诊。经拍 X 线片确诊为左尺骨上 1/3处骨折，远端向桡侧完全错位，与近端重叠，并向背侧成角畸形，合并桡骨头前外侧脱位。

［检查］左前臂上段尺侧及肘部畸形，局部肿胀明显，在前臂尺骨上段可触及骨折断端，肘后外侧触到桡骨头，局部压痛明显，左肘关节活动明显受限。X线片：左尺骨上段骨折并桡骨头脱位（屈曲型）。

［诊断］左尺骨上1/3骨折合并桡骨头脱位（左孟氏骨折）（屈曲型）。

［处理］

（1）复位：医师双手握住患部，用拇指由桡侧向尺侧按压，一助手握住前臂远端，使前臂旋前，先将桡骨头复位，然后一助手握臂中部，另一助手握前臂远端，两助手做对抗牵引，医师双手握住骨折部，两拇指在内侧，其余手指在掌侧，手指均从掌背侧按压尺桡骨之间，然后由桡侧向尺侧推成角，出现骨擦音响时骨折即复位，后又向桡侧拉回，然后医师一手从掌侧向背侧按压骨折远端，另一手从背侧向掌侧托起，双手矫正骨折的掌背侧错位。

（2）固定：上述复位完成后，屈肘90°悬吊胸前，2天后拍片复查桡骨头已复位，尺骨骨折对位对线良好。1周后又拍片复查，桡骨头复位保持良好，但尺骨骨折远端又出现向桡侧错位约1/2。拆开固定按上法重新整复，再拍X线片。每周复查1次，未发现不良改变，1974年10月17日再次复查，脱位骨折部均保持良好。共7周拆除固定，肘关节功能按摩3周后，患肢功能恢复正常。

（北京市老中医经验选编编委会. 北京市老中医经验选编. 北京出版社，1980.）

【诠解】当肘关节伸直位下跌倒时手掌着地，由于肢体重力及地面之反冲力造成尺骨上段骨折，同时桡骨小头冲破环状韧带向前外侧脱位。临床常见伸直型、屈曲型、内收型和特殊型四种，以伸直型和小儿内收型多见，而且骨折都有错位，并成角畸形。治疗尺骨近端骨折以固定桡侧为主，尺侧为辅，原因是尺骨骨折向桡侧成角的多，因此，以固定桡侧为主。本例诊断为尺骨上段骨折并桡骨头脱位。尺骨上段骨折合并桡骨头脱位是指尺骨半月切迹以下的1/3骨折，桡骨头同时自肱桡关节，桡尺近侧关节脱位，而肱尺关节没有脱位。从病因病理上分析，直接暴力和间接暴力均能引起尺骨上1/3骨折合并桡骨头脱位，而以间接暴力所致者为多。根据暴力及骨折移位情况，临床上分为伸直、屈曲、内收和特殊型四型，本例属屈曲型。伸直型，比较常见，多见于儿童。跌倒时手掌先着地，肘关节处于伸直位或过伸位可造成伸直型骨折。屈曲型，多见于成人。跌倒时，手掌着地，肘关节处于屈曲位可造成屈曲型骨折。传达暴力由掌心传向上后方，先造成尺骨横断或短斜型骨折，并突向背侧，桡侧成角，桡骨头向后外方滑脱。内收型，多见于幼儿。跌倒时，手掌着地，肘关节处于内收位，可造成内收型骨折。传达暴力由掌心传向上外方，造成尺骨冠状突下方骨折并突向桡侧成角，桡骨头向外侧脱出。

十二、桡尺骨干双骨折

林如高医案

（桡尺骨干双骨折，复位不好要致残）

郑某，男，24岁，连江县黄岐造船厂工人。初诊日期：1979年5月8日。

［病史］患者于5天前不慎从3m高处跌下，右前臂肿痛、畸形，就诊当地医院拍片诊为"右桡、尺骨中段骨折"。转福州某医院治疗，因效果不佳遂转院治疗。

［检查］患者面色苍白，舌红，脉细涩。右前臂中部向掌侧成角畸形，局部肿胀，压痛明显，有骨擦音，右上肢活动受限，但右手运动、感觉存在。X线片：右桡、尺骨中段骨折。尺骨近端向背侧移位，桡骨近端向桡掌侧移位。

［诊断］右桡、尺骨中段骨折。

［处理］

1. 手法治疗

（1）复位：入院后以捏挤分骨手法进行整复，捏挤分骨手法整复步骤：患者取坐位或仰卧位，肩外展80°，屈肘90°，中、下段骨折取中立位，上段骨折取旋后位。由两助手分别握住臂与手腕做对抗拔伸以矫正重叠与旋转移位。继而医者双手拇指与其余四指相对，分别捏住背侧与掌侧骨折处，令助手徐徐用力拔伸，在持续牵引的同时，医者用力将桡、尺骨间隙分到最大限度，两者之断端可以同时得到纠正而复位。经上法整复后，若还有残余移位，可采用托压推挤手法，即医者一手在分骨情况下固定骨折一端，另一手提按推挤另一端。内、外侧的移位，须向中心推挤突向内、外侧的骨折断端；掌、背侧移位，须用提托手法向上托提下陷的骨折断端。

（2）固定：复位后在桡、尺骨断端掌背侧骨间隙各置一分骨垫，并据移位方向置压骨垫3个，用前臂夹板固定，外加扶手托板，纱布胸前悬吊固定。

2. 药物治疗

外敷消炎膏，内服安神止痛汤。

3.练功活动

1周内：练伸掌握拳动作。

2周后：局部肿痛消失，给外敷消毒散，内服续骨丸，做托手屈曲练功。6月6日拍片：骨折处已有连续性骨痂生长。

6周后：（6月20日）去除夹板固定，以化瘀通络洗剂熏洗，并积极进行滑车拉绳、手摇纺纱等练功动作。

8周后：（7月4日）患者前臂旋转功能恢复正常活动范围，并从事轻体力劳动。

（高新彦，等．古今名医骨伤科医案赏析．人民军医出版社，2006.）

【诠解】 桡、尺骨干双骨折的治疗原则主要是恢复前臂的旋转功能。无移位的骨折可仅有手法整复、夹板固定。外敷药物。有移位的闭合骨折，均可应用手法整复、夹板固定治疗。创口较小（3cm以内）的开放骨折，若创口整齐，污染不重，清创缝合后，可行手法整复、夹板固定。旋转、重叠移位不大的陈旧性骨折，可考虑手法折骨后整复、固定。

桡、尺骨干双骨折复位要求较高，应达到解剖对位或接近解剖对位。否则将影响前臂的旋转功能或形成骨化性肌炎，甚至致残。儿童的塑形能力较强，8岁以下的儿童可以预期有明显的塑形，20°以内的成角畸形一般可通过塑形而获得矫正，但超过12岁的儿童的塑形能力会大大地减少，故对骨折必须有良好的复位，不能依靠塑形来矫正畸形。

桡、尺骨干双骨折可由直接暴力、传达暴力或扭转暴力所造成。传达暴力所致者多为跌倒时手掌着地，暴力沿桡骨纵轴向上传导，在桡骨中、上段发生横断或锯齿状骨折后，残余暴力通过向下斜行的骨间膜纤维牵拉尺骨，造成尺骨斜形骨折。

段胜如医案

（骨折陈旧加畸形，闭合折骨来搞定）

高某某，女，20岁。初诊日期：1989年1月17日。

[病史] 5个月前，右前臂被机器轧伤，当即送某医院急诊，照片示前臂双骨折，手法复位，石膏固定1个月，照X线片，对位不好。转某中医院，手法整复，夹板固定共4个月，发现右前臂背侧高凸，轻度疼痛，右手旋转受限，遂转院治疗。

［检查］照X线片，显示右桡尺骨干中下1/3横断骨折，骨折线明显，断端在同一水平，只有少量骨痂生长，向手背侧成角，测量为15°，压之稍痛。

［诊断］右桡、尺骨干中下1/3横断骨折。

［处理］

1. 手法治疗

（1）复位：经病人同意，未用麻醉，令患肢前臂掌侧平放桌面，术者双手掌叠起放于高凸之尖顶，突然用大力下压，感到有一响声，高凸处变平，病人并不觉太痛。

（2）固定：用4块夹板过腕关节固定，照X线片显示桡、尺骨干骨折的成角畸形已平复，对位良好。

2. 练功治疗

嘱每周来复查1次，每日患肢伸直，手掌直压墙壁，用力推挤20下，1日3次，每月复查照片1次，经4个月的夹板固定及直臂平推锻炼，达到骨性愈合，停止治疗，嘱半年内不能从事重体力工作。随访3年，已恢复原工作，右前臂旋转功能良好，握力与健侧相等。

（当代中医名家丛书，华文出版社，2000.）

【诠解】桡、尺骨干双骨折多见于儿童或青壮年。骨折部位多发生于前臂中1/3和下1/3部位。

桡、尺骨干骨折后，骨断端间可发生重叠、成角、旋转及侧方移位四种畸形，复位有的容易，有的很困难。前臂骨间膜是致密的纤维膜，几乎连接桡、尺骨的全长，其松紧度是随着前臂的旋转而发生改变。前臂中立位时，两骨干接近平行，骨间隙最大，骨干中部距离最宽，骨间膜上下松紧一致，对桡、尺骨起稳定作用。当前臂旋前或旋后位时，骨干间隙缩小，两骨稳定性减低。在处理桡、尺骨双骨折时，为了保持前臂的旋转功能，预防骨间膜挛缩，应在骨折复位后将前臂固定在中立位（功能位）。

但一些陈旧性桡尺骨干横断残留成角畸形的骨折，治疗手法比较简单，且有规律。无论骨折后3个月或6个月，只要骨断端间未完全骨性愈合，就可将前臂平放桌面上，若背侧成角，前臂掌面放于桌上。若掌侧成角，前臂背面放于桌上，术者双手叠掌，放于成角最高凸处，用大力下压，常能感到一响声，畸形立即平复。一次不成，可再二再三，直至高凸平复为止。然后用过腕关节的夹板固定，摄X线片为证。此法也可用于陈旧性股骨干骨折的成角畸形，疗效良好。

林如阁医案

（骨折脱位软组织伤，辨证治疗获健康）

黄某某，女，17岁，运动员。初诊日期：1975年2月3日。

[病史] 因骑自行车不慎与卡车相撞跌倒致伤。当时左手先被撑到车斗上，摔倒时尺骨鹰嘴部直接着地，顿时肘、臂部剧烈疼痛，不能活动。后经医院X线检查，诊断为：左桡、尺骨远端双骨折伴肘关节后脱位。当即给予手法整复，夹板固定。当晚，心烦呻吟，疼痛难忍未能入睡，于伤后第2天来院诊治。

[检查] 痛苦面容，脉浮大有力。拆掉夹缚固定，见肘部至手指广泛肿胀青紫，皮肤灼热，疼痛剧烈，肩臂下垂，左肘部部分空虚凹陷，肘内侧压痛明显，骨折处可触及假关节活动及听到骨擦音。两骨折端成角畸形，腕骨位未见异常。

[诊断] 左桡、尺骨远端双骨折伴腕关节挫伤合并肘关节后脱位。

[处理]

1. 手法治疗

（1）复位：施用正骨手法的牵法、拔伸、推挤、分骨、按压等组合复位。先整复肘关节后脱位，后进行骨折复位。

①肘关节后脱位复位法同前文。

②脱位整复完毕，患者仍取坐位，患肢外展约90°由一助手站在伤肢外侧，两手环握患肢前臂上部，进行持续牵法。医者一手握住患肢腕部先作牵法，随后缓缓用力作相对拔伸，另一手拇指及余指在骨折端的掌背侧骨间隙对向夹挤分骨，使相互靠拢的骨折断端分开。

③在维持分骨的情况下进行按压，矫正其移位畸形，这样方能达到有效复位。骨折断端达到复位时可闻及响声。

（2）软组织修复：肘部与腕部分别在前臂骨折复位2周后，施用正骨手法理筋（揉捏、揉拿、牵拉、牵摇）。肘部隔日1次，4周后每日1次，直至恢复。腕部隔日1次，直至恢复。

（3）夹缚固定：取4块小夹板，配上纸压垫，用小号布带3条，分上、中、下3部捆扎夹板完后，屈肘约90°另须置放1块扶手托板，托住肘及腕关节尺侧，用纱布胸前悬吊固定。6周后除去固定。

2. 药物治疗

复位后1周内：肘部、骨折处及腕部外涂消炎理湿散（方见锁骨骨折），外敷清凉膏（方见肱骨外科颈骨折）及消肿散（方见锁骨骨折），内服化瘀镇痛汤（方见肱骨干骨折）。

1周后：外敷消肿散，内服退肿活血汤（方见锁骨骨折）。

3周后：外敷续筋散（方见锁骨骨折），内服生血补髓汤（方见锁骨骨折）。

5周后：外擦伤筋药水（方见锁骨骨折），化瘀舒筋洗剂（方见锁骨骨折）与续筋通络洗剂（方见肱骨大结节骨折）交替选用，至损伤恢复为止。

3. 练功治疗

复位后2周内：做伸掌握拳。

2周后：加做腕背伸掌屈，托手屈曲。

5周后：除继续第2周后所加做的动作外，再加做滑车带力上举，握力负重，至功能恢复为止。

（《林如阔正骨经略》）

【诠解】桡、尺骨双骨折是常见的前臂损伤之一，亦称手骨两胫俱断、断臂辅两骨、前臂双骨折。《仙授理伤续断秘方》指出前臂"有两胫"，即桡骨和尺骨。因桡骨能围绕尺骨作150°左右的旋转活动，同时骨折移位与肌肉的附着点有关。骨折后有左右侧方移位和重叠移位。以儿童青壮年为多见。

尺骨上端粗而下端细，为构成肘关节的重要部分。桡骨相反，上端细而下端粗，为构成腕关节的主要组成部分。前臂肌肉较多，有屈肌群、伸肌群、旋前肌群和旋后肌群等。前臂上2/3为前臂伸、屈及旋转肌的肌腹所在，至下1/3移行为肌腱，因而前臂上粗下细，上圆下扁。由于肌肉牵拉，骨折后常出现重叠、成角、旋转及侧方移位，故整复较困难。

医者首先运用正骨手法对脱位及骨折两伤予以复位，并注重对肘、腕关节整筋。固定后，结合药物、练功等进行治疗。在骨折对位趋于稳定，又不影响骨折连接及愈合的情况下，同时分别用正骨手法对肘、腕关节的软组织损伤作修复治疗。该两处伤骨伴有软组织的严重损伤。辨证施治上，在早期除了重视骨折与脱位的治疗外，同时应注重对肘、腕关节的软组织损伤的治疗。对治疗的预后，需考虑患肢功能的重建。治疗方法不当，或者忽视了对软组织损伤的治疗，都会造成病程拖延，甚至恢复都成问题。

本病例肘关节后脱位伤，在送往某医院之前曾进行手法整复，但尚未达到完全复位。来就诊时，肘关节完全脱位的情况已改变，在复位上是按肘关节错位伤势进行的。对肘、腕关节软组织损伤的修复，不论在施行手法与练功治疗上，均应结合前臂骨折固定与愈合的状况周密考虑，不能使之影响到骨折端稳定或使前臂骨折部发生疼痛。但也不能因此而放弃使用手法与练功对软组织进行修复治疗。

骨折复位后，须复查骨位与固定情况。本病例复位后2周内隔日复查1次。2周后2~3日复查1次，直至骨折达到临床愈合。骨位检查时，一般可松开中、下部带子，然后移动尺、桡骨两侧夹板及纸压垫即可。如移位较大，呈畸形时，须将夹板全部拆掉，再行复位；如移位不大，可通过纸压垫与夹板上进行矫正，不须再行手法复位。对固定情况可检查带子松紧度，以及夹板和纸压垫的位置是否合适。

桡尺骨下端双骨折患者，不论是老年人、成年人或小儿，如无良好的复位，都会直接影响到将来前臂内、外旋转功能和腕背伸、掌屈活动。尤其是老年患者，骨折对位不好，前臂与腕部活动情况将会受到明显影响。

该患者来诊后，经手法整复，前臂畸形、肘后部分凹陷即见消失，神色紧张大有改善。治疗1周后，局部疼痛大减，肿胀、灼热及皮下青紫瘀斑均见消退，骨断端未再出现明显移位，神志安宁，能安睡。2周后，局部肿胀、灼热及皮下青紫瘀斑已大部分消退，疼痛已不明显，肘关节能做小范围伸屈活动，做腕背伸掌屈活动时痛感也减轻，骨折端日趋稳定。3周后，肘关节伸屈和腕背伸掌屈活动范围扩大，已能做空手提放活动，骨折处已无疼痛感。5周后，能抬臂举高，手腕和肘关节活动力量明显增加，肘、腕关节功能活动强度逐渐恢复，骨折处触摸已不痛。6周后，骨折已达临床愈合，患肢能持重4.5kg进行活动。6周半后，肘、腕关节和前臂部活动自如，骨折处无任何不适感，治疗痊愈停诊，经46天治愈。后经多次复查，患肢功能正常，骨折愈合良好，无畸形，刮风阴雨天气患肢也感无恙。

十三、桡骨干骨折

林如高医案

（桡骨干骨折怎么办，林老治疗有高招）

郑某，男，16岁，福州三中学生。初诊日期：1983年10月1日。

［病史］患者于2天前参加篮球比赛时不慎摔倒，当即感到右前臂剧痛，肿胀，不能举手，就诊省立某医院，经手法复位和石膏托固定，效果不满意，今转院治疗。

［检查］患者痛苦面容，舌淡，脉细涩。以左手托扶前臂，右前臂上段明显肿胀，其桡侧部皮下有散在瘀斑，且压痛甚，可闻及骨擦音，右前臂旋转功能障碍。X线片：右桡骨上段骨折，近折端向外向后移位。

［诊断］右桡骨干上段骨折。

［处理］

1.手法治疗

（1）复位：治疗经过：入院后，按桡骨上段骨折复位进行整复，整复手法：患者坐位，患肩外展80°，屈肘90°，上段骨折时前臂取旋后位；中、下段骨折时前臂取中立位。助手双手握住患肢肘部，医者一手握住前臂下部进行相对拔伸，另掌心顶住尺骨，拇指与食、中二指从掌、背侧捏住分骨，同时矫正旋转移位。然后医者一手拇指与食、中指维持分骨位置，另一手拇指与余指在移位的断端进行按压，矫正侧移位，以达整复。在骨折端掌背侧间隙各放置一分骨垫，在骨折近端外侧放置压骨垫，以夹板固定，并将前臂置于扶手托板上。

（2）固定：屈肘90°，纱布胸前悬吊。局部外敷消肿散，内服消炎退肿汤，并练伸掌、握拳。

2.练功活动

1周后：局部肿胀基本消退，练托手屈肘，双手推车等动作。

2周后：局部无明显压痛，外敷接骨散，内服八仙散，继续按上法练功。

4周后：X线复查：骨折已有连续性骨痂生长。解除外固定，以化瘀通络洗剂熏洗患肘，练手摇纺纱动作，以恢复前臂旋转功能。

5周后：患者右前臂活动正常出院。

（张文康．中国百年百名中医临床家丛书．中国中医药出版社，2003．）

【诠解】桡骨干骨折是常见的前臂损伤之一，亦称辅骨骨折、缠骨骨折等。桡骨位于前臂的外侧，参与前臂的旋转活动。桡骨干单骨骨折多发生于青少年。

直接暴力或间接暴力均可造成桡骨干骨折儿童或少年桡骨干骨折多为青枝骨折或骨膜下骨折，桡骨干骨折后，因有尺骨的支持，且上、下桡尺关节多无损伤，故骨折端重叠移位者较少，成年人桡骨干骨折由于骨间膜的牵拉作用，折端多向对侧（尺侧）移位成角，同时由于肌肉牵拉而发生旋转移位桡骨上段骨折，近端由于旋后肌的牵拉，向后旋转移位；而远端由于旋前圆肌和旋前方肌的牵拉，向前旋转移位桡骨中、下段骨折，骨折线位于旋前圆肌止点以下，由于旋后肌的旋后倾向被旋前圆肌的旋前力量抵消，骨折近端处于中立位，而远端受旋前方肌的牵拉，而发生旋前移位手法复位困难或失败者或为不移位骨折者，可行开放复位内固定治疗，多用钢板螺丝钉或髓内钉内固定，术后处理与桡尺骨双骨折复位内固定相同。

十四、桡骨下1/3骨折合并下桡尺关节脱位（盖氏骨折）

胡黎生医案

（先复骨折后复脱位，桡腕关节面恢复是关键）

张某某，男，16岁。

[病史] 骑自行车摔倒时腕部触地，肿痛不能活动，经某医院拍片及治疗仍未奏效，于伤后3天来诊。

[检查] 自带X线片示：左桡骨下段横断骨折，骨折断端重叠移位约1cm，远折段向背侧移位，下桡尺关节间隙增宽，并纵向移位。

[诊断] 左桡骨下1/3骨折合并下桡尺关节脱位（盖氏骨折）。

[处理]

1. 手法治疗

（1）复位：手法整复，患者平卧，伤肢外展，属肘、前臂中立位，助手握患肢肘部，术者一手握患手部，拔伸3~5分钟，另手拇指和其他四指分别按压远、近折端并反向推按，同时掌屈尺倾远折段，矫正桡骨掌背侧移位，并于骨折上下端尺桡骨间隙中行掌背侧挟挤分骨，使骨折断端复位，在拔伸下，再用力扣握桡尺骨下端使脱位关节紧密复位，检查下桡尺关节不松弛，即该关节脱位已矫正。

（2）固定：患肢以前臂适度夹板固定，背侧用超腕板，掌侧置分骨垫，尺侧不超腕，桡侧板上下端置平垫，固定腕手于微掌屈及尺倾位。完成固定后，摄X线片示：骨折对位对线良好，下桡尺关节已复位。

2. 药物治疗

内治按骨折三期分治用药。治疗4周，症状消失，拍片复查显示：骨痂中等量。解除固定物，外用熏洗药，进行功能锻炼。2周后复查，功能已完全恢复正常。

（《名老中医经验全编》）

【诠解】该损伤是一种既有骨折又有脱位的联合损伤。下桡尺关节由桡骨尺切诚与尺骨小头构成。三角纤维软骨的尖端附着在尺骨茎突，三角纤维软骨的底边则附着在桡骨下端尺切迹边缘，前后与桡腕关节、下桡尺关节的关节囊的滑膜层连贯。它横隔于桡腕关节与下桡尺关节之间而将此二关节腔完全分隔。下桡尺关节的稳定，主要由坚强的三角纤维软骨与较薄弱的掌、背侧下桡尺韧带维持。前臂进行旋转时，桡骨尺切迹则围绕着尺骨小头旋转。若三角纤维软骨、尺侧腕韧带或尺骨茎突被撕裂，则容易造成下桡尺关节脱位。

直接暴力与间接暴力均可造成桡骨下 1/3 骨折合并下桡尺关节脱位，以间接暴力所致者多见。脱位方向有三种：桡骨远端向近侧移位，最常见；尺骨小头向掌或背侧移位，以背侧移位为多见；下桡尺关节分离。一般三个方向的移位同时存在。

桡骨下 1/3 骨折合并下桡尺关节脱位多见于成人，儿童较少见。桡骨下 1/3 骨折极不稳定，整复固定较难，下桡尺关节脱位容易漏诊，造成不良后果，故对盖氏骨折应予足够重视。

治疗当具体分析受伤机制，辨证施治，不可拘泥于常规的整复方法。一般先矫正骨折重叠移位，继矫正侧方移位，最后矫正下桡尺关节脱位。骨折重叠及侧方移位矫正后，桡腕关节面恢复正常角度为矫正下桡尺关节脱位之关键。

崔萃贤医案

（盖氏骨折难治疗，拐磨子锻炼不能少）

王某某，男，50 岁。初诊日期：1975 年 11 月 22 日。

［病史］工作时，手扶机床，被机床掉下的铁物砸伤左前臂，1 小时后就诊。

［检查］左前臂肿痛，功能障碍，左前臂局部肿胀明显，按之有波动感，考虑为血肿。拍 X 线片示：左桡骨下端骨折合并下桡尺关节脱位。

［诊断］左桡骨下端骨折合并下桡尺关节脱位（盖氏骨折）。

［处理］

1. 手法治疗

（1）复位

①整复背侧移位：患者正坐，肩外展屈肘，前臂中立位，一助手握肘部，一助手握腕部，对抗拔伸，医者两手拇指放在背侧，余指放在掌侧，自上而下分骨，以矫正远端之靠拢，然后一手握骨折远端向掌侧推按，一手捏骨折近端

向背侧提拉，形成一种捻相对搓之力作用于断端，背侧移位即可矫正。远端向掌侧移位者，手法相反。应用此法不能复位者，可用拔伸推挤法，伤肢置中立位手心向下，在对抗拔伸下，医者先做分骨手法后，两手拇指放在断端，用指腹顶住上、下端，由尺侧向桡侧、掌侧推挤，即可复位。远端向掌侧移位者，伤肢手心向上，用同样手法从掌侧推挤。

②整复下桡尺关节：骨折复位后，在维持拔伸下，医者两手虎口部交叉放于伤肢腕部尺、桡侧，向中心推挤，然后用两手鱼际部置于腕掌、背侧捺正尺、桡关节。

（2）固定：骨折经整复后，在维持拔伸下，在断端背侧放置分骨垫，用胶布黏住固定，有下尺、桡关节脱位者，在腕背侧放置合骨垫，根据骨折移位情况加用方垫。用前臂双骨折夹板固定，但尺侧板不超腕关节，桡侧板超腕关节，以限制桡偏，保持整复后的位置，最后用4条布带捆扎，前臂中立位，颈腕带悬吊。

2. 药物治疗及练功

手法整复后拍片显示：对位对线良好，4周后拍片复查仍保持原有位置，7周拆除固定，骨科洗药热敷，每周2次施轻度按摩手法，帮助恢复功能，10周后开始做轻工作。

（北京市老中医经验选编. 北京出版社，1980.）

【诠解】桡骨下端骨折合并下桡尺关节脱位是一种既有骨折，又有脱位的损伤，又称盖氏骨折。多见于成人，儿童较少见。骨折极不稳定，整复固定较难，下桡尺关节脱位容易漏诊，造成不良后果。故对这种损伤应予足够重视。治疗可从以下几方面着手：整复固定后，3周内每周复查1次均拍X线照片，如发现问题及时处理，固定时间5~8周，可根据实际情况而定，自整复后第2天起，每天练习"拐磨子"的动作，即用好手托握夹板，做向里向外的拐动，3周内不做伸手握拳活动，以利于下桡、尺关节恢复。

林如高医案

（盖氏骨折要求高，解剖对位不能少）

姜某，女，36岁，福州塑料厂工人。初诊日期：1981年2月26日。

［病史］患者于5小时前走路不慎从台阶上摔下，以右手掌撑地，当即右前臂出现肿胀、疼痛、畸形，即送笔者医院。

［检查］患者面色苍白，痛苦呻吟，舌淡，脉弦紧。右前臂下段肿胀，向掌侧成角畸形。局部压痛明显，尺骨茎突向外突起，有挤压痛。前臂旋转活动受限。X线片：右桡骨下1/3骨折合并下桡尺关节脱位。

［诊断］右桡骨下1/3骨折合并下桡尺关节脱位（盖氏骨折）。

［处理］

1.手法治疗

（1）复位：林氏对桡骨下1/3骨折合并下桡尺关节脱位的整复手法：患者平卧，肩外展，肘屈曲，两助手对抗牵引3~5分钟，将重叠移位拉开，医者先行捏挤分骨，矫正桡骨的内侧成角移位，然后在分骨的同时轻度增加向掌侧或背侧的成角畸形，行反折手法矫正掌侧或背侧的成角与移位。亦可一手分骨，另一手拇指与四指分别按住骨折近、远端，采用提按推挤手法矫正掌、背侧移位。骨折整复后，医者用双手掌分置腕部内外侧扣挤桡尺关节。

（2）固定：复位后在骨折部骨间隙的掌背侧各放一分骨垫，以夹板固定。

2.药物治疗及练功活动

局部外敷活血散，内服活血镇痛汤，练伸掌握拳、托手屈肘等活动。2周后局部肿痛减轻，改敷消毒散，内服壮骨强筋汤，逐渐做腕部屈伸活动。4周后局部肿痛消失。拍片查：骨折线模糊，有中等量骨痂生长。解除外固定，以化瘀通络洗剂熏洗患部，并练前臂旋转活动。6周后患者腕屈伸及前臂旋转活动正常。

（林子顺.中国百年百名中医临床家丛书·林如高.中国中医药出版社，2003.）

【诠解】患者伤后前臂及腕部疼痛、肿胀，桡骨下1/3部向掌侧或背侧成角，尺骨小头常向尺侧、背侧突起，腕关节呈桡偏畸形。桡骨下1/3部压痛及纵向叩击痛明显，有异常活动和骨擦音，下桡尺关节松弛并有挤压痛。

临床上按照骨折的稳定程度及移位方向，可分为稳定型骨折、不稳定型骨折及特殊型骨折三种类型。

对于盖氏骨折的治疗，要力求达到解剖复位或近于解剖复位，尤其对骨折断端的成角畸形和旋转畸形必须矫正，以防前臂旋转功能的丧失，给患者造成残疾。

十五、桡骨远端骨折

林如高医案

（桡骨远端骨折伸直型，科勒骨折餐叉样畸形）

林某，男，59岁，福州郊区农民。初诊日期：1975年10月2日。

[病史]患者于7天前不慎滑倒，以右手先着地，当时右腕部肿胀、疼痛，曾在某医院拍片诊为"右桡骨远端伸直型骨折"。给予手法复位、夹板固定，但患者肿痛一直未减，且手部发麻，故转笔者医院。

[检查]患者神疲，痛楚表情，面色晦暗，舌暗紫，脉沉涩。腕及手部呈"餐叉样"畸形，局部肿胀、压痛，腕部、手指活动受限。X线片：右桡骨远端骨折（伸直型），远端向背侧、桡侧移位，两骨折端嵌插。

[诊断]右桡骨远端骨折（伸直型）。

[处理]

1. 手法复位

（1）复位：治疗经过：在整复桡骨远端伸直型骨折时手法步骤如下：医者两手分别握住手部与前臂下端相对拔伸牵引，便于两端分离，继而将手部略向内侧牵引，另一手拇指置于桡骨远端外侧用力推挤，以矫正其外侧移位，然后将拇指置于桡骨远端背侧向掌侧按压，余指提托桡骨近端。与此同时，另一手持患手屈腕并尺偏。

用拔伸推挤法整复，因骨折端嵌插较紧，故在拔伸过程中配合摇摆动作，使断端易于分离开，继而以推挤手法复位。

（2）固定：复位后患者即感手部麻木消失，局部疼痛减轻，以夹板固定，背、桡侧板超关节。

2. 药物治疗及练功

局部外敷活血散，服安神止痛汤，练伸掌握拳及屈腕动作。

1周后：腕部肿痛明显减轻，改用接骨散外敷，服跌打养营汤，继续按上法练功。

2周后：局部肿痛消退。

3周后：腕部无肿痛，拍片：骨折对位、对线好，已有骨痂生长。解除外固定，以化瘀通络洗剂熏洗。

4 周后：患者右腕活动正常。

（张文康．中国百年百名中医临床家丛书．中国中医药出版社，2003.）

【诠解】桡骨远端骨折是指桡骨远侧端 3cm 范围内的骨折，又称辅骨下端骨折、桡骨下端骨折。

直接暴力和间接暴力均可造成桡骨远端骨折，但多为间接暴力所致。骨折是否有移位，与暴力大小有关。临床上依据受伤姿势和骨折移位的不同，可分为伸直型、屈曲型、背侧缘骨折和掌侧缘骨折四种类型。

桡骨远端骨折伸直型，又称"科勒"骨折；桡骨远端骨折屈曲型又称"史密斯"骨折。桡骨远端伸直型骨折受伤机制是：跌倒时前臂旋前，腕关节呈背伸位，手掌先着地，躯干向下的重力与地面向上的反作用力交集于桡骨下端而发生骨折。暴力较大时，腕关节正常解剖关系发生改变，骨折远端向桡侧和背侧移位。严重移位时骨折断端可有重叠移位。腕及手部形成"餐叉样"畸形。此类骨折若复位不良而致畸形愈合时，因掌侧屈肌腱和背侧伸肌腱在桡骨下端的骨沟内移位或发生扭转，可影响肌腱的滑动、双手指的功能，尤其是对拇指的功能可产生严重障碍。

崔萃贤医案

（桡骨远端骨折屈曲型，史密斯骨折反餐叉样形）

张某某，男，20 岁。初诊日期：1975 年 5 月 2 日。

［病史］患者晚上骑快车，不慎撞倒，手背触地挫伤左腕。

［检查］左手腕肿痛畸形，以握拳为主。为减轻手部瘀肿预防关节变僵当即去某医院就诊，经拍照 X 线片，诊为桡骨远端骨折合并下桡尺关节脱位（屈曲型），随即转院治疗。检查见局部肿胀，压痛，腕部变宽下垂，功能障碍，反"餐叉样"畸形。

［诊断］桡骨远端骨折（屈曲型）合并下桡尺关节脱位。

［处理］

1. 手法复位

（1）复位：患者正坐，将患肢屈肘 90°。前臂中立位，一助手握肘部，一助手握腕部对抗拔伸 3~4 分钟以恢复桡骨长度，术者先推挤桡偏，即一手虎口部放在骨折远端桡侧，用力向尺侧推挤，一手虎口部放在骨折近端尺侧，用力向桡侧推挤，桡偏即可矫正。然后两手拇指由掌侧顶住桡骨远端，向背侧按压，在此同时远端的助手立即将腕关节背伸、尺偏，骨折便可复位。

（2）固定：整复后在维持牵引下，放置掌侧方垫于远端，然后放置背侧方垫于近端，贴敷胶布，用4块木板固定，掌侧板超腕关节，背侧板不超腕关节，尺侧板超腕关节，桡侧板与尺骨茎突相平，固定在腕关节背屈、桡偏的位置，用三条布带捆扎，屈肘前臂中立位，腕颈带悬吊。固定后，拍照X线片检查对位情况。固定时间4~5周为宜。

2. 药物治疗及练功活动

手法整复、纸压垫、木板固定后拍片显示对位满意。患者于6月5日来门诊复查，对位良好，腕部加用合骨垫固定，4周后拍片复查骨折无移位，断端骨痂生长良好，5周后除去外固定，用骨科洗药热敷，每周来门诊2次施以轻度按摩法，8周后腕部功能恢复正常，10周后临床痊愈。

（北京市老中医经验选编．北京出版社，1980．）

【诠解】屈曲型桡骨远端骨折临床较少见。损伤时的体位与伸直型骨折相反，当患者跌倒时腕掌屈位，手背着地所致。传达暴力作用于桡骨下端而造成骨折。骨折平面与伸直型骨折相同，但移位方向相反，骨折远端向桡侧和掌侧移位。中医伤科称为"反餐叉样"骨折。西医称为"史密斯"骨折。

复位后不易维持其整复的位置，断端易向远端掌移，应及时复查，调整夹板松紧度，注意做伸手握拳活动，切忌做旋转活动。其他与伸直型骨折同。无移位骨折或不完全骨折不需要整复，仅用掌、背两侧夹板固定2~3周即可；有移位骨折则必须根据骨折类型采用不同的复位方法。陈旧性骨折仅向掌侧成角，而无桡偏或重叠移位者，时间虽已达3~4周，仍可按新鲜骨折处理对待。陈旧性骨折畸形愈合者，如骨折愈合尚未牢固，可行闭合折骨术治疗，然后按新鲜骨折处理、固定。

陆银华医案

（科勒骨折不复杂，复位方法要掌握）

汪某某，女，15岁。初诊日期：1965年10月5日。

［病史］走路不慎滑跌，右手撑地，右手腕上疼痛剧烈，右手腕不能活动，呈典型"餐叉样"畸形、瘀肿顿然。

［检查］右桡骨末端压痛剧烈，有高突错位。右桡骨末端骨折。X线片示：右桡骨远端骨折（部分骨骺分离）、远段骨块、骨骺明显向背移位。

［诊断］右桡骨远端骨折（伸直型）。

［处理］

（1）复位

①徒手整复、纠正畸形、整复后 X 线透视复查报告：右桡骨远端骨折，整复后位置尚好。

②外敷四黄消肿膏。

（2）固定

①小夹板夹缚固定。

②手心向上屈肘 90°，悬吊胸前固定。

二诊：10 月 7 日，瘀肿颇甚，外形尚平整，患手握拳不利。

［处理］

（1）外敷四黄消肿膏。

（2）内服以破血消瘀退肿止痛之剂。

处方：归尾、赤芍、桃仁、泽兰、申姜、川续断各 9g，川芎、土红花各 3g，细生地 12g。

功效：破血消瘀，消肿止痛。

主治：四肢骨折早期。

制用法：水煎服，日 1 剂，分 2 次服用。3 剂。

（3）嘱练握拳功能锻炼。

三诊：10 月 12 日，瘀肿虽始退，但尚甚，患手握拳仍不利。

［处理］

（1）用四黄消肿膏外敷。

（2）内服原方 3 剂。

（3）嘱继续加强握拳功能锻炼。

四诊：10 月 20 日，瘀肿显退，患手握拳活利，外形平整。

［处理］继续以四黄消肿药膏外敷。

五诊：10 月 23 日，瘀肿基本已退，握拳自如，瘀去筋舒。

［处理］改用桃花散外敷。

六诊至九诊：10 月 26 日~11 月 15 日，先后换药 4 次，用桃花散，肿痛尽消，握拳、旋转如常，功能基本已复。

［处理］

（1）解除夹板。

（2）外贴损伤膏药。

（3）嘱继续练手腕功能。

（沈敦道，等．陆银华治伤经验．人民卫生出版社，1984．）

【诠解】桡骨远端膨大，其横断面近似四方形，由松质骨构成，松质骨与密质骨交界处为应力上的弱点，故此处易于发生骨折。桡骨下端远侧为凹陷的桡腕关节面，容纳舟骨和月骨。正常人此关节面向掌侧倾斜约（掌倾角）10°~15°，向尺侧倾斜（尺倾角）20°~25°。桡骨下端桡侧向远侧延伸形成桡骨茎突，尺骨小头背侧形成尺骨茎突，正常人桡骨茎突比尺骨茎突长 1~1.5cm。桡骨下端还具有掌、背、桡、尺四个面。当桡骨远端发生骨折时，正常解剖关系被破坏，如果复位不好，则可造成腕关节与手指功能障碍。桡骨远端之骨骺 1 岁左右出现，18~20 岁与骨干融合。如患者年龄在 20 岁以内，则多为桡骨远端骨骺分离（此病例即是骨骺分离）。此类骨折比较常见，多见于青壮年及老年人。

桡骨远端骨折，伤后腕关节上方有明显肿胀、疼痛，桡骨下端处压痛明显，有纵向叩击痛。腕关节活动功能部分或全部丧失，手指做握拳动作时疼痛加剧，有移位骨折常有典型畸形，伸直型骨折远端向背侧移位时，腕掌侧隆起，而其远侧向腕背侧突出，从侧面可见典型"餐叉样"畸形。骨折远端向桡侧移位并有缩短移位时，桡骨茎突上移至尺骨茎突同一水平甚至高于尺骨茎突的平面，从手掌正面观可见腕部横径增宽和手掌移向桡侧，呈"枪刺状"畸形。

无移位骨折或不完全骨折无须整复，仅用掌、背两侧夹板固定 2~3 周即可；有移位的骨折则必须根据骨折类型采用不同的复位方法。陈旧骨折仅向掌侧成角，而无桡偏或重叠移位者，时间虽已达 3~4 周，仍可按新鲜骨折处理。陈旧骨折的畸形愈合者，如受伤时间不太长，骨折愈合尚未牢固，可行闭合折骨术治疗，然后按新鲜骨折处理。

林如阔医案

（科勒骨折陈旧伤，林如阔治疗有妙方）

陈某某，女，52 岁。初诊日期：1973 年 9 月 11 日。

［病史］下台阶时不慎摔倒，右手掌撑地，当时即疼痛难忍，前臂及手腕不能活动。经医院骨科检查及 X 线摄片，诊断为右桡骨远端裂缝骨折合并腕关节

挫伤。当即给予三角巾胸前悬吊固定，局部外敷消炎止痛膏，并给予理疗、按摩等治疗。1个月后仍感局部肿胀疼痛，腕关节及前臂活动受限，手掌无力，因此前来就诊。

［检查］右腕部骨骼外形变宽，关节外明显肿大，腕关节及前臂功能活动障碍，前臂旋后时，桡骨远端骨折处疼痛。腕关节周围组织挛缩变硬，被动活动可闻及摩擦弹响音。肌力减弱，右手持重量在 2.5kg 以下。

［诊断］陈旧性右桡骨远端裂缝骨折合并腕关节挫伤。

［处理］

1. 手法治疗

（1）软组织修复：施用正骨手法的按压与理筋等法组合治疗。患者取坐位，医者面对患者，一手托住患腕，以拇指、食指分别置于桡尺下端两侧，进行按压和牵抖、牵摇。从初诊之日起，2 周内隔日施行 1 次，2 周后每日 1 次。5 周后仍隔日 1 次，直至恢复。

（2）夹缚固定：患肢屈肘 90°，用纱布做胸前悬吊固定，3 周后除去固定。

2. 药物治疗

开头 1 周内：外撒消肿散（方见锁骨骨折）。外擦折骨水（方见肱骨外科颈骨折）。

2 周后：外敷续筋散（方见锁骨骨折），外擦伤筋药水（方见锁骨骨折）。

5 周后：外敷活血定风散（组方如下），外擦风损药水（组方见肱骨大结节骨折），续筋通络洗剂熏洗（组方见肱骨大结节骨折），至伤情恢复为止。

处方：五加皮 233g，防风 125g，白芷 125g，江南香 125g，海风藤 63g。

功效：活血通络，散寒祛风。

主治：肌肉、关节风湿寒痹作痛。

制用法：以上各药共研细末，用开水调拌成糊状，敷贴患处，每日敷贴 1 次，每次 4 小时。

3. 练功治疗

开头 2 周内：做伸掌握拳，腕背伸掌屈。2 周后：除继续做头两周的动作外，加做前臂内外旋转及手掌握拳叩击活动。直至功能能得到最大限度的恢复。

（《林如阔正骨经略》）

【诠解】桡骨下端骨折，因桡骨缩短，往往有下桡尺关节脱位，整复时要注意，否则后遗畸形，尺骨小头游离，腕背变宽，持物无力，旋转功能障碍等症状。

患者来诊时，因前期治疗不当，病程迁延已有月余。检查时，可见骨折愈合不良，下桡尺关节轻度分离，腕部骨骼变宽，腕关节软组织损伤未能很好地修复。

在治疗此类患者时，骨折伤与关节软组织伤同时进行。由于骨折愈合情况直接关系到腕关节与前臂功能的恢复，故要争取时间，尽快使骨折达到临床愈合。同时，要掌握好下桡尺关节分离移位的矫正及腕关节软组织损伤的治疗。

当骨折达到临床愈合后，更应注重对腕关节挫伤的治疗。以促使腕关节功能恢复。本例手法与练功活动相配合治疗，取得了较好的效果。

患者经治疗 2 周后，局部肿胀与疼痛减轻，筋肉挛缩僵硬有所好转。4 周后，骨皮质增厚现象消失，已无压痛，骨折达到临床愈合，腕关节及前臂功能活动大有好转，肌力增加。6 周后，腕部骨骼变宽现象消失，前臂及手腕活动自如，肌力恢复正常。治疗 45 天痊愈停诊。愈后 1 个半月复查，骨折愈合良好，腕关节、前臂功能及感觉均完全恢复正常，阴雨天伤处亦感觉无恙。

十六、桡骨远端骨骺分离合并腕关节前脱位

林如阔医案

（伤骨脱位并骨骺分离，辨证治疗未留后遗）

陈某某，女，15 岁，运动员。初诊日期：1977 年 9 月 3 日。

[病史] 做空翻运动时着地不稳，左手撑地致伤。当时即感左手腕剧痛，肿胀变形，不能活动，伤后当即就诊。

[检查] 面色苍白，痛苦呻吟，脉浮而有力。左腕明显畸形，疼痛剧烈，局部压痛明显，功能活动障碍。腕关节桡尺骨下端突出，尺骨下端向下凹陷。可闻及骨擦音，手指麻木，腕部皮下青紫。

[诊断] 左桡骨远端骨骺分离伴软组织严重损伤合并腕关节前脱位。

[处理]

1.手法治疗

（1）复位：本例患者脱位与合并桡骨骨骺分离，施用正骨手法的牵法、拔伸、提托、推挤等组合对两伤骨复位。在先整复腕关节脱位的同时，结合将骨骺分离整复。

①患者坐位，一助手站于患肢外侧，双手握住患肢前臂上部（须将患肢肘取直，掌心朝下），进行持续牵法，医者一手握住患肢掌部与助手作牵法，随

后进行相对拔伸，医者另一手握住患肢前臂下部即桡尺骨下端凸突之骨端向上提托。

②同时结合灵活推挤，将骨骺分离移位一同对位复位。当脱位达到入臼复位时，可闻及"咕噜"响声。

（2）软组织修复：骨折复位1周后，开始施用正骨理筋法（揉捏、牵摇等法），隔日1次，2周后，每日1次，直至恢复为止。

（3）夹缚固定：取扶手托板1块，屈肘90°，用纱布将患肢悬吊于胸前，2周后除去固定。

2. 药物治疗

复位1周内：外敷消肿散（方见锁骨骨折）、清凉膏（方见肱骨外科颈骨折）。

1周后：外敷续筋散（方见锁骨骨折），内服生血补髓汤（方见锁骨骨折）。

2周后：外擦伤筋药水（方见锁骨骨折），用化瘀舒筋洗剂熏洗（方见锁骨骨折），至损伤恢复为止。

3. 练功治疗

复位3天后：开始做伸掌握拳。

10天后：加做腕背伸掌屈，托手屈曲。

15天后：除继续做复位3天后所做的动作外，加做握力负重，直至功能恢复为止。

（《林如阔正骨经略》）

【诠解】对此伤骨脱位合并骨骺分离，医者首先通过正骨手法进行复位，并注重结合整筋。复位后在施行固定的前提下，结合药物、练功等进行治疗。早期就注重腕关节软组织损伤的处理，为此在不影响桡骨骨骺生长连接的情况下，须分别使用正骨手法对腕关节软组织损伤作修复治疗。

施行扶手托板固定是完全必要的，有利于关节稳定、消肿及骨骺生长连接。但在固定期间要注意动静结合，可根据损伤恢复的情况灵活掌握。本例在复位3天后即开始结合小量练功活动。复位后须复查骨位情况，本例在复位后1周内，隔日复查1次。复位1周后，隔2日1次，直至骨骺分离达到临床愈合。复查骨位时，如发现骨骺处有明显移位（即移位程度属直接影响良好的恢复），要再行手法整复。

患者经治疗3天后，腕部肿胀明显消退，疼痛减轻。5天后，已能做空手提放活动，腕部肿胀全消。1周后，患腕已能恢复部分功能活动，疼痛大减。3周后，骨骺分离愈合，逐渐开始做握力负重活动。3周半后，腕关节与前臂功能活动完全恢复正常，已无痛感。共治疗 25 天而愈，重返原单位，进行体操项目运动。后经 2 次复查，均未见异常，亦无后遗症，仍从事体操运动专业。

十七、手舟骨骨折

施维智医案

（手舟骨骨折易漏诊，鼻烟窝按压有疼痛）

应某某，男，44 岁。初诊日期：1991 年 7 月 28 日。

［病史］5 个月前从 6m 高处跌下，致右腕手舟骨腰部骨折，经石膏固定及多方治疗，腕部肿胀疼痛依然，活动受限，握物无力。X 线摄片示：骨折处未连接。

［检查］右腕部鼻烟窝处肿胀压痛，腕关节伸屈旋转等活动受限。舌淡苔薄白，脉濡数。

［诊断］陈旧性右腕手舟骨骨折。

［处理］

1. 手法治疗

（1）复位：患者取坐位，前臂轻度旋前位，术者一手握患侧腕上，另一手拇指置于阳溪穴处，其余四指环握拇指，在牵引下使患腕尺偏，然后使拇指向掌侧、尺侧按压移位的骨折远端，即可复位。

（2）固定：外敷接骨胶 2 张，在阳溪穴处放置一固定垫，然后用纸壳夹板包扎固定腕关节于伸直而略向尺偏，拇指于对掌位，固定范围包括前臂下 1/3、远端至掌横纹处、拇指掌指关节，新鲜或陈旧性骨折均可采用。

2. 药物治疗

处方：党参 9g，黄芪 9g，当归 9g，白术 9g，白芍 9g，大川芎 5g，大熟地黄 9g，川续断 9g，枸杞子 9g，补骨脂 5g，鸡血藤 9g，松节 9g，陈皮 5g，杜仲 9g。

功效：温补脾肾，益气养血。

主治：骨折后期，肝肾亏损，气血不足，筋骨失养。

制用法：水煎服，日 1 剂，分 2 次服用。10 剂。

二诊：8 月 8 日。右腕外伤迄今 6 个月，服药后疼痛已致减轻，但腕部肿胀退而未尽，断端压痛依旧，腕关节活动受限。舌苔薄白，脉弦细。此乃宿瘀内结，兼感风冷。拟益气养血、坚骨壮筋，佐以疏风。方药如下。

处方：党参 9g，黄芪 9g，当归 9g，白术 5g，白芍 5g，川芎 5g，川续断 9g，枸杞子 9g，补骨脂 5g，鸡血藤 9g，松节 9g，独活 5g，秦艽 5g，仲筋草 9g，陈皮 5g，桑枝 11g。

功效：拟益气养血、坚骨壮筋，佐以疏风。

主治：骨折后期，宿瘀内结，活血化瘀，强筋壮骨。

制用法：水煎服，日 1 剂，分 2 次服用。

外治：外敷接骨胶 2 张，原法包扎固定。

三诊：10 月 17 日。上药连投 53 剂，右腕关节肿胀已消失，握物也渐觉有力，唯腕背肌肉有轻微隐痛。此时风冷虽解，气血渐复，但骨折断端续而未坚。舌苔薄腻，脉弦细。再拟益气养血，坚骨壮筋。

处方：党参 9g，黄芪 9g，当归 9g，白术 9g，白芍 9g，川芎 5g，川续断 9g，补骨脂 5g，枸杞子 9g，杜仲 9g，陈皮 5g，大熟地黄 9g，木香 5g，松节 9g，桑枝 15g。

功效：益气养血，坚骨壮筋。

主治：骨折后期，骨折断端续而未坚。

制用法：水煎服，日 1 剂，分 2 次服用。健步虎潜丸 1 瓶，服用。

外治：外敷接骨胶 2 张。拆除夹板，适当地行腕、指间关节伸屈功能锻炼。

四诊：1992 年 1 月 9 日。上方药连投 34 剂后，右腕疼痛已平，肿胀消失，腕、指间关节的握力和功能也在渐渐恢复中。经腕关节正斜位 X 线片示：骨折线已模糊，对位理想。再拟益气养血、滋补肝肾。

处方：党参 9g，黄芪 9g，当归 9g，白术 9g，白芍 9g，生地黄 9g，熟地黄 9g，川芎 5g，补骨脂 5g，枸杞子 9g，川续断肉 9g，松节 9g，陈皮 5g，木香 5g，鸡血藤 9g，伸筋草 9g，桑枝 15g，鹿角片 9g（先煎）。

功效：益气养血，滋补肝肾。

主治：骨折后期。

制用法：水煎服，日 1 剂，分 2 次服。健步虎潜丸 1 瓶，口服。

外治：外敷接骨胶 2 张。

五诊：1992 年 1 月 30 日。服药 21 剂后，右腕关节举重用力及腕关节的功能已恢复正常。今再投益气养血、坚骨壮筋之品，并嘱其继续加强功能锻炼，以巩固之。

处方：党参 9g，黄芪 9g，当归 9g，白术 9g，白芍 9g，生地黄 9g，大熟地黄 9g，川芎 5g，川续断 9g，枸杞子 9g，苁蓉 9g，补骨脂 5g，松节 9g，伸筋草 9g，陈皮 5g，桑枝 15g，木香 5g。

功效：益气、养血，坚骨、壮筋。

主治：骨折后期。

制用法：水煎服，日 1 剂，分 2 次服用。

外治：外敷宿伤胶 2 张。

（《中医骨伤临床经验丛书》）

【诠解】手舟骨是近侧腕骨中最长最大的一块，呈长弧形，其状如舟。手舟骨分结节部、腰部和体部三个部分。其表面大部分覆盖关节软骨。

手舟骨骨折是较常见的腕骨骨折，多发生于青壮年，多为间接暴力所致，跌倒时手掌先着地，腕关节强度桡偏背伸，暴力向上传达，手舟骨被锐利的桡骨关节面的背侧缘或茎突缘切断而发生骨折。

临床上按骨折部位可分为三种类型：腰部骨折、近端骨折和结节骨折。伤后腕背侧疼痛、肿胀，尤以阳溪穴部位为明显，局部有明显压痛，腕关节活动功能障碍。将腕关节桡倾、屈曲拇指和食指而叩击其掌指关节时可引起腕部疼痛加剧。X 线检查，腕部正位和尺偏斜位照片可协助诊断。本骨折容易漏诊，有些裂纹骨折在早期 X 线照片可能是阴性，常被误诊为腕关节扭挫伤。因此第 1 次照片未发现骨折而临床表现仍有可疑时，应先按手舟骨骨折处理，可于 2~3 周后复查照片，因为此时骨折端的骨质被吸收，骨折线较容易显露。或者可让患者直接行 CT 检查，明确诊断，合理治疗。若在伤后 X 线片中看到骨折线明显增宽，骨折端囊性变化，或骨折端密度增高，有骨硬化等现象时，是陈旧性手舟骨骨折表现。本次外伤与骨折关系不大。

手舟骨的血液供应较差，来自附着于手舟骨结节部与腰部的背侧桡腕韧带和掌侧桡腕韧带的小营养血管供应。因此，手舟骨腰部骨折，由于血液供应可能部分或大部分断绝，使折骨愈合缓慢，甚至近侧骨片发生缺血性坏死。正如《疡医大全》所说"气血罕到之处，最难调治"。施氏认为，手舟骨骨折骨不连接，是因缺血所致。所以骨折的愈合快慢同肝肾气血的盛衰有关。《灵枢》曰："血和则筋脉流行，营复阴阳，筋骨劲强，关节清利。"由此可见，受损伤筋骨的修复，主要依赖于脾肾精气的滋养和气血的充盈。

本例病人已拖延日久，虽然局部仍有肿胀，但还属虚证。《正体类要》曰："肿不消，青不退，气血虚也。"再则，右腕关节长期固定在寒凉的石膏模板中，兼感风冷，故以党参、黄芪、白术补中益气；以当归、白芍、熟地黄、川续断滋肾养阴、补精血；以补骨脂、杜仲补肾阳、温运脾土；以独活祛风胜湿；以川芎辛香走散，使诸药补而通达；以鸡血藤、桑枝、松节舒筋活络、通利关节；以陈皮和胃行中。连投药 53 剂后，右腕肿势退尽，疼痛消失，唯腕关节伸屈受限，握物乏力。故在继服原方药的基础上再加温补肾阳的鹿角片和壮筋健骨的虎潜丸，并拆除夹板，鼓励患者进行积极的腕关节功能锻炼。34 天后，再摄 X 片检查，骨折线已模糊，对位理想。患腕握物有力，关节功能渐复，故再投温补脾肾、益气养血之剂，以巩固疗效。

十八、掌骨骨折

林如高医案

（掌骨表浅易骨折，复位固定有办法）

苏某某，男，40 岁，福州机床厂工人。初诊日期：1985 年 8 月 17 日。

［病史］患者于 4 小时前左手掌被铁锤击伤，局部出现疼痛、肿胀，活动障碍，即送院治疗。

［检查］患者痛苦面容，左手掌部明显肿胀、压痛，有轻度向背侧成角畸形，可闻及骨擦音，纵向叩击第 3、4 掌骨头则疼痛加剧。X 线片：左手第 3、4 掌骨骨折，骨折端向背侧成角，远折端向尺侧移位。

［诊断］左手第 3、4 掌骨骨折。

［处理］

1. 手法复位

（1）复位：治疗经过：按掌骨干骨折复位手法整复。在牵引下，先矫正向背侧成角，然后用分骨挤压手法矫正侧移位，用 3 个分骨垫放于骨折处的骨间隙，在背侧成角处放置一平垫，置夹板于掌背翻，并以胶布固定。

（2）固定：最后在掌侧与背侧各放一块夹板，以胶布固定，外加绷带包扎。

2. 药物治疗

复位固定后外敷活血散，服消炎退肿汤，练指、肘、肩部活动。

3. 练功活动

2 周后，手掌部仍有轻度肿痛，继续以活血散外敷。

3 周后，局部肿痛消失，解除外固定，以化瘀通络洗剂熏洗，并加强掌指关节和腕关节的活动。

5 周后患手活动正常。

（张文康. 中国百年百名中医临床家丛书. 中国中医药出版社，2003.）

【诠解】掌骨骨折是常见的手部骨折之一，亦称驻骨骨折、壅骨骨折。直接暴力和间接暴力均可造成掌骨骨折，第 1 掌骨短而粗，活动性较大，骨折多发生于基底部，还可合并腕掌关节脱位。临床上较常见，第 2、3 掌骨长而细，握拳击物时重力点多落在第 2、3 掌骨，故易发生骨折，第 4、5 掌骨既短又细，且第 5 掌骨易遭受打击而发生掌骨颈骨折。掌骨骨折多见于成人，儿童较少见，男性多于女性。

林氏对掌骨干骨折整复手法：在牵引下先矫正向背侧突起成角，以后用食指与拇指在骨折的两侧自掌侧与背侧行分骨挤压，并放置两个分骨垫以胶布固定。如骨折端向掌侧成角则在掌侧放一小毡垫以胶布固定，最后在掌侧与背侧各放一块夹板，以胶布固定，外加绷带包扎。

段胜如医案

（拒绝手术来复位，中医治疗显神威）

张某某，男，21 岁。初诊日期：1992 年 5 月 29 日。

［病史］6 天前，抓犯人，右手被反击，撞于床沿上，闻一响声，右手感疼痛，未予注意，第 2 天右手背肿起，疼痛，不能握拳，到医院照 X 片，诊为第 4 掌骨骨折，建议手术，不同意，去一区级医院手法整复，包扎固定，因不能照 X 片，又去某大医院复查，骨折错位如前，被告知只有手术才能复位。来医院门诊就诊。

［检查］患者痛苦面容，右手背肿胀严重，握拳困难。X 线片显示第 4 掌骨干骨折，远端向手背翘起，并向尺侧偏移。

［诊断］右第 4 掌骨骨折。

［处理］

1. 手法治疗

（1）复位：乃搓一圆筒形纸压垫，中心较坚实而不空虚，搓好后用胶布固定，以免回松，再用纸板剪一四层方形小纸垫，为压翘起的骨突之用。再剪 U 字形纸板一块，用以包裹手掌和手背。准备好以后，在第 3、4 与 4、5 掌骨间的伤处近端，各注入 2% 利多卡因 4ml，术者左手握患腕，右手牵第 4 指，在对抗牵引的同时，右拇指将骨折远端向掌侧和桡侧推挤，如此坚持约 1 分钟，闻一弹响声，复位成功。

（2）固定：术者仍维持此一姿势不动，嘱助手将短圆筒形纸压垫放于第4、5掌骨间用胶布固定，再放一方形纸压垫于手背原骨突起处，也用胶布固定，然后将U形纸板的中央放于小指侧，两边分别包裹手掌和手背，腕及掌指关节不固定，将四列绷带用力从小指侧经手背从手掌绕回，把腕与掌指关节之间的手背牢牢固定，须用2个四列绷带才够牢靠，再照X线片，达到解剖对位，嘱轻轻握拳锻炼。

2.治疗及复查经过

1992年6月6日来复诊：在原有包扎基础上再外加一个绷带固定，X线照片骨折断端对位良好如前。

1992年6月13日来复诊：在原有固定的基础上，再外用一个绷带予以加固。

1992年6月23日来复诊：在外院又照了1张X线片，对位如前，解除后加一个绷带，再外加一个绷带固定。

1992年7月13来复查：照X线片，骨断端已有骨痂生长，去除绷带固定，嘱握拳锻炼，可做轻工作。

1992年8月5日来复查：照X线片，骨断端已愈合，可以停诊。

（段胜如. 段胜如临床经验. 华文出版社，2000.）

【诠解】由直接暴力引起的掌骨干骨折，如打击或挤压伤等，多为横断或粉碎骨折。骨折远端向手背侧突起。由扭转或传达暴力引起的掌骨颈骨折，骨折远端向手掌侧突起。多为螺旋或斜形骨折。局部肿胀疼痛，不能握拳，一握疼痛加重。局部压痛，能摸手背或手掌，看有无高起的硬块，活动与之相关的指关节，疼痛加重，照X线片以了解骨折的移位及成角情况，单根的掌骨骨折移位较轻，而多根骨折移位较重，且对骨间肌的损伤也比较严重。这对手法复位是有指导意义的。

十九、指骨骨折

林如高医案

（个小功劳大，骨折愈合差）

邓某，女，42岁，福州台江码头搬运工人。初诊日期：1982年2月17日。

［病史］患者于3天前搬运货物时不慎右手中指被压伤，当时患指畸形、肿胀、疼痛，就诊于乡医，经包扎固定，症状未见改善，今转院求诊。

［检查］患者痛苦表情。右手中指近节向掌侧成角畸形，局部肿胀、压痛明显，有骨擦音和异常活动，患指活动障碍。X 线片：右手中指近节指骨骨折，向掌侧成角，远端向尺侧移位。

［诊断］右手中指近节指骨骨折。

［处理］

1. 手法复位

（1）复位：治疗经过：在拔伸牵引下，以挤压手法矫正侧方移位，然后将远端掌屈，将近端自掌侧向背侧顶，以矫正向掌侧成角畸形。

（2）固定：复位后将一小绷带卷置患指掌侧，将患指屈曲后以胶布固定。局部外敷活血散。

2. 治疗及练功

3 周后：患指无肿痛，解除外固定，以风伤药水外擦并练患指屈伸活动。

4 周后：患指活动自如出院。

（林子顺. 中国百年百名中医临床家丛书·林如高. 中国中医药出版社，2003.）

【诠解】指骨骨折是手部最常见的骨折，亦称竹节骨骨折。指骨周围附着的肌肉、肌腱收缩牵拉，可影响骨折的移位。治疗过程中处理不当，可致骨折畸形愈合，或造成关节囊挛缩，关节功能障碍，甚至关节僵直，对手的功能影响较大。骨折可发生于近节、中节、远节，可单发或多发，多见于成人。指骨骨折发病率很高，占四肢骨折之首位。

近节指骨骨折以骨干骨折较多见。因骨折近端受骨间肌、蚓状肌的牵引，骨折远端受伸肌腱的牵拉，常造成向掌侧成角畸形，若远端骨折，由于受伸肌腱中央部的牵拉，远端可向背侧旋转90°，使远端的背侧与近端的断面相对，而阻止骨折的整复。

整复手法：在拔伸牵引下，医者用一手拇指与食指自内外侧挤压矫正侧向移位，以后将远端逐渐掌屈，同时以另一手拇指将近端自掌侧向背侧顶起以矫正向掌侧成角。

施维智医案

（开放骨折骨坏死，中医治疗不截指）

孙某某，男，29 岁。初诊日期：1983 年 2 月 17 日。

［病史］1983年1月27日，左中指被冲床压伤，外院骨伤科诊断为左中指开放性骨折，伴伸指肌腱断裂，做清创缝合术，克氏针内固定。2月2日换药时发现伤口感染，经抗生素及伤口多次换约仍不见好转，遂建议截指，因患者不愿接受，于2月17日来门诊治疗。

［检查］左中指中节掌、背侧伤口腐脓板滞，指骨暴露，脓水淋漓，色黄带红，腥秽不堪，肿延及肘，手背尤甚。X线片示：左中指近、中、远节指骨骨折，中节远端骨节缺损，克氏针内固定。脓液培养：金黄色葡萄球菌（凝固酶阳性）。苔黄腻、质红，脉细数。

［诊断］左手中指开放性骨折术后伴感染。

［处理］

处方：大生地黄9g，京赤芍9g，全当归9g，荆芥穗9g，净连翘9g，金银花9g，天花粉9g，蒲公英9g，象贝母9g，广陈皮5g，云茯苓9g，生甘草3g。

功效：清热化湿，解毒消肿。

主治：开放骨折，伤口感染，湿热阻滞，郁而化腐，阴血耗伤，毒火炽盛。

制用法：水煎服，日1剂，分2次服用。

外治法：伤口贴黄连膏。肿胀处用吊伤膏40%、金黄散30%、芙蓉叶末30%，和匀，蜜水调敷，每日换药。

二诊：2月22日。上方药连投5天后，左中指伤口腐肉已脱，脓水亦少，创面红活，肘臂肿势退净，手背肿胀亦减，但按之有脓液从伤口流出。脉弦细、苔薄白、质红。湿热已化，气血两亏，阴液耗伤。再拟养阴清热、益气养血，佐以解毒。

处方：潞党参9g，绵黄芪9g，全当归9g，京赤芍9g，大生地黄9g，天花粉9g，蒲公英9g，象贝母9g，净连翘9g，金银花9g，香白芷5g，广陈皮5g，赤苓9g，生甘草3g。

功效：养阴清热、益气养血，佐以解毒。

主治：气血两亏，阴液耗伤。

制用法：水煎服，日1剂，分2次服用。

外治法：伤口掺金枪十宝丹，贴玉红膏。

三诊：4月6日。经内外兼治，新肉虽生，未能结痂，手背因引流不畅，红肿高凸，遂切开排脓，敷海马散，药线引流，手指创口仍用二诊方法。

四诊：4月18日。手背伤口愈合，手指创口范围缩小，暴露之指骨色黑，死骨已成，断端无法连接。X线摄片复查示：左中指无骨痂生长。遂拔去克氏针，摘除死骨，继续换药，内服十全大补汤加减。5 月 18 日创口愈合。1983 年 8 月随访，左中指缩短，掌指关节活动正常，左中指指间关节强直，对指尚可，能持物。

（《名老中医经验全编》）

【诠解】指骨骨折是手部最常见骨折，多见于成人，指骨骨折发病率很高，占四肢骨折之首位。直接暴力和间接暴力均可造成指骨骨折，但多由直接暴力所致，且多为开放骨折。骨折有横断、斜形、螺旋、粉碎或波及关节面等。其中闭合骨折以横断骨折较多见，斜形骨折次之。开放性骨折以粉碎骨折较多见。

骨折必须正确整复对位，尽量做到解剖复位，不能有成角、旋转、重叠移位畸形，以免妨碍肌腱的正常滑动，造成手指不同程度的功能障碍。骨折初期宜活血祛瘀、消肿止痛，内服伤肢一方或七厘散，中期宜接肌续筋，内服伤肢二方或接骨丹、八厘散，后期若无兼证，可免服药物，解除固定后，可用上肢洗方或八仙逍遥汤煎水熏洗患手。

手指开放性骨折应彻底清创，争取创口一期愈合，有皮肤缺损者，必须用各种方法修补缺损，以免使骨骼、肌腱外露，以防造成肌腱坏死，瘢痕挛缩和骨感染。指骨开放粉碎骨折，较大的骨折块不能随便摘除，以免造成骨质缺损，而导致骨不愈合。开放骨折作清创术后，可同时行指骨内固定术，也可作手法复位，夹板固定。复位时用骨折远端对骨折近端。手指应尽量固定在功能位，既要充分固定，又要适当活动。

手指开放性骨折感染后，湿热蒸酿，肉腐为脓之证。由于阴血耗散，毒火炽盛、正不胜邪故投以养阴清热之剂，5 天后即腐脱肿退，继以益气养阴调理，理应及早结痂，但由于死骨在内，加之手背脓腔引流不畅，故月余未能结痂。经摘除死骨，切开手背排脓引流后，很快疮口愈合，保存了手指，虽然指间关节僵直，但掌指关节活动功能存在，不无小利。

下肢骨折医案

一、股骨颈骨折

林如高医案

（复位治好股骨颈，患者家属均高兴）

余某，女，64岁。初诊日期：1985年7月3日入院。

［病史］患者于7天前因走路不慎滑倒，以右臀部先着地，当时感右髋部疼痛，不能站立，曾就诊福州市某医院，拍片诊为：右股骨颈骨折。经采用牵引治疗，疼痛未见减轻，遂转院治疗。

［检查］患者形体消瘦，面色较苍白，痛苦呻吟，舌淡，脉沉细数。右下肢呈缩短、外旋、稍屈曲畸形，右髋部无明显肿胀，右腹股沟中点部位压痛明显，活动髋部时疼痛加剧，伤肢有纵向叩击痛。测量：右下肢比左下肢短缩3cm。X线片：右股骨颈中部骨折，远端向后上方移位约2.5cm，骨折线与股骨干纵轴的垂直线所成的倾斜角约40°。

［诊断］右股骨颈骨折（外展型）。

［处理］

1. 手法复位

（1）复位：林氏整复股骨颈骨折采用拔伸推挤法，其具体步骤如下：患者仰卧，第一助手用宽布带置于伤肢腹股沟处，用力向上拔伸。第二助手一手环握患肢膝部，另一手环握小腿下部用大力相对拔伸。

医者站在患肢外侧，用一手掌心按住大转子外侧，并向内、下挤压，另一手掌心按压腹股沟处向外推挤，同时嘱第二助手将患肢外展、内旋，矫正畸形，使双下肢等长，则断骨整复。

（2）固定：复位后局部畸形消失，双下肢等长。做皮肤牵引，重量4kg，维持足外展20°中立位，局部外敷活血散，内服定痛和营汤，练踝背伸及股四头肌收缩活动。鼓励患者每天做养身功、深呼吸或按胸咳嗽，以利排痰。

2. 药物治疗及练功活动

2 周后：局部疼痛消失，改敷接骨散，内服跌打养营汤，继续按上法练功。

5 周后：拍片复查：骨折处已有骨痂生长。解除皮肤牵引，敷接骨散，内服跌打养营汤。

6 周后：练扶杆站立。

2 个月后：下地做扶拐练走活动。

3 个月后：患者行走如常。随访 5 年，未发现股骨头坏死现象。

（张文康. 中国百年百名中医临床家丛书. 中国中医药出版社，2003.）

【诠解】股骨颈骨折是指股骨头下至股骨颈基底部的骨折。股骨头颈又名髀杵，俗称胯骨轴。《医宗金鉴·正骨心法要旨·环跳》载："环跳者，髋骨外向之凹，其形似臼，以纳髀骨之上端如杵者也。"这里说的环跳即指髋臼和髀骨上端（包括股骨头、股骨颈和大小转子）。股骨颈前面全被关节囊包裹，后面只有内侧 2/3 在关节囊内。股骨颈纵轴和股骨干纵轴之间成一夹角，即颈干角。颈干角正常值为 110°~140° 之间。颈干角大于正常值为髋外翻，小于正常值为髋内翻。股骨头中心自股骨颈画一轴线，与股骨内、外侧髁中心间的连线，二者并不在同一平面，两者成一夹角，即前倾角，正常在 12°~15°。临床上治疗股骨颈及股骨转子间骨折时，必须注意保持这两个角度，否则会遗留髋关节畸形，影响髋关节功能。

股骨颈骨折多发于老年人，平均年龄在 60 岁以上。由于老人肾气虚弱，股骨颈骨质疏松、脆弱，不需太大外力即可造成骨折。多为间接暴力引起，偶有因负重行走过久而引起的疲劳性骨折。按 X 线照片表现，股骨颈骨折分为外展型和内收型。本例患者骨折为外展型。

股骨颈骨折手法复位固定后，应进行股四头肌锻炼、足踝关节锻炼和全身锻炼。早期瘀肿、疼痛较剧，应活血祛瘀、消肿止痛；中期痛减肿消，宜养气血、舒筋络；后期宜补肝肾、壮筋骨。对老年患者要细心观察，防治并发症，切忌麻痹大意。

石幼山医案

（年高肾气衰，破补互参用）

田某某，66 岁，教师。

［病史］前日骑自行车而倾跌损伤左髋关节部，当时疼痛难忍，不能活动，腿膝屈伸不利，大便二日未行。

［检查］左股骨颈部有明显压痛。转动不能自主，稍动患处疼痛增剧，两腿膝不对称，左腿稍有外旋，且呈短缩。

［诊断］左股骨颈骨折。

［处理］方拟化瘀续骨，息痛润肠。

处方：当归尾 10g，炙土鳖 10g，丹参 15g，青陈皮（各）8g，川牛膝 15g，赤芍 15g，川续断 20g，煅自然铜 20g，润肠丸 15g（包）。5 剂。

功效：化瘀，续骨，息痛，润肠。

主治：四肢骨折早期。

制用法：水煎服，日 1 剂，分 2 次服。

外治：外敷三色三黄膏，方巾软固定包扎。

二诊：左髋股骨颈骨折，疼痛较瘥，腑行得畅。治拟化瘀续骨息痛。

处方：全当归 15g，川续断 20g，狗脊 20g，怀牛膝 15g，煅自然铜 20g，陈皮 10g，泽兰 15g，桃仁 15g，炙没药 5g，茯苓 20g。10 剂。

功效：化瘀，续骨，息痛。

主治：四肢骨折。

制用法：水煎服，日 1 剂，分 2 次服。

三诊：股骨颈骨折，疼痛逐渐轻减，履地不能着力。再拟活血续骨息痛。

处方：当归 15g，怀牛膝 15g，川续断 20g，狗脊 20g，白术芍（各）15g，泽兰 15g，桑枝 20g，独活 10g，黄芪 15g，陈皮 8g，茯苓 20g，骨碎补 15g。10 剂。

四诊：疼痛渐减，劲力较增，已能扶杖锻炼活动。再拟健筋壮骨、舒筋息痛。

处方：上方去泽兰、桑枝，加党参 15g、千年健 20g。10 剂。

功效：健筋，壮骨，舒筋，息痛。

主治：四肢骨折。

制用法：水煎服，日 1 剂，分 2 次服。

五诊：股骨颈骨折处已无明显压痛，腿膝能自行抬举，唯行走不耐持久。再拟补益气血、健筋骨。十全大补丸、健筋壮骨丹各 100g。分 2 周服。

（石印玉，等．石幼山治伤经验及验方选．上海中医药大学出版社，1993.）

【诠解】股骨头的血液供给主要依靠来自关节囊的圆韧带动脉，股骨干的滋养动脉和旋股内、外侧动脉发出的支持带动脉。当髋关节受到创伤后，血液供应即发生障碍，如动脉供血减少或中断，静脉汇流障碍而致渗出、水肿，从而导致股骨头发生缺血性坏死及继发创伤性关节炎。股骨颈骨折多见于老年人，亦可见于儿童及青壮年。女性略多于男性。股骨颈骨折多为传导暴力所致。股骨颈细小，处于松质骨与密质骨交界处，负重量大，且老人肝肾不足、筋骨衰弱、骨质疏松，有时仅轻微的外力就可引起骨折；青壮年、儿童等则由强大暴力，如车祸、高处坠下等引起。

股骨颈骨折按发生部位可分为头下型、颈中型和基底型三种。前两种骨折其骨折线在关节囊内，股骨头血供易破坏，骨折不愈合、股骨头缺血性坏死和创伤性关节炎的发生率较高。基底型骨折因骨折线部分在关节囊外，由关节囊来的血运大部分存在，骨折移位不多，骨折不愈合，股骨头缺血性坏死和创伤性关节炎的发生率较低。股骨颈骨折的愈合时间平均为5~6个月。骨折不愈合率较高，约15%。骨折愈合的速度不但与患者年龄、骨折部位、类型、移位程度有关，而且与复位、固定和护理质量关系密切。无论骨折愈合与否，股骨头均可发生坏死，坏死率约为20%~35%。最早出现时间在伤后3个月，也有股骨颈骨折愈合后5年出现股骨头缺血性坏死。

本例患者年高，已逾花甲，齿发已脱，齿为骨之余，发为血之余，此为肾气衰退，气血虚弱之象。故在治疗中破和补两种治法相互参用，首先用活血化瘀润肠之剂，疼痛渐减，后以川续断、狗脊、骨碎补健筋壮骨，加用活血壮骨之剂促进愈合。

二、股骨转子间骨折

林如高医案
（年老体虚骨松脆，愈合缓慢易粉碎）

王某，男，65岁，福州市汽车修配厂退休工人。初诊日期：1981年8月13日。

［病史］患者于5小时前被自行车撞倒，当时左髋部剧痛、肿胀，不能站立，未经任何处理即由他人送入医院治疗。

［检查］患者面色红润，痛苦表情，呻吟不止，舌淡，脉弦紧。左下肢呈短缩、内收、外旋畸形，左髋部肿胀，髋外侧部皮下青紫瘀斑，范围约12cm×10cm，左股骨大转子处压痛明显，被动活动左下肢时，髋部疼痛加剧。

测量：左下肢比右下肢短缩 5cm。X 线片：左股骨转子间骨折，顺转子间型，远端向上移位约 5cm。

［诊断］左股骨转子间骨折。

［处理］手法复位、固定及练功。

治疗经过：入院后按屈髋屈膝法整复，由助手固定骨盆，医者握其膝部和小腿，先屈髋、屈膝 90° 向上牵引，然后伸髋、内旋、外展即达复位。复位后查双下肢等长，置左下肢于外展 30° 中立位，做皮肤牵引，重量 5kg，局部外敷消肿散，内服退黄消肿汤，练踝背伸、股四头肌收缩活动。2 周后左髋部肿痛减轻，改敷消毒散，内服壮骨强筋汤，继续按上法练功。4 周后左髋部无肿胀与压痛，解除皮肤牵引，以舒筋活血洗剂熏洗左髋，下地练扶杆站立、脚踩跷板、双拐行走等活动。6 周后患者可不扶拐行走。

（林子顺. 中国百年百名中医临床家丛书·林如高. 中国中医药出版社，2003.）

【诠解】股骨转子间骨折，是老年常见的损伤，患者平均发病年龄较股骨颈骨折患者大 5~6 岁。青少年极罕见。男性多于女性，约为 1.5∶1。临床上骨折类型可分为三型：即顺转子间型、反转子间型和转子下型。由于转子部血运丰富，骨折后极少不愈合，但甚易发生髋内翻，高龄患者长期卧床引起并发症较多。

林氏整复股骨转子间骨折用屈髋屈膝法，其具体步骤如下：患者仰卧，助手固定骨盆。医者握其膝部与小腿，使膝、髋均屈曲 90°，向上牵引，纠正缩短畸形，然后伸髋内旋外展以纠正成角畸形，并使折面紧密接触。本案属顺转子间骨折，治疗用药得当，再加上适度的功能锻炼，预后较好。

股骨转子间骨折，多为老年人，气血不足，肝肾亏虚，该处骨质松脆，且老年人骨质疏松，故骨折受伤后多为粉碎性，愈合亦较缓。

石幼山医案

（气血不足肝肾亏，愈合缓慢中药催）

丁某某，女，66 岁，家庭主妇。初诊日期：1973 年 3 月 26 日。

［病史］患者因行走不慎滑跌损伤，左髀骺：肿痛不能动弹。

［检查］伤后摄片示：左股骨转子间骨折。有明显错位，局部肿痛拒按，略有身热，纳呆。

［诊断］左股骨转子间骨折。

［处理］治拟疏散祛瘀、续骨息痛。

处方：防风 15g，佩苏梗（各）10g，土鳖虫 15g，蒺藜 15g，当归 10g，生地黄 20g，泽兰 15g，青陈皮（各）15g，骨碎补 15g，血竭 5g，桃仁 15g，建曲 15g，牛膝 15g。4 剂。

功效：疏散祛瘀，续骨息痛。

主治：四肢骨折。

制用法：水煎服，日 1 剂，分 2 次服。

外治法：伤处外敷、固定、卧床休息。

二诊：药后身热已退，纳呆，夜寐不宁。上方去防风、佩苏梗、蒺藜，加谷芽 25g、夜交藤 20g。12 剂。

三诊：左股骨转子间骨折已近 3 周，局部肿痛轻减，胃脘不舒，口干不欲饮，夜寐欠安，素有风湿，右肩活动不利，不能高举。治拟活血续骨、和胃养阴。

处方：当归 15g，生地黄 20g，天麦冬（各）15g，川石斛 20g，川续断 20g，狗脊 20g，独活 10g，牛膝 15g，佛手 10g，骨碎补 15g，夜交藤 20g，建曲 15g。13 剂。

功效：活血续骨，和胃养阴。

主治：四肢骨折。

制用法：水煎服，日 1 剂，分 2 次服。

服药后伤情好转，胃脘不舒，纳谷不馨。上方加娑罗子 15g。12 剂。

四诊：左股骨转子间骨折五旬余，骨折处基本接续，唯髋腿尚觉酸麻作胀，腰背亦痛，口干，神疲乏力，年高气阴不足。治当活血益气、壮骨养阴。

处方：当归 15g，白术芍（各）15g，生地黄 20g，太子参 15g，石斛 20g，川续断 20g，陈青皮（各）8g，骨碎补 15g，川牛膝 15g，娑罗子 15g，佛手 10g，谷芽 20g。

功效：活血益气，壮骨养阴。

主治：四肢骨折。

制用法：水煎服，日 1 剂，分 2 次服。

药后伤痛好转，又因夜寐欠安。原方加夜交藤 50g，再服 12 剂。

五诊：左股骨转子间骨折 4 个月余，局部伤痛已不显，摄片：无骨痂生长而对位良好。患者肝肾不足，气血不充，难以濡养筋骨。再拟补肾壮骨。

处方：壮骨丹 150g，十全大补丸 15g，每日服 2 次，每次各服 7.5g。药后又觉好转，再服补力膏，壮骨丹调治 1 个月。

（《名老中医经验选编》）

【诠解】股骨转子间骨折，是指发生在股骨大、小转子之间的骨折。股骨转子间的结构，主要是松质骨，周围有丰富的肌肉层，血供丰富，骨折不愈合及股骨头缺血性坏死很少发生，预后远较股骨颈骨折为佳。

本案左股骨转子间骨折，并有明显错位，应采取手法复位。方法用骨牵引逐步复位。具体方法如下：在外展中立位行骨牵引，重量 4~8kg，牵引 2~3 天后，将患肢由中立位改为微内旋位，以便纠正骨折的向前成角，使复位的骨折端紧紧扣住，并在床边拍髋关节正侧位 X 线照片，如尚未复位，则调整内收或外展角度或适当调整重量。此时移位应有较大改善，若仍有残余移位，则采用手法整复纠正。复位、固定后，即应积极锻炼股四头肌及踝关节。并积极做全身锻炼，以预防长期卧床并发症。

股骨转子间骨折，多为老年人，气血不足，肝肾亏虚，该处骨质结构为松质骨，且老年人骨质松脆，故受伤后多为粉碎性骨折，愈合亦较缓慢。治疗周期较长，该案经外敷、固定及内服中药，再加上功能锻炼，治疗效果尚好。

三、股骨干骨折

林如高医案
（腿粗肉厚骨头细，复位固定应注意）

林某，女，20 岁，学生，福州市台江人。初诊日期：1988 年 2 月 23 日。

[病史] 患者于 7 天前从 3m 多高楼上跌下，当时左侧大腿肿胀、剧烈疼痛，经福州市内某区医院急救处理后转院治疗。

[检查] 患者急性痛苦面容，较烦躁，面色苍白，脉细弱。左侧大腿中部明显肿胀，皮下可见散在瘀斑，局部压痛，有异常活动，骨折处向外侧成角畸形，左下肢比右下肢短缩 5cm。X 线片：左股骨中段斜形骨折，骨折端重叠 5cm。

[诊断] 左股骨中段斜形骨折。

[处理] 治疗经过：入院后在血肿内麻醉下施行拔伸法、反折法整复，并用提按、推挤手法矫正侧移位和成角畸形。复位后，患肢畸形矫正，双下肢等长，按畸形方向置 2 个压垫，再以夹板固定，外加长直角托板，外敷消肿散，内服

退黄消肿汤，练踝背伸、股四头肌收缩活动。2月24日拍片复查：骨折端仍有轻度移位，当即再以拔伸、推挤手法矫正侧移位，夹板固定，并加用下肢皮肤牵引，重量7kg，局部外敷活血散，内服退黄消肿汤，2周后查局部肿痛明显消退，改服壮骨续筋汤，外敷接骨散。3周后，拍片示骨折处已有中等量骨痂生长，去除皮肤牵引，内服跌打补骨丸，练床上抬腿、蹬空踢球活动。5周后（4月1日）患者可扶双拐下地练走。5月13日解除夹板而出院。

（张文康．中国百年百名中医临床家丛书．中国中医药出版社，2003．）

【诠解】 股骨干骨折包括小转子下2~5cm起及股骨髁以上2~4cm止之间的股骨骨折。股骨干骨折约占全身骨折的6%，患者以10岁以下儿童多见。近年，由于交通事故增多，成人患病比率有增多趋势，男性多于女性。以股骨干中部居多，骨折可分为横断、斜形、螺旋、粉碎及青枝五型。多由高处坠下、交通事故或受重物打击、夹挤等直接或间接暴力引起。林案属斜形骨折，为不稳定性骨折，应实施适当的整复方法。林氏整复骨干骨折常用拔伸法、反折法及捏按推挤法。

其具体步骤如下：

（1）拔伸法：患者仰卧位，一助手站在患肢外侧，双手环抱（或用布带绕过）大腿根部，另一助手双手环握住膝部，用大力相对拔伸牵引，以矫正患肢骨折端的重叠畸形，如有侧移位，再用手按捏平正。

（2）反折法：对于拔伸难于矫正重叠畸形者，采用反折法进行矫正。

（3）捏按推挤法：根据上、中、下部各段骨折的移位情况，在拔伸牵引下采用上捏下按、内外推挤手法。以上手法后还须配合皮肤牵引或骨牵引。

石幼山医案

（正骨舒筋宁神，骨折治疗成功）

杨老太太。初诊日期：9月11日。

[病史] 车辆震撞倾压，右腿大骨折断损裂。

[检查] 筋络瘀血凝结，肿胀疼痛不能动弹，年事略高，气血较衰，恢复不易迅速。

[诊断] 右股骨干骨折。

[处理] 先拟化瘀止痛，正骨舒筋宁神为治。

处方：制草乌3g，炙土鳖9g，川芎3g，制南星5g，当归尾12g，炙乳没（各）3g，泽兰叶6g，苏木屑6g，延胡索5g，朱茯神12g，煅磁石24g，嫩桑枝

12g，单桃仁 9g。

功效：活血，化瘀，止痛，正骨，舒筋，宁神。

主治：四肢骨折。

制用法：水煎服，日 1 剂，分 2 次服用。

二诊：9 月 13 日。右腿骨折断端损裂已为捺正，伤瘀未化，筋络肿胀酸楚阵阵，寐不能安，肌肤青紫外达，大腑欲行不下，伤后气化不和，血脉不能畅行。再拟化瘀止痛，舒筋续骨，宁神和胃。

处方：制草乌 3g，大丹参 9g，炙土鳖 9g，当归尾 13g，苏木屑 9g，青陈皮（各）5g，延胡索 5g，采芸曲 9g，朱茯神 15g，灵磁石 24g，嫩桑枝 15g，桃仁泥 9g。

功效：活血，化瘀，止痛，舒筋，续骨，宁神，和胃。

主治：四肢骨折。

制用法：水煎服，日 1 剂，分 2 次服。

三诊：9 月 15 日。骨骼渐见平复，伤瘀凝结渐化，肿势较减，酸楚未止，夜寐略安，大腑得行，胃纳尚可。再拟化瘀生新，舒筋续骨宁神继治。

处方：当归尾 12g，怀牛膝 9g，炙土鳖 9g，制草乌 3g，苏木屑 6g，青陈皮（各）5g，泽兰叶 6g，延胡索 5g，朱茯神 12g，采芸曲 9g，酒炒桑枝 12g，大丹参 9g。

功效：化瘀，生新，舒筋，续骨，宁神。

主治：四肢骨折。

制用法：水煎服，日 1 剂，分 2 次服用。

四诊：9 月 17 日。今日骨骼已见凝结，伤瘀四散外达，因之酸楚阵阵，夜寐不久，大脑通畅，胃纳亦可，腿膝青紫肿势渐消。高年体质尚称强健，病势减退亦速。再拟和血生新，舒筋续骨安神继治。

处方：制草乌 3g，制南星 5g，怀牛膝 9g，当归尾 12g，炙土鳖 9g，苏木屑 6g，青陈皮（各）5g，泽兰叶 6g，采芸曲 9g，朱茯神 12g，夜交藤 12g，煅磁石 24g，嫩桑枝 12g。

功效：和血，生新，舒筋，续骨，安神。

主治：四肢骨折。

制用法：水煎服，日 1 剂，分 2 次服用。

五诊：9 月 20 日。骨骼日见凝结，伤瘀外达青紫未消，酸痛较减，扁体骨楚，寐不甚酣。伤后气化不和，肝胃失调，因之口苦纳呆。再拟活血生新，健筋壮骨而和气化瘀。

处方：稆豆衣9g，川石斛9g，小生地黄12g，全当归9g，炙土鳖9g，大丹参9g，青陈皮（各）5g，炒建曲12g，朱茯神12g，煅磁石24g，夜交藤12g，嫩桑枝12g。

功效：活血，生新，健筋，壮骨。

主治：四肢骨折后期。

制用法：水煎服，日1剂，分2次服用。

六诊：9月23日。骨骼接续渐坚，伤瘀肿势亦退，肌肤青紫已消，动弹尚觉酸楚，胃纳不馨，夜寐不宁。高年之体，气血不足，骨骼接续尚见迅速。耳拟和血生新，健筋养骨悦胃调治。

处方：川石斛12g，小生地黄12g，炒白芍6g，全当归6g，泽兰叶6g，大丹参9g，青陈皮（各）5g，采芸曲9g，合欢皮9g，抱木茯神12g，煅磁石24g，夜交藤12g，嫩桑枝24g。

功效：和血，生新，健筋，养骨，悦胃调治。

主治：四肢骨折后期。

制用法：水煎服，日1剂，分2次服用。

七诊：9月30日。骨骼续渐坚强，筋络伤瘀已化，气血未和，劲力未生，屈伸不能自主，尚觉酸楚，再拟养血舒筋而滋劲力。

处方：当归尾12g，炙土鳖9g，炙乳没（各）3g，大丹参9g，制狗脊9g，桑寄生12g，青陈皮（各）5g，采芸曲9g，合欢皮9g，抱木茯神12g，千年健9g，夜交藤12g，香谷芽9g。

功效：养血舒筋。

主治：四肢骨折后期。

制用法：水煎服，日1剂，分2次服用。

（石印玉，等．石幼山治伤经验及验方选．上海中医药大学出版社，1993．）

【诠解】股骨干骨折可分为横断、斜形、螺旋、粉碎及青枝五型。多由高处坠下、交通事故或受重物打击、夹挤等直接或间接暴力引起。直接暴力引起的多为横断或粉碎骨折，间接暴力引起的多为斜形或横断。除青枝骨折外，均为不稳定骨折。

药物治疗为初期可肢伤一方或新伤续断汤；中期可服肢伤二方或接骨丹；后期可服肢伤三方或健步虎潜丸。外敷药，早期可用双柏水蜜膏外敷。后期可用海桐皮汤煎水外洗。

股骨是人体最长，最坚强的管状骨。股骨干被三组丰厚的肌群包围，即位于前面的伸肌群、位于后面的屈肌群和位于内侧的内收肌群。伸肌群最大而内收肌群最小。由于肌群太厚而股骨干的直径较小，单纯外固定不可能保持骨折整复后的位置。因此，除不全骨折外，经手法整复，夹板固定后应加用牵引固定以对抗肌肉的牵拉作用。

石氏治疗股骨干骨折的方法是拔伸按正以复位。固定有别于他人，为双重夹板，内用4块夹板（多为二夹板），包扎妥帖后外用长木板固定在内、外侧，内自大腿根部至踝下，外自大转子下至踝下。这样能很好地维持对线，避免成角和旋转。

四、股骨干下段粉碎性骨折

林如阔医案

医案1（儿麻患肢遇骨折，百日治疗获康复）

林某某，男，16岁，学生。初诊日期：1967年9月7日。

［病史］患者幼年曾患小儿麻痹症，平时行走呈跛行步态。此次因下楼时踩空，向前扑倒，右下肢（残疾）直接着地致伤，当即不能站立，大腿及膝部剧烈疼痛。经医院X线检查，诊断为右股骨下段粉碎性骨折。当即给予手法复位，夹板固定，内服跳骨丹等药治疗。然大腿及膝部仍疼痛明显，心烦不安，潮热口干。医生认为预后不会理想，乃于伤后3天来我处就诊。

［检查］患者面色红赤，说话费力，手心热，脉大细数。右下肢不能动弹，拆除夹缚固定后，见右大腿下部至膝关节处红肿明显，皮肤潮热，股骨下段有假关节活动和骨擦音，骨折端重叠移位，按压疼痛剧烈。患肢较健侧缩短5.5cm，整个肢体肌肉普遍萎缩并有骨骼畸形改变。

［诊断］右股骨下段粉碎性骨折合并膝关节挫伤。

［处理］

1. 手法治疗

（1）复位：本例患者骨折施用正骨手法的牵法、拔伸、按压、推挤、提托等组合复位。

①患者仰卧位，第一助手站在患肢外侧，两手环抱大腿上部，第二助手两手环握住膝部，先进行相对牵法，而后用力相对拔伸，以矫正骨折端的重叠

畸形。

②在两助手进行拔伸前，医者用两手掌心紧贴骨折部（能更好地起到拔伸作用），随后相对用力按压骨折两端，并用力相对推挤，以两手拇指相向捏住骨折近端前后侧，用力向后内侧按压，余指置远端从后内侧向前外侧提托，将骨折两端及碎骨块平复对正，以达复位。

（2）软组织修复：膝关节软组织挫伤的修复，可在复位后2周进行，施用正骨理筋法（揉捏、牵拉等法），隔日1次，直至恢复。对骨折部周围软组织损伤的修复，在复位后11周开始，施用正骨理筋法（揉捏、揉拿、牵拉等法），因此时骨折已达临床愈合，隔日1次，至恢复为止。

（3）夹缚固定：取5块小夹板，配上纸压垫，用3条大号布带，分上、中、下三部捆扎夹板。捆扎完后，患者取仰卧位。患肢膝部微屈位，大腿外展，小腿内收，并放置托板一块于大腿下（上迄股骨大转子下至股骨髁部），然后在患肢两旁的内侧放置砖块，外侧放置沙袋，以维持肢位。10周后除去固定。

2. 药物治疗

复位后1周内：局部外涂消炎理湿散（方见锁骨骨折），外敷消肿散（方见锁骨骨折），内服养阴清火汤（方见肱骨髁上骨折）。

1周后：外敷消肿散，内服退肿活血汤（方见锁骨骨折）。

2周后：继续外敷消肿散，内服平肝息风汤。

处方：龙胆草6g，石决明22g，白芍9g，钩藤6g（后下）。

功效：平肝舒筋，定惊通脉。

主治：肝热筋挛，骨蒸劳热。

制用法：清水煎服，日1剂，分2次服。有内感和脾胃虚寒者忌服。

4周后：局部擦风损药水（方见肱骨大结节骨折），外敷续筋散（方见锁骨骨折）。继续内服平肝息风汤，加服跃打续筋丸（方见锁骨骨折）。

9周后：用风损药水、风损洗剂（方见锁骨骨折），至损伤恢复为止。

3. 练功治疗

复位1周后：做屈伸踝关节。

4周后：加做屈伸膝关节。

8周后：除继续做4周后所加做的动作外，另加做仰卧、抬腿。

9周后：做仰卧抬腿、足踩滚木、扶椅练走、挂棍练走，直至功能恢复为止。

（《林如阔正骨经略》）

【诠解】股骨干骨折包括小转子下 2~5cm 起及股骨髁以上 2~4cm 止之间的股骨骨折。《左传》已有"卫侯折股"的记载。此类骨折，约占全身骨折的 6%，患者以 10 岁以下儿童多见。近年，交通事故的增多，成人发病比例有增多趋势，男性多于女性。

股骨是人体最长、最坚硬的管状骨。股骨干有轻度向前突出的弧线，利于股四头肌的伸膝作用，整复时要顾及此弧线。骨干表面光滑，后方有一隆起，名股骨嵴，为肌肉附着及滋养动脉进入处。切开复位时，股骨嵴是术中对位的标志。手术时，不应轻易作剥离，以免损伤滋养动脉。

股骨干被三组丰厚的肌肉包围，即伸肌群、屈肌群及内收肌群。由于肌群太厚而股骨干的直径较小，单纯外固定不可能保持骨折整复后的位置。因此，除不全骨折外，经手法整复，夹板固定后应加用牵引固定对抗肌肉的牵拉作用。

内收肌群收缩时的杠杆力非常大，可将钢板弯曲、折断或拔出螺丝钉，故切开复位内固定术后，还应采用夹板固定、皮肤牵引或长腿石膏固定。

对于该患者，医者首先运用正骨手法对骨折进行复位，并注重结合对膝关节挫伤整筋。复位后，在施行固定的前提下，结合药物及练功等加以施治。此外，患者伴有阴虚、血虚病症，应在早期进行辨证论治，主要通过内治法进行治疗。对膝关节挫伤的治疗也很重要。在不影响骨折对位愈合的情况下，须对膝关节挫伤采取相应手法治疗。对大腿骨折处的软组织损伤待骨折达到临床愈合时，也要用整筋手法加以治疗。

此骨折患者曾患过小儿麻痹，骨折患肢原有畸形，肌肉萎缩，骨骼变细，髋、膝与踝关节屈伸不灵活。患肢着地时足跟完全不能踩地，平时行走靠足趾踩地，呈跛行步态。患肢比健肢缩短 4cm。

患者腿原有残疾，在此基础上此次又发生外伤骨折，与正常肢体发生的骨折相比，这类骨折不论在疗效及治疗时间，还是在预后恢复方面均有很大不同。治疗时，既要注意促进骨折愈合，又要注意患肢功能恢复，但首先应把促进骨愈合放在第一位。在治疗过程中，要密切观察以掌握病情变化，做到胸中有数。治疗时，除了手法以外，要强调"内治法"，通过"内治法"改善机体一般状况，促进骨折愈合。

这种部位发生的骨折及此种骨折类型，在复位之后常不稳定，须定期复查骨折与固定情况。本例在复位后 2 周之内，每日复查 1 次，2 周后，隔日 1 次，4 周后，2~3 日 1 次，直至骨折临床愈合。如发现固定不得当，或者骨折端有移位时，要及时纠正。骨位检查时，一般可将中、下部扎带松开，然后轻轻移动前上侧和前内侧夹板及纸压垫即可。如移位较大，呈明显重叠或成角畸形时，须再行复位。如移位不大，可用纸压垫与夹板进行矫正。此外，对固定情况可检查带子的松紧度以及夹板和纸压垫的位置是否适当。

本例骨折复位与愈合都很顺利。固定始终稳定未再发生移位，通过内外兼治收到良好效果。初诊时，通过手法整复下肢骨折使畸形消失，患肢完全恢复到骨折前的长度。治疗1周后，颧部发红，手心热，盗汗已消失，局部红肿有明显减退，疼痛亦见减轻。2周后，心烦不安已消除，能安睡，阴虚、血虚病症明显改善，局部肿胀、疼痛、灼热已大部分消失，骨断端趋于稳定。

3周后，局部灼热已完全消失，骨折处已无疼痛，踝关节逐渐能活动。7周后，轻压骨折处已不疼，膝关节已逐渐能作屈伸活动，自觉大腿逐渐有力。9周后，已能扶拐行走。10周后，骨折已达临床愈合，已能弃拐在有限范围内行走。12周后，患肢力量继续恢复，下蹲起立自如，行走距离加大。13周后，肢体功能活动恢复倒骨折前水平，治愈停诊。

医案2（陈旧骨折筋挛缩，七十余天就康复）

陈某某，女，37岁。初诊日期：1976年7月17日。

［病史］1976年5月7日搬木头时，不慎滑倒，木头砸伤右股骨后即送医院。诊断为右股骨下段粉碎性骨折。治疗时，手法复位未成功，又予以手术切开复位，并取出碎骨1块（约1.2cm×1cm）。术后右下肢石膏固定1个月，后又改换夹板固定50余天，肢体功能仍有明显障碍。该医生认为，此伤恢复需时较长，预后不良，因而来我处求诊。

［检查］患者面色苍白，精神萎靡，身疲乏力，脉缓而浮大无力。右下肢不能着地站立，髋、膝关节肿胀并屈伸障碍，小腿部肌肉明显萎缩，与左下肢比较缩短1.8cm。患肢股下部凹凸畸形，骨折处压痛明显，无骨擦音，皮肤有1.2cm×1cm的伤口，周围有感染征象，患肢足背趾节明显冷肿。

［诊断］陈旧性右股骨下段粉碎性骨折合并髋、膝关节挫伤。

［处理］

1. 手法治疗

（1）矫正骨位：本例患者骨折，施用了正骨手法的牵法与按揉等组合矫正骨折。前3周隔日施行1次。3周后每日1次，直至好转为止。

（2）软组织修复：在髋、膝关节两处做理筋治疗，前3周隔日1次，3周后每日1次，直至损伤恢复为止。

（3）夹缚圈定：取5块小夹板，配上纸压垫；用3条大号布带，分上、中、下三部捆扎夹板。捆扎完后，患者取仰卧位，患肢膝部微屈位，大腿外展，小腿内收，并放置托板1块于大腿下（上迄股骨大转子下至股骨髁部），然后在患肢两旁的外侧放置沙袋，内侧放置砖块，以维持肢位，固定8周后去除一切固定。从固定第5周后开始，可以变换肢体位置及活动患肢，但仍须保持小夹板固定到8周。

2. 药物治疗

第1~2周：伤口外敷消炎生肌膏，骨折部及髋、膝关节外敷消肿散（方见锁骨骨折），内服退肿活血汤（方见锁骨骨折）。

消炎生肌膏：

处方：血竭31g，乳香16g，没药16g，冰片63g，煅石膏188g，黄蜡125g，炉甘石188g，净茶油1kg。

功效：活血祛腐，消炎生肌。

主治：创伤皮肉破裂，用于消炎生肌，祛脓液。

制用法：除黄蜡切成细块外，其余各药研成粉末，同净茶油一道放入锅内，用文火熬，待黄蜡熔化后取起，收入贮瓶罐冷却，即成药膏。使用时，将药膏摊于穿小孔的油纸或消毒纱布块上，每日换1~2次。

第3~5周：伤口外敷生肌过皮膏，骨折部及髋、膝关节外敷续筋散（方见锁骨骨折），内服生血补髓汤（方见锁骨骨折）。

生肌过皮膏：

处方：朱砂6g，珍珠1.6g，儿茶16g，制橡皮16g，炉甘石63g，冰片2.5g，麝香0.3g，白蜡16g，黄蜡31g，净茶油0.5kg。

功效：消炎收敛，生肌长肉。

主治：促进皮肤生长，创面愈合。

制用法：除黄蜡和白蜡切成细块外，其余各药研成粉末，同净茶油一道放入锅内，用文火熬，待黄蜡、白蜡熔化后取起，收贮瓶罐冷却，即成药膏。使用时，将药膏摊于穿小孔的油纸或消毒纱布块上，每日换1~2次。

第6~7周：骨折部外敷续筋散（方见锁骨骨折），化瘀舒筋洗剂熏洗（方见锁骨骨折），内服跌打续筋丸（方见肱骨外科颈骨折）。

第7周后：骨折部外擦风损药水（方见肱骨大结节骨折），续筋通络洗剂（方见肱骨大结节骨折）。与风损洗剂（方见锁骨骨折）交替选用，内服补肾壮筋汤（方见锁骨骨折），至恢复为止。

3.练功治疗

第1~3周：做屈伸踝关节。

第4周：做屈伸踝关节，屈伸膝关节。

第5~6周：做屈伸膝关节，仰卧抬腿。

第6周后：加做足踩滚木，下蹲起立，扶椅练走，挂棍练走，直至恢复为止。

（《林如阔正骨经略》）

【诠解】股骨干骨折可分为上1/3骨折、中1/3骨折、下1/3骨折。下1/3骨折时，膝后方关节囊及腓肠肌的牵拉，往往将远端拉向后倾斜移位，锐利的骨折端可能刺伤腘动、静脉。造成股骨干骨折的暴力较强大，故折端移位明显，软组织损伤较重，加上断端的髓腔出血（成人一侧股骨干骨折后，内出血可达500~1000ml甚至更多），创伤后剧烈的疼痛刺激，早期可能出现休克，复合伤者更应该引起注意。早期要密切注意休克出现的可能及变化，以免贻误病情。

患者此伤骨因前期治疗不当，来诊时病程已达50余天。初诊检查，骨折对位、愈合不良，髋、膝关节挫伤，受伤关节功能恢复迟缓。

对本例骨折先以手法与夹缚固定结合处理，但重在通过夹缚固定矫正骨位，纠正其不良愈合。此外，仍配合药物、练功等疗法。在不影响矫正骨位和骨折愈合的情况下，同时注重对髋、膝关节挫伤作相应调治。除了采用练功与药物等方面施治外，对软组织损伤仍要通过手法进行修复，以改变关节僵硬，筋肉粘连所致的功能障碍。因患者骨折已成畸形对位，而断端又有骨质缺损，至今已部分形成不同程度的愈合。现只能得到部分矫正，不易完全矫正。在通过矫正的基础上，进行全面综合治疗，还可力求得到良好的愈合。对骨折端伤口要注意预防及治疗感染，争取尽快愈合，以免出现骨折长久不愈合或引起骨髓炎并发症。

施行夹缚固定，须复查，主要是检查夹板和纸压垫的位置，以及布带的松紧度是否适当。如出现不符合规定之处，应及时纠正。自骨折治疗起，在每次进行矫正骨位时，可解掉5块小夹板和纸压垫矫正骨位，待矫正骨位的手法操作完毕，即可再将纸压垫和小夹板重新固定。

患者经治疗1周后，下肢血运明显改善，皮肤转暖，足背趾节冷肿大部消失，伤口疼感减轻，髋、膝关节活动增加。2周后，患者脸色、神态及食欲已近正常，足背趾节冷肿基本消失，骨折部压痛减轻，伤口血水已净，已无感染，肌肉明显生长，近于愈合状况。3周后，伤口完全愈合，髋、膝关节能屈曲，其活动力明显增加，腿部肌肉力量也明显增加，能轻抬大腿作活动。4周后，骨折原有的畸形对位状况已有不同程度改观，达到预期设想，患肢短缩好转（比健肢短 0.8cm），能扶椅站立，站立时患肢疼痛感明显减轻。5周后，患肢已能着地着力，能扶椅行走，大腿部肌肉松弛已大部改善，髋、膝关节功能均见恢复。6周后，能扶棍行走，下蹲起立，髋、膝关节肿胀已趋消失。7周后，骨折达临床愈合，髋、膝关节功能显著恢复，已近正常，能弃拐行走，但还未能随意行走。9周后，患肢活动基本正常，行走可大步迈进，骨折部已无不适感觉，小腿肌肉萎缩完全恢复，除患肢比健肢短缩 0.8cm，行走时略呈跛行之外，其余均正常。治疗基本痊愈。10周后停诊。

医案 3（骨折粉碎骨不连，林老只用九十天）

韩某某，男，23岁，工人。初诊日期：1960年5月16日。

［病史］患者右下肢被倒下之树干砸伤。当即送医院经 X 线摄片诊断为股骨下段粉碎性骨折、髌骨裂缝骨折。予以股骨髁上牵引后石膏固定。经 40 多天治疗，患肢骨折部仍持续疼痛，膝与足部肿胀、疼痛。经 X 线复查，骨折对位不佳，愈合不良。伤后 40 余天前来就诊。

［检查］患者身疲乏力，面色暗黑，表情痛苦，脉浮数有力。拆除石膏检查见右下肢功能障碍，缩短 1.2cm。大腿下部至脚趾节明显冷肿，膝关节内外侧肿胀明显，大腿下部之股骨骨折部凸突畸形，压痛明显，无骨擦音。膝关节被动屈曲时疼痛明显，髌骨压痛明显，可扪及裂隙痕，膝部筋肉僵硬，股四头肌明显挛缩。

［诊断］陈旧性右股骨下段粉碎性骨折合并髌骨骨裂。

［处理］

1. 手法治疗

（1）矫正骨位：施用正骨手法的牵法、按压及理筋中的按揉等法组合矫正骨折畸形。患者仰卧位，由一助手站于患肢外侧，双手环握患肢大腿上部，与另一助手双手环握膝部进行相对牵法。医者用双手大拇指置于骨折部进行按压与理筋中的按揉，矫正骨折凸突畸形。自治疗 3 周内，隔日施行 1 次。3 周后隔2 日施行 1 次，直至骨折达临床愈合为止。

（2）软组织修复：对膝部软组织损伤，自矫正骨位 1 周后开始施用理筋手法（揉捏、牵拉等法），隔日 1 次，直至恢复为止。对大腿部软组织损伤，在骨折达到临床愈合后施用理筋手法（揉捏、揉拿、牵拉等法），隔日 1 次，直至恢复为止。

（3）夹缚固定：取5块小夹板，配上纸压垫，用3条大号布带，分上、中、下三部捆扎夹板。捆扎完毕后，患者取仰卧位，患肢膝部微屈位，大腿外展，小腿内收，并放置托板1块于大腿下（上迄股骨大转子下至股骨髁部），然后在患肢两旁的内侧放置砖块，外侧放置沙袋，以维持肢位，固定10周后去除一切固定。固定第8周之后，可以开始变换肢体位置及活动患肢，但仍须继续保持小夹板固定至第10周。

2. 药物治疗

第1~2周：外涂消炎理湿散（方见锁骨骨折），外敷消肿散（方见锁骨骨折），内服退肿活血汤（方见锁骨骨折）。

第3~8周：外擦伤筋药水（方见锁骨骨折），外敷续筋散（方见锁骨骨折），内服跌打续筋丸（方见肱骨外科颈骨折），益气补血汤（方见肱骨干骨折）。

第9~10周：外擦折骨水（方见肱骨外科颈骨折），化瘀舒筋洗剂熏洗（方见锁骨骨折），内服补肾壮筋汤（方见锁骨骨折）。

第10周后：外擦折骨水，续筋通络洗剂熏洗（方见肱骨大结节骨折），至恢复为止。

3. 练功治疗

第1周：做趾关节屈伸活动。

第2~3周：做屈伸踝关节活动。

第4~5周：做屈伸踝关节、屈伸膝关节活动。

第6~8周：除继续4~5周所作的动作外，加做屈伸膝关节，仰卧抬腿。

第9~11周：做屈伸膝关节，屈伸髋、膝关节，足踩滚木，扶椅练走等活动。

第12周后：足踩滚木，下蹲起立，旋转摇膝，直至功能恢复。

（《林如阔正骨经略》）

【诠解】患者伤后早期处理不当，使骨折对位不好，愈合较差，造成患肢短缩，关节僵硬，软组织粘连。

当患者接受治疗时，只要治疗得当，肢体肯定不致丧失功能，骨折对位不好，可通过矫正得到改善，如欲完全纠正骨折对位畸形则较难。

本例骨折是通过手法矫正骨位及夹缚固定，改变过去的骨折对位和愈合不良状况。在不影响对位矫正及愈合的情况下，须注重对膝关节软组织损伤的治疗。可结合练功和药物疗法来进行。

夹缚固定后须要进行复查，主要是检查夹板和纸压垫的位置及布带的松紧度是否适当。如若不符合规定，应及时纠正。在每次矫正骨折时，可解开 5 块小夹板和纸压垫，待矫正完毕，可再将纸压垫和小夹板固定好。

患者治疗 2 周后，面色暗黑、身疲乏力、睡眠及食欲均有明显好转。患肢冷肿、疼痛明显减轻，血运亦大大改善。踝关节已能作主动屈伸活动，按压髌骨骨裂处已不感疼痛，股骨断端凸突畸形已明显得到矫正。4 周后，睡眠、食欲正常，患肢冷肿、疼痛已大部消退，症状已不明显。髌骨骨裂达临床愈合，股骨断端凸突畸形进一步得到矫正。膝关节僵硬、筋肉粘连已见松活。6 周后，膝关节已逐渐能作屈伸活动，自觉肢体有力，能抬腿活动，股骨断端对位状况趋向稳定。8 周后，患肢已能着地负重及扶椅练走，骨折部已无痛感，膝关节屈伸活动幅度增大。10 周后，股骨骨折达临床愈合，骨折对位已基本达到功能要求，能弃拐走路，但还不敢随意行走，膝关节屈伸功能已近正常。13 周后，除患肢比健肢短缩 0.5cm 外，膝关节屈伸自如，行走正常，负重无羌。基本治疗痊愈停诊。

五、股骨髁间骨折

林如高医案

（关节内骨折髁嵌插，扣挤法整复治好他）

许某，男，35 岁，福清县农民。初诊日期：1983 年 5 月 27 日。

[病史]患者于 1 天前因建筑房屋时不慎从 3m 多高处跌下，以足部先着地，当时无昏迷，右膝上部畸形、肿胀、疼痛明显，不能站立行走，由他人送当地医院，拍 X 线片诊为：右股骨髁间骨折，给石膏托固定后送医院治疗。

[检查]患者面色苍白，痛苦呻吟，舌暗紫，脉洪大。右膝部畸形、明显肿胀，膝内侧部皮下有大片瘀斑，股骨内外髁处均有压痛，有骨擦音，浮髌试验（＋）。X 线片：右股骨髁间骨折，呈 T 形，内外骨折块分离约 2cm。

[诊断]右股骨髁间骨折。

[处理]

1. 手法治疗

（1）复位：治疗经过：先在严格无菌条件下抽出右膝关节内积血，约 50ml。采用扣挤法整复，在两助手牵引下，医者以两手掌对扣后即复位。具体的整复步骤如下：患者仰卧，一助手握大腿上段，另一助手握小腿下段，相对拔伸牵引。医者站在患侧，双手掌分别置于内、外髁部，手指相交叉，随着助手的牵引，两手掌用力将髁部向中线扣挤，听到骨擦音，说明骨折已对位。在施行扣挤法的同时，助手可在用力牵引下将膝关节做几次轻度屈伸动作，使骨折块准确对位，并趋于稳定。夹板固定后配合皮肤牵引或骨牵引。

（2）固定：复位后用超膝关节夹板固定，并做小腿皮肤牵引，重量3kg，局部外敷消肿散，内服消炎退肿汤，练踝背伸、股四头肌收缩活动。

2. 药物治疗及练功

1周后：右膝部肿痛明显减轻。

2周后：右膝部只有轻度肿胀、压痛，改敷消毒散，内服跌打养营汤，并由医者帮助每日做膝关节屈曲活动5~6次。

4周后：解除牵引，以舒筋活血洗剂熏洗患膝，并练关节屈伸。

6周后：练扶双拐不负重步行、扶杆站立、扶椅练走等活动。

8周后：患者能不扶拐下地行走，右膝关节活动基本正常。

（林子顺. 中国百年百名中医临床家丛书·林如高. 中国中医药出版社，2003.）

【诠解】股骨髁间骨折，又称股骨双髁骨折，属关节内骨折，是膝部较严重的损伤。其发病机制与临床表现与髁上骨折相似。当暴力造成髁上骨折后，骨折近端在暴力作用下，嵌插于股骨髁之间，并向下继续作用将股骨髁劈开成内、外两块，成为T形或Y形。因本病涉及关节面，复位要求较高，且预后一般较髁上骨折差。髁间骨折多由较严重的间接暴力所致，直接暴力（如打击、挤压等）作用于膝部亦偶有发生。根据受伤机制和骨折端移位方向，分为伸直及屈曲两型，以后者多见。药物治疗，初期可服肢伤一方或新伤续断汤；中期可服肢伤二方或接骨丹；后期可服肢伤三方或健步虎潜丸。外敷药，早期可用双柏水蜜膏外敷。后期可用海桐皮汤煎水外洗。整复法采用扣挤法，疗效好。

六、髌骨骨折

董万鑫医案

（髌骨骨折难固定，月牙夹板建功勋）

黄某某，女，72岁。初诊日期：1978年5月15日。

［病史］不慎滑倒跪到地面摔伤右膝，当时即在丰盛医院就诊。

［检查］膝部肿胀、疼痛，不能走路，不能屈曲，有明显骨擦音，局部有积血，可摸到明显的凹陷骨折线。X线片所见：右髌骨下1/3处骨折，两断端显著分离移位。

［诊断］右髌骨下1/3处骨折。

［处理］首先疏散气血，然后采用上下归挤手法使骨折复位。

固定：外敷正骨散，用月牙夹板固定。每周复查1次，5周后拆除固定物开始舒筋活络，3个月患膝功能恢复正常。

（隋书义. 董万鑫骨科秘验. 北京出版社，1990.）

【诠解】治疗髌骨骨折时，首先要疏散或抽出膝内的积血，否则会妨碍后期膝关节功能的恢复。复位时对于移位较严重的折骨，不能要求一次就获得满意的效果，一次不成功时，可敷好外用药，将折骨做暂时固定，待局部消肿后再行整复，必要时可以做第3次整复，但时间不要拖得太久，最迟不应超过10天，应尽可能早些复位。用四点归挤法棉垫固定比传统的抱膝器更为牢固，且不易移动。每个小棉垫之间有空隙，这样对局部血运影响较小，因而消肿较快，骨折愈合也就快，后期膝关节功能恢复也好。固定时，前面最好使用两块半圆缺口的纸板，使用这种纸板较整块纸板更为灵活，中间的空洞范围可注意选择，只须将两块板的距离稍加变动即可。后期做膝关节功能练习时，要缓慢进行，逐渐加大活动范围，禁止使用暴力强屈，以防发生再次骨折。关于药物治疗，早期瘀肿非常明显，应重用疏散气血药以消肿胀，中期应接骨续筋，通利关节之品，后期服补肝肾，壮筋骨药，解除外固定后应用中药熏洗。髌骨骨折固定时间不宜过长，要尽早进行膝关节的舒筋按摩和主动功能锻炼。

陆银华医案

（活血消瘀退肿汤，膝盖骨骨折自己长）

钱某某，男，61岁。初诊日期：1964年12月3日。

［病史］行走不慎滑倒，右膝着地，膝盖撞着石块疼痛剧烈，不能站起，半小时后疼痛减轻，但步履疼痛颇甚，即来诊治。

［检查］瘀肿未焮，畸形明显，膝盖呈开口状。触诊：髌骨一分为二，两断端之间可放一食指，屈膝更甚。

［诊断］右髌骨骨折。

［处理］

1. 手法复位

徒手将分离断端揿兜平拢。

固定：趁瘀肿未燉即用扎带法固定。

2. 药物治疗

外敷四黄消肿药膏；内服活血消瘀退肿止痛之剂。

处方：归尾、赤芍、泽兰、桃仁、茜草、生姜各9g，川芎、土红花各3g，生地12g，乳香4.5g，没药6g，3剂。

功效：活血，消瘀，退肿，止痛。

主治：骨折早期，肿胀、疼痛、瘀血较重者。

用法：水煎服，日1剂，分2次服用。

二诊：12月8日。

瘀肿颇甚，疼痛尚轻，断骨距离缩小。

［处理］改用兜法：外敷四黄消肿药膏；内服原方3剂。

三诊～十诊：1964年12月12日～1965年1月10日。

［处理］各用四黄消肿药膏换药一次，并用兜法继续固定。

十一诊：1月15日。

自觉症状全消，断骨已接续。X线拍片复查：右侧髌骨陈旧性骨折，已有愈合现象，位置好。

［处理］解除兜法、夹板。外贴损伤膏药1帖；练屈膝功能活动；嘱下地步履。

（沈敦道，等．陆银华治伤经验．人民卫生出版社，1984．）

【诠解】髌骨又名连骸骨，俗称膝盖骨。《医宗金鉴·正骨心法要旨·膝盖骨》载："膝盖骨即连骸，亦名髌骨。形圆而扁，覆于腘骨行上下两骨之端。内面有筋联属。"髌骨呈倒三角形，底边在上而尖端在下，后面为一较厚的软骨面，常达7mm。股四头肌腱连接髌骨上缘，并跨过前面，移行为髌韧带，止于胫骨结节。髌骨、股四头肌腱及髌韧带组成伸膝装置。髌骨有保护膝关节、增强股四头肌力、伸直膝关节最后10°～15°的滑车作用。因此，除不可整复的粉碎骨折外，应尽最大努力保留髌骨，绝不可轻易采用髌骨切除术。髌骨骨折多见于成年人和老年人，儿童极少见。

七、胫骨髁骨折

林如高医案

（平台压缩关节松，半年以后再负重）

毛某，女，40岁，福州市搬运社工人。初诊日期：1979年9月11日。

[病史]患者于2天前在汽车上搬运货物时不慎跌下，以右足先踩地，当时感右侧膝部外侧明显肿胀、畸形、疼痛，不能站立，曾就诊本市某医院，摄X线片诊为：右胫骨外髁骨折，给复位和石膏托固定，但肿痛未见减轻。

[检查]面色苍白，痛苦表情，舌暗，苔薄白，脉弦滑。右膝稍呈外展畸形。膝部明显肿胀，尤以膝外侧为甚，皮下有小片青紫瘀血斑。右膝外侧部压痛明显，有骨擦音。右膝活动障碍，被动活动时局部痛剧。右膝浮髌试验（＋），膝关节侧向试验（－）。X线片：右胫骨外髁骨折，外髁骨折块向下方移位。

[诊断]右胫骨外髁骨折。

[处理]

1. 手法治疗

（1）复位：在严格无菌消毒下抽吸关节内积血，约40ml，继而手法复位，两助手上下拔伸后，医者双手四指环抱住膝内侧，使其内翻，以加大外侧关节间隙，同时以双手拇指用力向内上方推挤外髁骨折块，并轻轻屈伸膝部数次，即达复位。复位后拍片复查：骨折对位好。

（2）固定：在骨折处置压骨垫，以夹板固定右膝部于内翻位，外敷消炎膏，内服消炎退肿汤，练踝屈伸和股四头肌收缩活动。

2. 药物治疗及练功

2周后：局部肿痛好转，以接骨散外敷，内服跌打养营汤，继续按上法练功。

4周后：局部无肿，仅有轻压痛，患肢可上抬，解除外固定，以舒筋活血洗剂熏洗患膝部，并练膝部屈伸。

6周后：关节活动接近正常，嘱下地扶双拐行走。

7周后：患者弃拐能自行走路。

（张文康. 中国百年百名中医临床家丛书. 中国中医药出版社，2003.）

【诠解】胫骨髁骨折多发生于青壮年。多为间接外力引起，如由高处坠下一侧足先着地，则身躯多向着地侧倾斜而致膝关节强力外翻，则身体重力沿股骨外侧向下传递，胫骨外髁受股骨外髁的冲击挤压发生骨折。膝关节处于伸直位下肢负重状态时，其外侧遭受暴力打击或碰撞使膝关节强力外翻时，也可引起胫骨外髁骨折，且其平台后部常压缩较重。

依骨折部位可分为内髁、外髁及双髁骨折，其中以外髁骨折较为常见。胫骨髁骨折整复手法：外髁骨折，整复时患者仰卧，抽尽积血，一助手握住大腿，另一助手握踝上部拔伸牵引。医者两手四指抱住膝内侧，使膝内翻，加大外侧关节间隙，同时以两手拇指用力向内上方推按移位之外髁骨块。触摸移位已纠正后，即用两手相扣胫骨髁部，用力对挤，并令助手轻轻屈伸患膝数次，使骨折块趋于稳定。若为内髁骨折，用相反方向的手法整复。双髁骨折者，两助手在中立位强力相对拔伸牵引，继而医者以两手掌根部分别置于胫骨髁内外侧相对扣挤而复位。

一旦完成复位固定，即应进行股四头肌功能锻炼及踝趾关节，屈伸锻炼，经8周左右，骨折已临床愈合，可拆除夹板，做膝关节主动功能锻炼，膝关节活动范围由小到大，循序渐进。但负重下地活动，最少在伤后半年内进行。练功期间，夜间须再包后托夹板，防止膝外翻畸形。

董万鑫医案

（胫骨上端骨质松，早期负重行不通）

邢某某，女，36岁，清华大学校办工厂技术员。初诊日期：1973年10月。

［病史］患者于1973年10月被汽车撞伤左腿，摔倒后膝部及小腿部疼痛，不能站立而到附近医院就诊，2周后来院治疗。

［检查］膝关节肿胀，内侧较明显，伸屈受限，内侧压痛明显，可扪及骨擦音。膝内翻活动范围加大。当即拍X线片确诊为：左胫骨内髁骨折。

［诊断］左胫骨内髁骨折。

［处理］

（1）复位：先在局部疏散气血，一名助手固定股骨下端，嘱病人伸直膝关节，并将小腿置于小凳上，医者一手由腓侧向里推，手按住内髁的边缘（即股胫关节缝处）向下推，促使骨折块向下移动，并用一手于胫骨内髁处向腓骨侧挤压骨折块复位，和健侧腿相比较后长度一致，即实行固定。

（2）固定：在骨折局部和膝关节腓侧各压一棉垫，然后用胫腓侧纸夹板固定。每周复查 1 次，共固定 6 周，解除固定物后练习膝关节伸屈功能，2 周后增加伤肢负重练习，至 2 个半月时功能恢复正常。

（隋书义．董万鑫骨科秘验．北京出版社，1990.）

【诠解】胫骨髁泛指胫骨内、外侧髁，其边缘上覆有半月软骨，髁间嵴，为非关节部位，有前后十字韧带附着，两侧有内、外侧副韧带。因两髁的关节面比较平坦，且其形呈倒锥状，故称平台。胫骨髁骨折，又名胫骨平台骨折。胫骨上端骨质疏松，一旦发生挤压塌陷，则骨折不易整复，因而影响关节面的完整，成为关节功能失调和创伤性关节炎的诱因。该类骨折多由高处跌伤所致。此患者系汽车撞伤左腿。经复位固定后，再加上药物三期治疗，恢复较好。

八、胫腓骨干骨折

林如高医案

（小腿骨折路难行，治疗好后不留痕）

马某，男，21 岁，长乐县农民。初诊日期：1978 年 7 月 28 日。

［病史］患者于 3 天前因拉板车不慎自 6m 多高山坡上跌落，当时右小腿肿痛，畸形，不能站立。即由他人送当地医院，拍片诊为：右胫腓骨中段横形骨折。给予手法复位，石膏固定，因肿痛未减，转院治疗。

［检查］患者痛苦面容，烦躁不安，面色苍白，脉细涩，右小腿中下部明显肿胀，并向内侧成角畸形，局部皮肤潮红，灼热，压痛甚，有骨擦音，右下肢活动受限。X 线片：右胫腓骨中段横形骨折。

［诊断］右胫腓骨中段横形骨折。

［处理］复位：入院后即给予手法复位，由两个助手拔伸后，医者以捏分手法分骨，继而以提托、按压手法矫正侧移位。用分骨垫一个置骨折部骨间隙，按移位方向放置 2 个压骨垫，用小腿夹板固定，最后将患肢置于短直角托板上。整复后内服消炎退肿汤，外敷消炎膏，练踝背伸及股四头肌收缩活动。1 周后，小腿肿痛减轻，改敷活血散。2 周后，局部肿痛明显消退，给内服跌打养营汤，外敷接骨散。4 周后（8 月 26 日）患者局部无压痛，服续骨丸，练床上抬腿，蹬空踢球动作，以活动下肢各关节。5 周后患者下地练扶椅行走。9 月 10 日去除夹板外固定，以舒筋活血洗剂熏洗踝关节，9 月 20 日患者行走接近正常出院。

（林子顺．中国百年百名中医临床家丛书·林如高．中国中医药出版社，

2003.）

【诠解】胫腓骨干骨折在长管状骨折中最常见，成人以胫腓骨干双骨折多见，儿童的骨折以胫骨干骨折最多，胫腓骨干骨折次之，腓骨干骨折少见。儿童多于成人。直接暴力或间接暴力均可造成胫腓骨干骨折。如高处坠下，足部先着地，小腿旋转或受重物直接打击，挤压等引起。可分成上 1/3 骨折，中 1/3 骨折，下 1/3 骨折。

本案属于中段骨折，且为横形骨折。林氏整复胫腓骨横形骨折手法：患者平卧，膝微屈，一助手站在患肢外侧，双手环握小腿上部，另一助手握住踝部，用力拔伸牵引，矫正重叠畸形。然后医者采用分骨挤压或捏按推挤手法将骨折复位。一般骨折近端多向前内侧移位，医者两手拇指按压骨折近端前内面，余指环握骨折远端后外面向前内提托，即可复位。药物治疗，早期活血化瘀、消肿止痛，可用肢伤一方或新伤续断汤。中期宜接骨续损，内服肢伤二方或接骨丹。后期宜补益肝肾、强壮筋骨，用肢伤三方或健步虎潜丸，配合海桐皮汤煎水外洗。整复固定后，即可做踝足部关节屈伸活动及股四头肌舒缩活动。

石幼山医案

（小腿骨折不愈合率高，匀贴夹板固定牢）

郭某，男，63 岁。初诊日期：1964 年 4 月 13 日。

[病史] 昨日跌伤左小腿中下段。

[检查] 骨骼折碎移位，瘀凝肿痛引及踝背，不能动弹履地。

[诊断] 左胫腓骨骨折。

[处理] 复位、固定。治以拔伸捺正，夹缚固定。

方拟化瘀消肿，续骨息痛。

处方：青防风 5g，炒荆芥 6g，焦栀子 9g，川独活 5g，苏木屑 6g，小生地黄 12g，西赤芍 6g，泽兰叶 9g，留行籽 9g，煅自然铜 12g，单桃仁 6g，落得打 9g。

功效：化瘀，消肿，续骨，息痛。

主治：四肢骨折。

制用法：水煎服，日 1 剂，分 2 次服用。

二诊：左小腿中下段折碎，瘀凝肿痛略减，不能履地。再拟化瘀消肿，续骨息痛。

处方：当归尾 6g，炙土鳖 6g，川牛膝 6g，炒荆芥 6g，苏木屑 6g，小生地黄 12g，西赤芍 9g，泽兰叶 9g，留行籽 9g，单桃仁 9g，煅自然铜 12g，嫩桑枝 12g。

功效：化瘀，消肿，续骨，息痛。

主治：四肢骨折。

制用法：水煎服，日 1 剂，分 2 次服用。

三诊：左小腿中下段折碎，瘀阻肿痛仍剧，不能动弹，胃纳不馨过剧，恐难复正常。

处方：当归尾 9g，川牛膝 6g，忍冬藤 12g，炒荆芥 6g，焦栀子 9g，小生地黄 12g，西赤芍 9g，泽兰叶 9g，留行籽 9g，单桃仁 6g，煅自然铜 12g，炒车前子 9g（包），炒建曲 12g。

功效：活血，化瘀，养胃，宁神。

主治：四肢骨折。

制用法：水煎服，日 1 剂，分 2 次服用。

四诊：左小腿中下段折碎，已较平整，瘀凝肿痛亦减，不能动弹，再以活血舒筋续骨。

处方：青防风 5g，川牛膝 6g，大丹参 9g，制南星 5g，苏木屑 6g，小生地黄 12g，西赤芍 9g，泽兰叶 9g，留行籽 9g，骨碎补 9g，煅自然铜 12g，单桃仁 6g，上血竭 3g。

功效：活血，舒筋，续骨。

主治：四肢骨折。

制用法：水煎服，日 1 剂，分 2 次服用。

五诊：左小腿胫腓骨折碎，已渐凝固，气血呆滞，肿胀疼痛，酸楚牵制。再以活血舒筋，退肿续骨。

处方：全当归 6g，大丹参 9g，制南星 5g，川续断 9g，制狗脊 12g，西赤芍 9g，木防己 9g，青陈皮（各）5g，茯苓皮 9g，川椒目 3g，五加皮 9g，新红花 2g，嫩桑枝 12g。

功效：活血，舒筋，退肿，续骨。

主治：四肢骨折。

制用法：水煎服，日 1 剂，分 2 次服。

（《申江医萃》）

【诠解】胫腓骨干骨折约占全身骨折的 6.78%，为四肢骨折好发部位之一。

由于小腿解剖，病理生理复杂，所以开放性骨折发生率高，合并伤多，严重损伤治疗困难。胫腓骨干骨折后往往伤及附近的韧带、肌肉与肌腱，经脉受损，气滞凝滞，瘀血内停，阻塞经络，不通则痛，故伤后患肢疼痛；局部经络损伤，营血离经，溢于脉外，而出现肿胀；患肢骨折后失去杠杆和支柱作用，疼痛剧烈，组织破坏，则活动功能丧失。因损伤后筋肉牵拉，或筋肉痉挛则可有肢体缩短、成角及足外旋畸形；或出现异常活动。触摸骨折处，骨折断端互相碰撞或摩擦，则有骨擦音。损伤严重者，在小腿前、外、后侧间隔区单独或同时出现极度肿胀，扪及硬突，肌肉紧张而无力，有压痛和被动牵拉痛，胫后或腓总神经分布的皮肤感觉丧失，属骨筋膜室综合征的表现。

胫腓骨干骨折是临床最常见的骨折。在石氏留有资料中，1964 年 3、4、5 三个月治疗胫腓骨干骨折有 55 例之多，石氏治疗这一骨折用手法拔伸捻正，敷药棉垫包裹后四块夹板（一夹板或二夹板）固定，绷带包扎，并覆以软纸板加强固定。骨折治疗的早期隔 2、3 日复诊 1 次，换敷药时如发现有残余移位可及时纠正。同时内服中药。结果复位是满意的。

胡黎生医案

（特殊夹板来固定，百名患者均成功）

范某某，女，15 岁。

[病史] 摔伤后左小腿肿痛，功能障碍 3 天来诊。

[检查] 解除石膏托，见左小腿中下段显著肿胀，足旋后 20°，有反常活动。X 线片示：左胫骨中段，腓骨下段螺旋骨折，远折端旋后。

[诊断] 左胫腓骨螺旋型骨折。

[处理]

1. 手法治疗

（1）复位：患者仰卧，膝关节屈曲 130° ~150°，两助手对抗牵引 3~5 分钟，术者立于伤侧，右手握持胫骨近端，左手握其远端，令近位助手固定膝关节，远位助手徐徐旋前至足中立位。复位成功。

（2）固定：取胶合板 2 块，半寸宽弹性竹片 2 块，一寸宽竹片 1 块，以棉花、纱布按小腿形状塑形。先置内、外侧夹板，绷带缠绕超踝固定，继置前、后竹片超踝包绕整个小腿，用一条胶布通过跟骨加固内外侧夹板，再用 4 条寸带固定。术后摄 X 线片，旋转畸形转正，对位对线佳。

2. 药物治疗及练功

按骨折三期辨证施治。开放性骨折早期在活血化瘀方药中加用清热凉血，祛风解毒之品，如牡丹皮、金银花、连翘、浦公英、地丁、防风等。早期局部肿甚，宜酌加利水消肿之药，如木通、薏苡仁等。胫骨中下 1/3 骨折局部血供较差，容易发生骨折迟缓愈合或不愈合，故后期重补气血，养肝肾，壮筋骨。陈旧性骨折施行手法折骨或切开复位，植骨术后，亦应及早使用补法。

治疗 30 天复查：骨折线模糊，临床治愈，解除固定物，外用熏洗药，进行功能锻炼。第 51 天复查：断端骨痂丰富，症状消退，踝关节正常。

（《名老中医经验全编》）

【诠解】胫腓骨骨折是下肢常见的骨折，多发于青壮年和 10 岁以下儿童。其中以胫腓骨双骨折多见，其次为胫骨干骨折，单纯的腓骨骨折较少见。胫腓骨骨折直接外力损伤者居多，其次为间接外力损伤，间或有长途跋涉而引起者。胫腓骨双骨折，因失去相互支撑，多移位明显，且复位固定后，容易再错位；斜形、螺旋形骨折，复位固定后，受肌肉收缩影响，也容易再错位，处理上要慎重。

（1）胫腓骨螺旋骨折整复要点：术者双手分别握持胫骨上、下折端的同时，助手反移位方向旋转，手法必须稳、准、轻、柔。持续对抗牵引则为整复良好的前提条件。

（2）螺旋骨折的固定：胡氏按小腿外形生理曲线临时塑制的小腿夹板，加之绷带平均加压，着力稳妥，超踝关节固定，保持伤足中立位置等均能增加骨折稳定性，几年来收诊此型骨折者百余例，均获较好疗效。

（3）对于小腿横断、重叠、粉碎等型骨折，应酌情选用适当手法，只要术前设计合理，人力组织得当，均可免于手术。

（4）小腿骨折整复固定后，护理极为重要，保持屈膝、小腿外展中立位、小腿后方垫以软枕，都是必要的方法。按骨折移位方向，悬空或垫高足跟（警惕压疮）。

（5）骨折局部软组织过度损伤，局部压力增高，易致胫前肌综合征等。

林如阔医案

医案 1（开放骨折烧不退，粉碎感染能应对）

陈某某，男，32 岁，民警。初诊日期：1965 年 4 月 2 日。

[病史] 3月18日，因消防车翻车而摔伤，当时右小腿疼痛剧烈，皮肉破损出血，足背、足趾麻木，右下肢不能活动。急送医院检查，诊断为右胫骨开放性粉碎性骨折合并腓骨干斜形骨折。予以手法复位，石膏托固定，牵引患肢，伤口外敷换药。伤后第4天，由伤口取出碎骨1块，伤后第10天透视，见有骨折端对位不良出现伤口感染，连日来伤口疼痛剧烈，于4月2日前来我处就诊。

[检查] 患者面色苍白，精神差，心烦，脉浮数有力。右小腿至足背部明显肿胀、灼热，疼痛剧烈。患肢短缩约0.5cm，两骨折处骨角凸突成角畸形，有假关节形成，可闻及骨擦音。胫骨断端露于皮肤之外，伤口（约6cm×2cm）红肿，血水脓液淋漓，溃烂，患肢功能活动丧失。

[诊断] 右胫骨中段开放性粉碎性骨折合并腓骨中段斜形骨折。

[处理]

1. 手法治疗

（1）复位：本例患者骨折施用正骨手法的牵法、摇转、按压等组合复位。患者仰卧位，一助手站在患肢外侧，两手环握患肢小腿上部，进行持续牵引法。医者一手握住小腿下部进行牵法、摇转，同时另一手置于骨折断端，以大拇指、食指进行按压，矫正凸突成角畸形，两手须配合将骨折两端平复对正。先整复腓骨，后整复胫骨，以达到骨折复位。

（2）软组织修复：在骨折达到临床愈合后，便拆除固定，开始施用正骨手法理筋（揉捏、揉拿、牵拉、牵摇），隔日施行1次，直至恢复为止。

（3）夹缚固定：取4块小夹板，配上纸压垫和3条小号布带，分上、中、下三部捆扎夹板。捆扎完后，患者取仰卧位，患肢膝部微屈位，大腿外展，小腿内收，并放置托板1块于小腿下（上迄股骨髁部下至踝部），然后在小腿至踝部两旁的内侧放置砖块，外侧放置沙袋，以维持肢位。10周后除去固定。

2. 药物治疗

第1~2周：伤口外敷消炎生肌膏（方见股骨下段骨折），小腿外敷消毒散（组方如下），内服化瘀镇痛汤（方见肱骨干骨折）。

消毒散组方：

处方：菊花叶94g，芙蓉叶63g，天花粉63g，青黛31g，绿豆63g。

功效：清热化瘀，祛脓止痛，活血消肿。

主治：伤筋脱位及骨折初期伤处肿胀后，发热瘀结，皮肤灼热胀痛。

制用法：以上各味药共研细末，单用开水或开水蜂蜜各半，调拌成糊状，贴敷患处，每日贴敷1次。单用开水每次贴5小时。开水蜂蜜各半，每次贴8

小时。

第3~5周：伤口外敷生肌过皮膏（方见股骨下段骨折），小腿外敷消肿散（方见锁骨骨折），内服生血补髓汤（方见锁骨骨折）。

第6~9周：局部外敷续筋散（方见锁骨骨折），继续内服生血补髓汤。

第9周后：外用化瘀舒筋洗剂（方见锁骨骨折）与续筋通络洗剂（方见肱骨大结节骨折）交替应用，内服补肾壮筋汤（方见锁骨骨折），至治疗恢复为止。

3. 练功治疗

复位1周后：做趾关节屈伸活动。

3周后：做屈伸踝关节，屈伸膝关节。

5周后：除继续做3周后所做的练功外，加做屈伸髋、膝关节，仰卧抬腿。

8周后：做足踩滚木，扶椅练走。

9周后：做扶椅练走，拄棍练走，下蹲起立，至功能恢复为止。

（《林如阔正骨经略》）

【诠解】患者骨折后先在他院做过手法整复，但未能得到满意复位，伤口及局部也未得到很好地处理。乃于伤后10天来诊，检查时见胫、腓骨骨折对位不好，开放骨折伤口已有红肿感染，此伤骨为粉碎性兼（开放）骨折，由于骨折处与外界相通，从而使其病理变化更加复杂。因为污染的伤口，影响和破坏了骨折正常修复。加之已由骨折伤口取出游离骨片，使得骨折端缺损，治疗更为困难。就以早期对骨折复位与固定治疗来说，由于骨折局部血肿过甚，伤口血水淋漓，溃烂，加上骨折游离骨片，因此复位及固定很不容易，但复位、固定及其骨折伤口治疗，又是治疗成败的关键，所以势在必行。

医者首先进行了骨折再复位，复位后即施行固定，并注意治疗骨折伤口，消除感染，促使伤口与骨折良好愈合。在胫腓骨骨折达临床愈合时，须以手法对小腿部及上、下关节软组织损伤作修复治疗。此外，在治疗过程中还应始终结合药物及练功等疗法。当骨折治疗直至肢体功能恢复阶段，要求患者加强鱼肉食补，做为一种辅助疗法，以增进骨质生长，有利于加速骨折愈合及其筋肉力量的生长。

在手法复位时，先须用生肌粉撒于伤口，并用敷料覆盖，有止血并防感染的功效，然后才开始复位。复位中，要尽力保护伤口，减轻再度出血和磨擦刺激。

当骨折达到复位与固定治疗的要求后，要特别注意对骨折伤口和局部血肿，进行积极治疗及抗感染，以防日后影响骨质骨痂生长或并发创伤性骨髓炎。因此，开放骨折的治疗，首先必须建立在如何防止及治疗骨折伤口感染这一基础上。

患者前来就诊1周后，伤口局部肿胀、灼热渐退，疼痛也已明显减轻，伤口脓液、血水减少，夜能安睡。2周后，伤口脓液稀少，红肿已退，开始生肌长骨，皮肤灼热消退，疼痛感继续减轻，骨断端趋于稳定。4周后，伤口局部肿胀、疼痛已大部消退，伤口症状显著恢复，患肢能做踝关节屈伸活动。6周后，骨折端日趋稳定，伤口近于愈合，轻抬小腿时骨折部无疼痛现象。8周后，伤口已达愈合，患肢能着地。10周后，腓骨骨折达临床愈合，胫骨骨折已近于愈合，患肢已能下地站立及扶拐挂棍行走，肌力活动均见明显恢复。12周后，胫骨骨折达临床愈合，能弃拐行走，但未能达到随意行走。13周后，肢体活动正常，骨折部已无不适现象，治疗痊愈停诊。

医案2（胫骨骨折踝关节伤，六十天治好回学堂）

李某某，男，11岁，学生。初诊日期：1978年11月12日。

［病史］患儿下课后向室外奔跑时，右下肢踝关节内翻跌倒，小腿部搁在方凳上，被他人踩之致伤。当时小腿至踝部疼痛，肿胀，不能活动，被送往医院。经X线诊断为：右胫骨中、下段螺旋形骨折并有错位。给予手法复位，用杉木皮固定。8天后，骨折处与踝部仍有肿胀，疼痛未减，小便短赤，夜卧不宁。乃前来我处就诊。

［检查］患者面部潮红，表情痛苦，脉数无力。右小腿及踝部功能障碍，肿胀明显，皮肤灼热及发疹作痒。胫骨中、下段有骨擦音和假关节活动感，骨折断端侧方并略现旋转畸形，压痛明显。右踝部伸屈活动障碍，外踝至下方跗骨筋肉有明显挤压痛。

［诊断］右胫骨中、下段螺旋形骨折合并踝关节挫伤。

［处理］

1. 手法治疗

（1）复位：本例患者骨折施用正骨手法的牵法、摇转、按压等组合复位。

①患者仰卧位，一助手站患者伤肢外侧，两手环握小腿上部，进行持续牵法，开始先与医者两手分别握住患肢两处进行相对牵法。

②然后，医者用一手握住小腿下部，进行牵法、摇转，另一手则扶托骨折断端进行按压，对骨折断端的侧方畸形并略有旋转移位予以平复合拢，理正复位。

（2）软组织修复：踝部在骨折复位 2 周后，开始用正骨手法理筋（揉捏、牵摇、牵拉等法），隔日 1 次。6 周后，每日 1 次，直至恢复。小腿部在骨折达到临床愈合后（复位 7 周后）进行理筋（揉捏、揉拿等法），隔日 1 次，直至恢复。

（3）夹缚固定：取 4 块小夹板，配上纸压垫，用 3 条小号布带，分上、中、下 3 部捆扎夹板。捆扎完后，患者取仰卧位，患肢置于伸膝位，膝腘部下垫沙袋，小腿下垫托板 1 块（上迄股骨髁部下至足跟部），然后在小腿至踝部两旁的内侧放置砖块，外侧放置沙袋，用以维持肢位。7 周后去除一切固定。从固定第 5 周开始，可以变换伸膝位及活动患肢，但须继续保持小夹板固定。

2. 药物治疗

第 1 周：外涂消炎理湿散（方见锁骨骨折），外敷消肿散（方见锁骨骨折），内服退肿活血汤（方见锁骨骨折）。

第 2~3 周：外敷消肿散、外擦折骨水（方见肱骨外科颈骨折），内服养阴清火汤（方见肱骨髁上骨折）。

第 4~7 周：外擦折骨水，外敷续筋散（方见锁骨骨折）。

第 7 周后：外擦伤筋药水（方见锁骨骨折），化瘀舒筋洗剂（方见锁骨骨折）与续筋通络洗剂（方见肱骨大结节骨折）交替选用，至损伤恢复为止。

3. 练功治疗

第 1~2 周：做趾关节屈伸活动。

第 3~4 周：做屈伸踝关节。

第 5 周：除继续做第 3~4 周的动作外，加做屈伸膝关节。

第 6 周：除继续做第 5 周的动作外，加做仰卧抬腿。

第 7 周：做仰卧抬腿，足踩滚木，扶椅练走。

第 7 周后：做足踩滚木，下蹲起立，扶栏练走，直至功能恢复。

（《林如阔正骨经略》）

【诠解】医者首先通过正骨手法给患者进行骨折复位，并注重结合对踝关节挫伤整筋。复位后在施行骨折固定的前提下，结合药物及练功等加以施治。对踝关节挫伤方面也要和骨折并重治疗，在不影响骨折对位愈合的情况下，给予相应手法治疗。

患者骨折后曾作过数次整复，但均未能得到满意复位。初诊时见胫骨中、下骨折仍处在侧方移位并略现旋转畸形征象。骨折复位如何，直接关系到病程及其预后，故要尽可能使骨折端良好复位，施以有效的固定方法，并加强护理，以保持骨折端相对稳定，使之得到无畸形愈合。

此型骨折复位后常不稳定，须定期复查骨位与固定情况。如固定不得当或骨折端有移位，要及时纠正。本例在复位后2周内，每日复查1次。复位2周后，隔日复查1次，5周后，隔2日复查1次，直至骨折达到临床愈合。

骨位检查时，一般须松开中、下部扎带，然后移动前侧和内侧夹板与纸压垫，如移位较大，呈明显侧方移位或旋转畸形时，须重行复位。如移位很小，未呈明显畸形，可通过纸压垫与夹板进行矫正。此外，固定情况可检查带子的松紧度，夹板及纸压垫的位置是否适当。

对此型程度骨折患者，年老或素有内脏疾病以及体质虚弱等因素，都有可能使骨折延迟愈合。该骨折复位很顺利，复位后未再出现移位，始终做到固定周密、稳定。骨折与踝挫伤兼治得当。治疗1周后，小便正常，神志安宁，局部肿胀、疼痛均见明显好转，皮肤灼热、发疹作痒已完全消退，骨折端未见明显移位。2周后，精神饮食有改善，局部肿胀、疼痛已大部消退，骨折端日趋稳定，踝关节功能活动均见改善。3周后，患肢活动力量开始逐渐增长，骨折处亦无痛感，局部肿胀不明显，踝关节功能活动范围持续恢复。5周后，踝关节活动显著恢复，患腿已能抬放及着地活动。6周后，患肢已能下地站立，能扶椅行走活动，外踝至下方跗骨筋肉挤压痛感消失。7周后，骨折已达临床愈合，已能弃拐行走，但未能随意行走，踝关节伸屈、旋转活动近于正常。9周后，患肢活动功能已满意恢复，骨折处已无不适现象，行走及其他活动正常，治疗痊愈，但第10周内仍需继续作巩固恢复治疗。10周后停诊。

医案3（小腿骨折陈旧伤，中医治疗有主张）

张某某，男，47岁，厨师。初诊日期：1966年2月28日。

［病史］1月12日右腿被自行车冲撞致伤，当即不能站立，疼痛剧烈。经医院诊断为右胫腓骨干螺旋形骨折，予以石膏固定。半月后又转院治疗，拆除石膏，重新予以手法整复，并用小夹板固定及中药治疗，效果不佳，于伤后1个半月来就诊。

［检查］患者全身不适，肢体灼热，面色赤红，心烦不宁，小便短赤，脉细数有力。右下肢小腿部至趾节肿胀，灼热，不能着地，负重时疼痛难忍，膝、踝关节伸屈障碍。胫腓骨中段压痛明显，有旋转、成角畸形，呈假关节活动，小腿明显向内偏转。

［诊断］陈旧性右胫腓骨中段螺旋形骨折。

［处理］

1. 手法治疗

（1）复位：对本例患者骨折的矫正，采用了正骨手法的牵拉、摇转及按压等组合复位。

①患者取仰卧位，一助手站于患肢外侧，两手环握膝部，进行持续牵拉。医者一手扶托骨折端，同时另一手握住小腿下部，进行牵拉、摇转。

②医者用扶托骨折端之手的大拇指、食指对骨折端进行按压，并结合另一手握住小腿下部，进行牵法摇转，使突者复平，矫正旋转，成角畸形，以达整复。

（2）软组织修复：待骨折达到临床愈合时（复位8周后），开始施用正骨手法的理筋（揉捏、揉拿、牵拉），隔日施行1次，至恢复为止。

（3）夹缚固定：取4块小夹板，配上纸压垫，用3条小号布带，分上、中、下三部捆扎夹板。捆扎完毕后，患者取仰卧位，患肢置于伸膝位，膝腘部下垫沙袋，小腿下垫托板1块（上迄股骨髁部下至足跟部），然后在小腿至踝部的两旁的内侧放置砖块，外侧放置沙袋，用以维持股位。从固定第7周之后可以开始变换肢体位置及活动。固定11周后去除一切固定。对小夹板固定仍须继续保持到11周为止。

2. 药物治疗

第1~2周：外敷消肿散（方见锁骨骨折）及清凉膏（方见肱骨外科颈骨折），内服养阴清火汤（方见肱骨髁上骨折）。

第3~4周：外敷消肿散，外擦折骨水（方见肱骨外科颈骨折），内服活血退肿汤（方见锁骨骨折）。

第5~7周：外敷续筋散（方见锁骨骨折），内服跌打续筋丸（方见肱骨外科颈骨折）和养阴清火汤。

第7周后：外擦折骨水，交替选用化瘀舒筋洗剂（方见锁骨骨折）和续筋通络洗剂（方见肱骨大结节骨折），内服益气补血汤（方见肱骨干骨折）和壮骨续筋酒（方见肱骨大结节骨折），至损伤恢复为止。

3. 练功治疗

第1周：做趾关节伸屈活动。

第2~4周：做趾关节伸屈、屈伸踝关节活动。

第5周：做屈伸踝关节、屈伸膝关节活动。

第6~7周：除继续做第5周的动作外，加做仰卧抬腿。

第8~9周：做仰卧抬腿，足踩滚木。

第9周后：除继续做第8、9周所作的动作外，加做下蹲起立，扶椅练走，扶栏练走，直至功能恢复为止。

（《林如阔正骨经略》）

【诠解】胫腓骨双骨折在临床上很常见，尤其是儿童或青壮年为多。因中、下1/3交界处骨骼细弱，故常发生于中、下1/3处骨折，其中以胫骨干单骨折多见，腓骨干单骨折较少见。由于胫骨前内侧皮下组织很薄，骨折断端易刺破皮肤，造成开放性骨折。

本例属典型的陈旧性胫腓骨骨折伴延迟愈合。患者已在他处治疗40余天，由于前期治疗不当，加上其他内在因素致使骨折长久未能愈合，肢体功能恢复不好。在胫腓骨中段骨折后，一般由于断端的血运培补不足，因此生长力差。加上骨折对位不良，固定不好，使骨折断端间的异常活动不能被固定所限制。该患者素有阴虚、肝肾虚损病症，因而使骨折的正常修复过程受到影响，造成骨折延迟愈合的并发症。

在治疗骨折时，必须考虑整体与局部关系，全面进行治疗。本例的治疗，先通过手法复位，使骨折达到良好的对位，在复位后固定的前提下，结合药物及练功等进行治疗。治疗时既要对骨折局部进行治疗，又要注重结合调理全身状况（即通过内治法，调理阴虚、培补肝肾虚损），使骨折延迟愈合得到迅速改善。同时要把加强鱼肉食补做为一种辅助疗法，这样可以促进骨质生长，有利于加速骨折愈合及其筋肉力量的生长。当骨折达到临床愈合时，须以手法对小腿部及上、下2关节的软组织损伤作修复治疗。本例陈旧性骨折整复的手法，与新鲜性骨折基本相同，但复位后要加强护理。当骨折恢复进入中期后，要加强练功活动，帮助肢体功能恢复。

临床上对骨折延迟愈合后再复位，在可能情况下尽量做到解剖对位最好。条件不足时，也不必强求骨折解剖对位，但务必做到功能对位。

该类型骨折在复位后常不稳定，加上延迟愈合后对骨折再行复位，稳定性就更差，因此须定期复查固定与骨位情况。发现固定不当或骨折端有移位，要及时纠正。本例患者骨折复位后2周内每日复查1次，2周后隔日复查1次，直至骨折达到临床愈合。骨位检查时，一般须松开中上部扎带，然后移动内外两侧夹板及纸压垫。如移位较大，呈明显成角或旋转等畸形，须重行手法整复；如移位不大，可通过纸压垫与小夹板进行矫正；固定情况，可检查带子的松紧度、夹板及纸压垫的位置是否适当。

患者经治疗 1 周后，全身不适症状和局部肿胀、灼热及疼痛均减轻。3 周后，全身症状已基本消除，小便正常，能安睡。局部肿胀、灼热及疼痛明显改善，患肢能做屈伸踝关节动作，骨折端趋于稳定，开始愈合。7 周后，患肢能负重着地，能做屈伸膝关节活动和抬腿，骨折部已不觉疼痛。8 周后，患肢能扶椅行走，肌力明显增加。10 周后，骨折达临床愈合，已能弃拐行走，但未能如意行走，膝、踝二关节功能有显著恢复。12 周后，患肢功能已恢复，骨折部已无不适，肢体活动恢复正常，治疗痊愈停诊。

医案 4（胫腓骨双折陈旧伤，七十天治好腿等长）

郑某某，女，55 岁，工人。初诊日期：1968 年 5 月 4 日。

［病史］右小腿压伤，经医院诊断为右胫腓骨中段斜形骨折、胫骨上段裂缝骨折，手法复位后予以石膏固定。经 1 个月治疗，下肢骨折部疼痛不减。足背仍肿胀，小便短赤，心热烦躁，夜睡不宁。X 线摄片复查见骨痂生长不良，胫腓骨斜形骨折端有部分成角畸形，随及前来就诊。

［检查］肢体灼热，面色赤红，心神不宁，脉数浮大。拆除石膏，见患肢小腿和足部及趾节明显肿胀、灼热，皮肤有红色细小的斑疹。患肢较健侧缩短约 0.5cm，小腿功能及踝、膝关节伸屈障碍，抬动患肢时骨折部疼痛明显，胫骨上段和胫腓骨中段压痛明显，中段呈成角畸形，并有假关节活动。

［诊断］陈旧性右胫腓骨中段斜形骨折合并胫骨上段裂缝骨折。

［处理］

1. 手法治疗

（1）复位：治疗本例患者骨折施用正骨手法的牵拉、摇转、按压等组合复位。

①患者取仰卧位，一助手站患者伤肢外侧，双手环握小腿上部，进行持续牵拉。

②医者一手握住小腿下部进行牵拉，而后进行摇转，另一手扶托骨折端进行按压，将骨折断端成角移位复平合拢。

（2）软组织修复：小腿部和膝、踝关节等处软组织损伤的治疗，在骨折达到临床愈合时开始施行，可采用手法理筋（揉捏、揉拿、牵拉、牵摇等法），隔日 1 次，至损伤恢复为止。

（3）夹缚固定：取 4 块小夹板，配上纸压垫，用 3 条小号布带，分上、中、下 3 部捆扎夹板。捆扎完后，患者取仰卧位，患肢置于伸膝位，膝腘部下垫沙袋，小腿下垫托板 1 块（上迄股骨髁部下至足跟部），然后沿小腿至踝部的外侧放置沙袋，内侧放置砖块，用以维持肢位。9 周后去除一切固定。但从固定第 5 周之后便可开始变换肢体位置及活动患肢，小夹板固定须保持到 9 周为止。

2. 药物治疗

第 1 周：外敷清凉膏（方见肱骨外科颈骨折）、消肿散（方见锁骨骨折），内服退肿活血汤（方见锁骨骨折）。

第 2~3 周：外涂消炎理湿散（方见锁骨骨折），外敷消肿散，内服养阴清火汤（方见肱骨髁上骨折）。

第 4~6 周：外敷续筋散（方见锁骨骨折），外擦折骨水（方见肱骨外科颈骨折），内服跌打续筋丸（方见肱骨外科颈）。

第 6 周后：外擦折骨水，化瘀舒筋洗剂（方见锁骨骨折）与续筋通络洗剂（方见肱骨大结节骨折）二者交替选用。内服补肾壮筋汤（方见锁骨骨折），至损伤恢复为止。

3. 练功治疗

第 1 周：做趾关节屈伸活动。

第 2~4 周：加做屈伸踝关节活动。

第 5 周：屈伸踝关节，屈伸膝关节。

第 6 周：除继续做第 5 周的动作外，并做仰卧抬腿。

第 7 周：做仰卧抬腿，足踩滚木。

第 7 周后：除继续做第 7 周的动作外，并做下蹲起立，扶椅练走，扶栏练走，直至功能恢复为止。

（《林如阔正骨经略》）

【诠解】患者来诊时因前期治疗效果不佳，病程迁延已 1 个月余。检查时，见骨折对位不好，愈合不良，患肢轻微短缩，肢体功能障碍，全身状况较差，其伤势属典型的陈旧性胫腓骨骨折伴骨折延迟愈合并发症。

本例造成骨折延迟愈合的原因之一是：骨折对位不好，对位后也未能保持良好对位固定。其原因之二是：未能处理好骨折后的病理反应。

欲使骨折得到迅速恢复，首先必须考虑整体与局部关系。结合患者的具体情况进行治疗。除了给予较好对位和固定外，还要根据患者全身状况予以综合施治，使骨折延迟愈合得到迅速改善。要注重全身调养，通过内治法，调理阴虚，培补肝肾虚损。

陈旧性骨折的整复手法基本与新鲜性骨折相同，但复位后要加强护理。当骨折恢复进入中期后，要加强练功活动。在骨折达到临床愈合时，对小腿部及上、下2关节的软组织损伤可通过理筋手法加以治疗。这样做有利于伤肢的功能恢复。

在整个治疗过程中，患者应加强鱼肉食补，做为一种辅助疗法。这样可以增进骨质生长，有利于加速骨折愈合及其筋肉力量的生长。

该骨折类型加上延迟愈合后的骨折复位在复位后常不稳定，因此，骨折复位后，须定期复查骨位与固定情况。如固定不当或骨折端再度出现移位，应及时加以矫正。一般情况下，复位后每日要复查1次，2周后隔日复查1次，直至骨折达临床愈合。骨位检查时，一般须松开上、中部两条扎带，然后移动小腿前、外侧两块夹板和纸压垫。固定情况，可检查带子的松紧度、夹板及纸压垫的位置是否适当。此外，要时常注意足部皮肤颜色和肿胀情况，以便随时调整夹板及扎带的松紧度。

患者前来就诊1周后，全身不适症状大部消除，局部肿胀、疼痛及灼热减轻，皮肤斑疹完全消退。3周后，全身症状完全消除，局部疼痛、灼热已完全消退，骨折断端日趋稳定，已开始形成愈合，患肢能做踝关节屈伸活动。5周后，患肢能着地负重，并能抬腿和屈伸膝关节，骨折部已无疼痛，胫骨上段骨折达临床愈合。8周后，胫腓骨中段骨折达临床愈合，已能弃拐行走，但未能如意行走，膝、踝关节功能活动均见显著恢复。10周后，肢体活动正常，骨折部已无不适现象，治疗痊愈停诊。

九、踝部骨折

林如阔医案

医案1（双踝骨折筋伤重，内外兼治不留后遗症）

王某某，男，42岁，干部。初诊日期：1975年7月17日。

［病史］因翻车事故被甩到地上，右脚被车轮压伤，当时即感疼痛剧烈，右脚不能站立。经医院骨科及X线检查，诊断为内外踝骨折。给予手法复位，夹板固定（住院治疗）。

3天后X线复查显示内踝横形骨折复位不好。外伤处皮肤红肿热痛明显。7日后踝部仍疼痛难忍，肿胀不消，夜睡不宁，乃于伤后第8天来我处诊治。

［检查］患者表情痛苦，面色潮红，烦躁不安，易怒，脉浮大有力而数。伤

肢右足及趾部明显肿胀，皮下青紫瘀斑。踝关节功能活动障碍，被动活动时可闻及骨擦音。内踝处皮肉破损，呈现一块伤口（约 2cm×1cm）。触诊时内踝显突凸畸形，外踝可触及骨折裂缝，疼痛剧烈。

[诊断] 右下肢内外踝骨折（内踝横形骨折、外踝骨裂）伴踝部软组织严重损伤。

[处理]

1. 手法治疗

（1）复位：本例患者骨折施用正骨手法的牵拉、按压、摇转等组合复位。

①患者仰卧位，一助手站于患肢外侧，两手捧握小腿中部，进行持续牵拉，同时，医者一手握住患肢跖部，一手托住足跟，与助手作相对牵拉。

②先将踝关节位置于背伸位，后再取背屈位，用托住足跟之手的拇指置于内踝骨折端，进行按压，待其突凸复正后，拇指仍固定内踝骨折端勿松动，其余各指置外踝。当医者一手对骨折端按压时，另一手须握住跖部进行踝关节摇转（先从踝关节背伸开始摇转，而后逐渐再将踝关节向背屈摇转），然后背屈扶正。当骨折两断端相互平复对合，即可结束手法复整。

（2）软组织修复：骨折复位 2 周后，施用手法理筋（揉捏、牵摇、牵拉等法），隔日 1 次。5 周后，每日 1 次，直至恢复为止。

（3）夹缚固定：取 4 块小夹板，配上纸压垫，用 3 条小号布带，分上、中、下 3 部捆扎夹板，另外在夹板下部须加 1 条绷带捆扎 2 圈。捆扎完后，患者取仰卧位，患肢膝部微屈位，大腿外展，小腿内收，并放置托板 1 块于小腿下（上迄股骨髁部下至踝部），然后在小腿至踝部两旁的内侧放置砖块，外侧放置沙袋，以维持肢位。6 周后取除固定。

2. 药物治疗

复位后 2 周内：伤口外敷雷佛奴尔纱布与消炎生肌膏（方见股骨下段骨折），局部外涂消炎理筋散（方见锁骨骨折）、外敷消毒散（方见胫腓骨骨折），内服退肿活血汤（方见锁骨骨折）。

2 周后：伤口外敷生肌过皮膏（方见股骨干骨折），局部外敷消肿散（方见锁骨骨折），内服跌打续筋丸（方见肱骨外科颈骨折）。

4 周后：局部用消肿散与续筋散（方见锁骨骨折）隔日交替应用（即保持每日外敷一种）。

5 周后：局部外敷续筋散，内服生血补髓汤（方见锁骨骨折），至损伤恢复为止。

7周后：增加外擦伤筋药水（方见锁骨骨折），化瘀舒筋洗剂（方见锁骨骨折）。

8周后：继续外擦伤筋药水，改用续筋通络洗剂（方见肱骨大结节骨折），至恢复为止。

3.练功治疗

复位1周后：做趾关节屈伸活动。

第4~6周：做屈伸踝关节，屈伸膝关节，仰卧抬腿。

第7周：做足踩滚木。

第7周后：做足部屈压，扶椅练走，挂棍练走，直至功能恢复为止。

（《林如阔正骨经略》）

【诠解】踝关节由胫、腓骨下端和距骨组成，胫骨下端内侧向下的骨突称为内踝。胫骨下端后缘也稍向下突出，称为后踝。腓骨下端的突出部分是构成踝关节的重要组成部分，称为外踝。外踝较内踝窄，但较长，其尖端在内踝尖端下0.5cm，且位于内踝后约1cm。腓骨下端的骨骺线相当于胫骨下端关节的平面。内、外、后三踝构成踝穴，距骨位于踝穴内，距骨分体、颈、头三部，有六个关节面，距骨体前宽后窄，其上面的鞍状关节面与胫骨下端的凹状关节面相接，其两侧面与内、外踝的关节面正好嵌合成滑车关节，故当作背伸运动时，距骨体宽部进入踝穴，腓骨外踝稍向外后侧分开，而踝穴较跖屈时能增宽1.5~2mm，以容纳距骨体。胫腓骨下端之间被坚强而有弹性的下胫腓韧带连接在一起。当下胫腓韧带紧张时，关节面之间紧贴，关节稳定，不容易扭伤，但暴力太猛仍可造成骨折。踝关节处于跖屈位时，下胫腓韧带松弛，关节不稳定，容易发生扭伤。踝关节的关节囊前后松弛，两侧较紧，前后韧带也菲薄软弱，以利踝的伸屈活动。但内、外侧副韧带比较坚强。内侧为三角韧带，分浅深两层；外侧为跟腓及距腓前、后韧带。内侧远较外侧为强。故阻止外翻的力量亦较强。踝部骨折是最常见的关节内骨折。踝关节是屈戌关节，站立时，全身重量都落在踝关节的上面，负重最大，在日常生活中走路、跳跃等活动，主要是依靠踝关节的背伸、跖屈活动。因此，处理踝部损伤时，无论骨折、脱位或韧带损伤，都必须考虑到踝关节的这两种功能，既要稳固负重，又要灵活的活动。偏废一方，都会影响关节的功能恢复。

患者就医时，首先用正骨手法进行骨折复位，并注重结合踝关节整筋。复位后在施行骨折固定的前提下，并结合药物及练功等进行治疗。在骨折对位趋于稳定，骨折连接愈合过半的程度时，分别采用正骨手法对踝部软组织作损伤修复治疗。

本病例初诊时内踝骨折仍处在移位畸形，加上骨折端出现破皮伤口，给复位及固定带来一定困难。然而，对骨折复位如何直接关系到踝关节预后及功能恢复，故应尽可能使内踝骨折两端对位良好。同时还要掌握好骨折复位后的早期治疗，这时要特别注意内踝伤口的处理，预防伤口感染溃烂，影响骨折愈合。

骨折复位后，须复查骨位与固定情况。本例在复位后的2周内每日复查1次，2周后隔日复查1次，5周后隔2日复查1次，直至骨折达到临床愈合。骨位检查时，一般须松开中、下部扎带，然后移动内踝侧夹板和纸压垫，同时也便于检查伤口及换药。如移位明显呈畸形时，须将夹板拆掉，重行整复。如移位很小未呈畸形，可通过纸压垫与夹板进行矫正。此外，固定情况可检查带子的松紧度，夹板及纸压垫的位置是否适当。

内踝骨折外固定时间的掌握，一般是在骨折达到临床愈合时解除（内踝骨折达到临床愈合的时间，通常为4~6周）。但也应视骨折具体程度及其本身骨痂生长的快慢来决定。该例内踝横形骨折仅在6周后即提前去掉夹板固定，此时内踝骨折虽未达到临床愈合，但骨折恢复也很好。

该骨折复位后的2周内属主要固定期，患者不可随意变动肢体的位置，特别踝部禁止下垂活动，以使内踝骨折端在保持对位稳定的基础上愈合。当内踝骨折近于愈合或达到临床愈合时，应注意对踝关节软组织损伤的治疗。其中要掌握踝关节的功能恢复，以免造成粘连、僵硬。由于事先注意了手法与练功活动等，所以收到良好的效果。

内踝骨折是关节内骨折，经周密手法整复可达良好复位。但从临床上观察，踝骨完全骨折经良好的骨折对位治疗恢复后，常有踝间隙变宽现象。只是程度上有轻有重。一般来说，仅有轻度变宽属于正常情况。

患者初诊后，当即采取手法整复，内踝凸突畸形明显消失。2天后，精神烦躁、夜睡不宁以及伤处阵发性疼痛等，均有明显好转。治疗1周后，踝部至趾端的肿痛、灼热及皮下青紫明显消退，伤口已逐渐长好，能安睡。2周后，伤口已愈合，皮下青紫、瘀斑、灼热等症状，已完全消失，踝部至趾端的肿痛，亦见大部分消退。3周后，骨折处已无痛感，骨折端日趋稳定。5周后，患肢能着地着力，踝关节活动动作逐渐增加，外踝骨裂已达临床愈合。6周后，患肢已能下地站立。7周后，能扶椅挂拐下地活动。8周后，骨折才达到临床愈合，可弃拐行走约30m，但还不敢大步迈进。10周后，踝关节功能活动良好，下蹲起立活动自如，行走正常。11周后，治疗痊愈停诊。

医案 2（骨折脱位踝挫伤，重新驰骋足球场）

陈某某，男，28 岁，运动员。初诊日期：1971 年 1 月 10 日。

［病史］踢足球时被踩伤右踝部，造成外翻畸形当即不能站立行走，剧烈疼痛，局部肿胀，脚趾麻木。经医院骨科及 X 线检查诊断为右外踝骨折合并踝关节脱位。经治疗 10 余天，病情不见好转而来我处求治。

［检查］患者面色潮红，身热，小便短赤，夜寐不安，脉浮数而有力。右下肢不能着地，踝部至趾端广泛肿胀，皮肤灼热，皮下青紫瘀斑，皮上有数粒水疱。踝关节功能活动障碍，被动活动时踝部疼痛加剧，外踝部呈凸突畸形，有骨擦音，折端倾斜。舟骨向外凸突移位，但无折伤征象。踝关节脱位伤基本已达到复位。

［诊断］右外踝斜形骨折合并踝关节脱位伴软组织严重损伤。

［处理］

1. 手法治疗

（1）复位：本例患者骨折与舟骨分离，施用正骨手法的牵法、按压及摇转等组合复位。

①患者仰卧位，由助手站于患肢外侧，双手环握患肢小腿中部，进行持续牵拉。医者一手托住患肢足跟，一手握住跖部，与助手作相对牵拉。而后医者用托住足跟之手的拇指按压向外突出的舟骨，同时，握住跖部之手作背屈摇转。使舟骨复位。

②随后医者用托住足跟之手的拇、食指置于外踝骨折端，进行按压，待其凸突复正后，拇指仍固定外踝骨折端，勿松动。当医者一手按压骨折端凸突时，另一手须握住跖部作踝关节摇转（从踝关节背伸开始，而后逐渐再将踝关节向背屈），然后背屈扶正。当呈现骨折断端相互平复对正时，即可结束手法整复。

（2）软组织修复：骨折复位 2 周后，施用正骨手法的理筋（揉捏、牵摇、牵拉等法），隔日 1 次。4 周后，每日 1 次，直至恢复为止。

（3）夹缚固定：取 4 块小夹板，配上纸压垫及 3 条小号布带，分上、中、下三部捆扎夹板，另外在夹板的下部须加 1 条绷带捆扎 2 圈。捆扎完后，患者取仰卧位，患肢置于伸膝位，膝关节腘窝部下垫沙袋，小腿下垫托板 1 块（上迄股骨髁部下至足跟部），然后在小腿至踝部两旁的外侧放置沙袋，内侧放置砖块，用以维持肢位。5 周后除去固定。

2. 药物治疗

复位后 2 周内：局部外涂消炎理湿散（方见锁骨骨折），外敷消毒散（方见胫腓骨双骨折），内服退肿活血汤（方见锁骨骨折）。

2周后：外敷消肿散（方见锁骨骨折）与续筋散（方见锁骨骨折），隔日交替应用（保持每日外敷1种）。

5周后：继续外敷续筋散，外擦折骨水（方见肱骨外科颈骨折），内服生血补髓汤（方见锁骨骨折）。

7周后：继续外敷续筋散，外擦伤筋药水（方见锁骨骨折）和用化瘀舒筋洗剂（方见锁骨骨折）。

8周后：外擦伤筋药水，续筋通络洗剂（方见肱骨大结节骨折），至损伤恢复为止。

3. 练功治疗

复位1周后：做脚趾关节屈伸活动。

第3周：做屈伸踝关节，屈伸膝关节。

第4~5周：除继续做第3周的动作外，加做仰卧抬腿。

第6周：做屈伸膝关节，仰卧抬腿，足踝滚木，扶椅练走。

第7周：做足踝滚木，下蹲起立。

第7周后：做足踝滚木，足部屈压，直至功能恢复为止。

（《林如阔正骨经略》）

【诠解】内、外踝骨折统称踝部骨折。内踝即胫骨下端的骨突，外踝即腓骨下端的突出部分。由于内、外踝骨折常合并程度不同的踝关节脱位，因此在诊断时必须十分注意，不可忽视，即使遗留极轻度的骨折移位，也将会妨碍关节的功能，或形成创伤性关节炎。本病多发生于青壮年。

患者伤后10天来我处就医，首先通过正骨手法对骨折进行复位，并注重结合踝关节整筋。复位后在施行骨折固定的前提下，随即结合药物、练功等加以施治。在骨折对位趋于稳定时期，也就是骨折愈合已达过半的程度时，就要分别用正骨手法对踝部软组织损伤作修复治疗。

踝部骨折常合并踝关节脱位，整复时必须注意，如果整复不良，易后遗关节活动障碍。

本病例初诊时外踝骨折仍处在移位畸形及舟骨向外分离移位。由于在较长的时间内未能使骨折得到满意的复位，加上骨折局部严重血肿，对复位及固定带来一定困难。但复位的好坏又直接关系到踝关节功能恢复之预后，故应尽可能争取时间，力争做到内踝骨折两端对位与愈合满意。

同时，还要掌握好在骨折复位后的早期治疗，这时要特别注意骨折局部肿胀、水疱及软组织损伤的治疗。要积极预防及治疗感染，以免影响骨痂生长及关节功能重建。当骨折达到临床愈合之后，要注意踝关节的功能恢复情况。注重手法与练功活动相结合，促进软组织损伤的修复。

本例骨折在复位后 2 周内属主要固定期，患者不可随意变动肢体的位置，踝关节禁止做下垂活动，以使外踝骨折端在保持对位稳定的基础上愈合。

腓骨下端骨折合并踝关节脱位，常易因关节结构松弛，固定不好而致骨折畸形愈合。因此，复位后要经常复查固定与骨位情况。本例做到复位后 2 周内，每日检查 1 次，2 周后隔日 1 次，直至骨折达到临床愈合。复查固定与骨位，可检查纸压垫和夹板是否按要求的位置放置，布带的松紧度是否合适，其骨折有无移位等。如骨折移位明显，必须重行手法整复。另外，要注重夹板内层的纸压垫对外踝骨折固定。

外踝骨折外固定时间的掌握，一般是在骨折达到临床愈合时解除（外踝骨折达到临床愈合的时间，通常为 4~6 周）。也应根据骨折具体情况及其本身骨痂生长的快慢来决定。本例外踝斜形骨折仅在 5 周后就提前去掉夹板固定，此时骨折尚未达到临床愈合，但临床观察证明，对后来骨折达到临床愈合无不良影响。

患者初诊后，经采用手法整复，骨折凹突、舟骨向外移位等畸形明显消失。经治疗 3 天后，身热完全消退，小便正常。1 周后，神志安宁，局部皮下青紫瘀斑、灼热症状已大部消失，肿痛亦明显消退。2 周后，局部皮下青紫瘀斑、灼热等症状已完全消失，肿痛已大见消退，踝关节已能做屈伸活动。4 周后，骨折近于愈合，能扶拐行走，踝关节屈伸功能逐渐恢复。6 周后，骨折已达临床愈合，已能弃拐行走，但行走时不敢大步迈进。8 周后，踝部肿胀全消，患肢功能活动基本恢复，但行走活动时间长了觉踝部有酸胀感。10 周后，行走正常，能跑步，患肢活动自如，治疗痊愈停诊。

此伤骨经治疗 70 余天而愈，愈后 4 个月前来复查，踝关节无畸形，功能活动正常，阴雨天骨折处亦无任何不适，已能重新驰骋于足球场上。

医案 3（陈旧骨折踝挫伤，林老治疗有妙方）

刘某某，女，成年人。初诊日期：1978 年 4 月 19 日。

［病史］患者 2 月 26 日因滑倒摔伤踝部，当即疼痛肿胀，不能站立。经医院 X 线诊断为左腓骨外踝斜形骨折，骨折端伴有明显错位。即预复位，石膏固定。1 周后转他院治疗，拆除石膏，给予小夹板固定和药物等治疗 1 个月后，骨

折部位及踝关节疼痛肿胀未见明显减轻，午夜甚感不适，夜不能寐。此外，又因外敷药的影响，致全身皮肤出现斑疹。X线复查，骨折对位不良。于伤后50余天，前来我处就诊。

［检查］精神不振，焦虑。左下肢行走困难，跛行。左踝关节呈内翻畸形，功能障碍，局部肿胀。外踝骨折处压痛明显，无骨擦音。外踝骨折近端，向外并向后突凸移位。踝背筋肉僵硬，外踝下窝筋肉压痛明显，活动时疼痛更明显。

［诊断］陈旧性左腓骨外踝斜形骨折合并踝关节挫伤。

［处理］

1. 手法治疗

（1）矫正骨位：施用正骨手法的按压、摇转等组合矫正骨折断端。患者坐在凳上，将患肢膝部取直，医者一手托住足跟，用拇指按于外踝骨折端凸突部，进行按压，使骨折端突起复平。同时，另一手握住患肢跖部，虎口托住踝关节前方进行摇转，先使踝关节伸直位摇转，然后将踝关节屈曲位摇转，最后再将踝关节极度屈曲即可结束矫正。在治疗的前2周，每日施行1次，2周后隔日施行1次，直至能矫正至最好的限度为止。

（2）软组织修复：施用正骨手法的理筋（揉捏、牵拉、牵摇），在治疗的第1周内，隔日施行1次。1周后，每日施行1次。3周后，隔日施行1次，直至恢复为止。

2. 药物治疗

第1周：外敷清凉膏（方见肱骨外科颈骨折）。

第2~3周：外擦折骨水（方见肱骨外科颈骨折），外敷消肿散（方见锁骨骨折）。

第4~5周：外擦伤筋药水（方见锁骨骨折），外敷续筋散（方见锁骨骨折）。

第5周后：外擦伤筋药水和用续筋通络洗剂（方见肱骨大结节骨折），直至恢复为止。

3. 练功治疗

治疗1周后：做屈伸踝关节活动。

3周后：做屈伸踝关节，足踩滚木，挂棍练走，直至功能恢复为止。

（《林如阔正骨经略》）

【诠解】患者来诊时因前期治疗不当，病程已达50余日。检查时可见：骨折对位不好，愈合不佳，踝部骨胳变宽，踝关节筋肉损伤未得到很好修复，踝关节内翻畸形、僵硬，筋肉粘连，活动受限，并有局部持续疼痛等症状。

本例陈旧性骨折主要属于对位不好，愈合不佳，加上骨折处踝关节综合损伤呈内翻畸形，其筋肉损伤修复差。要使损伤得到恢复，应对骨折伤及踝关节筋肉损伤结合治疗，通过手法矫正骨位，改善不良愈合，促进筋肉修复。此外，还须结合药物及练功等疗法。一般来说，通过治疗可使骨折对位不好得到部分矫正，但要矫正到良好对位的程度则不易。

一般认为，首先要正确对位，还要稳妥固定，以保持骨折在整复后的位置不变。但同时还须保持关节在一定范围的活动，以促进骨折愈合及筋肉损伤修复。就是说，要掌握"动静结合""筋骨并重"的治疗原则，才能收到较好的疗效。

在矫正骨折后的 2 周内，须限制患者站立、行走及负重等活动。当骨折达到临床愈合后，其治疗更应注重踝关节功能恢复的情况。本例运用手法与练功相结合，对软组织损伤的修复无疑是有益的。

患者经治疗 1 周后，精神好转，局部肿胀、疼痛明显减轻，踝关节内翻畸形消失，腓骨外踝突出畸形已有部分矫正，踝关节可以轻度伸屈活动。2 周后，踝关节活动范围加大，关节部筋肉活动好转，骨折畸形得到明显矫正。3 周后，骨折愈合日趋稳定，伸屈踝关节及按压外踝疼痛也不明显，跛形步态有所改善。4 周后，骨折达临床愈合，骨折对位不良已有不同程度矫正（对位已基本达到功能要求），行走步态已日趋改善。5 周后，踝关节功能基本恢复稳定，近于正常步态行走。6 周半后，肢体活动自如，行走步态正常。治疗基本痊愈停诊。

段胜如医案

（骨折脱位均陈旧，治好后遗症没有留）

张某某，女，37 岁。初诊日期：1972 年 6 月 29 日。

［病史］右双踝骨折后走路跛而疼痛已 1 年余。自述 1971 年 2 月 13 日被运煤的电瓶车撞伤右踝，到北京某医院急诊，摄片确诊为右双踝骨折，未经整复，石膏管形固定，1 周后去复诊，由于肿胀严重，未加处理。32 天后拆除石膏，内踝皮肤感染，在一中医院换药而愈。但踝部肿胀一直不消退，行走疼痛，尤以站立较久或走路太多，跛与痛就更严重，再去此医院，建议做踝关节固定术，病人不同意。曾进行按摩与推拿，因更感疼痛而停止，遂来就诊。

［检查］患侧踝关节活动尚可，照双踝关节正侧位对比 X 线片，右侧双踝骨折已愈合，距骨明显外移，踝关节间隙尚可，创伤性关节炎不明显，建议住院

手术，凿断内、外踝，将距骨复位，会改善跛行及行走疼痛，病人同意。

[诊断] 陈旧性右双踝关节骨折伴距骨脱位。

[处理]

1. 手术治疗

复位：患者于 1972 年 7 月 13 日在硬膜外麻醉下，如上述手术方法进行。X 线片示外移的距骨已解剖复位，伤口一期愈合，于 1972 年 10 月 25 日出院。

2. 药物治疗

服药：初期肿胀严重者，宜用大剂利水祛瘀药，方用活血疏肝汤或加猪苓、车前子，肿胀消减后，可服理气活血消肿药，方用橘术四物汤加香附、川牛膝，也可服三七接骨丸。后期下床活动后出现肿、疼痛者，宜用益气健脾利湿，强壮筋骨类药，方用补中益气汤加川续断、骨碎补、茯苓。

1983 年 4 月 29 日通信请求复查，11 年后的随访，诉每日行走累计约达 10 千米，患侧踝关节不痛，阴雨变天无任何不适。双踝关节运动对比，背伸跖屈相同，只是不能穿拖鞋或平底鞋，穿高跟鞋舒服。照足双侧踝关节正、侧位对比 X 线片，患侧未见踝创伤性关节炎现象，距骨解剖复位。术后 27 年复查，右踝行动一切正常。

（段胜如. 段胜如临床经验. 华文出版社，2000.）

【诠解】本案有双踝或三踝骨折的病史，X 线片示距骨外移，踝关节呈现肿胀，以外侧为甚，行走跛、疼痛，尤以站立较久或行走太多时，则跛行更显，疼痛更重，甚至难以举步，病史长者出现踝关节创伤性关节炎。

病例中由于双踝或三踝骨折已畸形愈合，中医的非手术疗法已不能将外移的距骨复还原位，唯一的办法是手术将距骨完全复位。具体手术方法如下：腰椎硬膜外麻醉，常规消毒，铺单，上充气止血带，在内踝前方切开皮肤，显露踝关节，用一根探针插入，标示出内踝最高点，经此处用骨凿凿断内踝，再在外踝切开皮肤，由上向下斜形凿断腓骨远端，将腓骨下翻，至此，距骨与踝关节均暴露在直视之下，用手将距骨向内踝推挤，在 X 线电视屏幕透视下，见距骨处于解剖复位状态（若无 X 线电视机，可摄一踝关节正位片，以观察距骨是否完全复位）。乃用一枚 4cm 长螺丝钉斜形向上钻入固定外踝。再钻入一枚螺丝钉固定内踝。然后，被动活动踝关节，试试其伸屈功能如何，若背伸动作只能达 90° 左右，与健侧对比稍受限，可将外踝的螺丝钉拧松一点，在极度背伸情况下，将外踝螺丝钉拧紧，再试试踝关节伸屈运动情况。为稳妥起见，再在 X 线电视屏幕上透视一次或再照一次踝关节正位 X 线片。若止血带超过 1 小时，此时可放松 15 分钟再上止血带，直至距骨完全复位为止，然后冲洗切口，分层缝合，外包 U 形石膏托，加强固定，手术即告结束。

十、距骨骨折

林如高医案

（距骨骨折易缺血，中药加强补气血）

朱某，女，25 岁，闽侯城门乡（原公社）农民。初诊日期：1983 年 5 月 13 日。

[病史] 患者 3 天前在家上楼时不慎从 3m 高处楼梯上坠落，以足先着地，当时无昏迷，右踝部畸形、肿胀、疼痛，不能行走，曾送郊区乡村医师治疗未见效，今转院治疗。

[检查] 神清，面色暗，痛苦表情，舌淡，苔薄白，脉细涩。右踝部畸形，肿胀，踝前可触及高低不平骨折块，局部压痛明显，右踝活动障碍。X 线片：右距骨颈体间骨折，远骨折块向前移位，踝关节轻度向后脱位。

[诊断] 右距骨骨折。

[处理]

1. 手法治疗

（1）复位：林氏整复距骨骨折手法如下：患者仰卧，患肢屈膝 90°，助手环握小腿上部，医者一手握住前足，轻度外翻，强力跖屈，向后推压，另一手握住小腿下端后侧向前提托，使距骨头与距骨体两骨块对合。合并体部后脱位时，请另一助手将踝关节极度背伸，稍向外翻，并向下牵引。医者用两拇指将距骨体部向前上方推压，使其复入踝穴，然后用拇指向前顶住体部，将踝关节稍跖屈，使两骨折块对合。即达复位。

（2）固定：复位后置踝关节稍跖屈外翻位，在内踝下方和距骨头部背侧各置一平垫，然后以夹板固定，外敷活血散，内服活血镇痛汤，练趾、踝部屈伸活动。

2. 药物治疗及练功

药物治疗，距骨颈骨折后，距骨体易发生缺血性坏死，故中、后期应重用补气血、养肝肾、壮筋骨药物，以促进骨折愈合。解除外固定后，应加强中药熏洗，促进踝关节功能恢复。

2 周后：局部肿痛明显减轻，改敷接骨散，服跌打补骨丸，继续练踝部活动。

5 周后：X 线复查：骨折处已有少量骨痂生长。患部无肿痛，解除夹板固定，以舒筋活血洗剂熏洗，内服续骨丸，练踝关节屈伸活动。

6 周后：可扶拐练走。

8 周后：踝部活动基本正常，可自行走路。

（张文康. 中国百年百名中医临床家丛书. 中国中医药出版社，2003.）

【诠解】足骨由7块跗骨，5块跖骨，14块趾骨组成，借助韧带和肌肉相连，构成足底三个足弓：内侧足纵弓、外侧足纵弓和足横弓。足弓有负重、推进行走、缓冲、吸收震荡及保护足底神经、血管、软组织的功能。足弓形成，使足底三点负重，具有稳定性。距骨是足弓的顶，上接胫骨下端，下连跟骨和足舟骨。距骨分为头、颈、体三部，有6个关节面，仅颈部覆有骨膜，为主要营养血管进出部。距骨无肌肉附着，骨折或脱位不易发生继发性移位。移位多由外力所致，由于周围关节囊和坚强的韧带牵拉，手法复位比较困难，但复位后，再移位的可能性较小。

距骨骨折较少见，属跗骨骨折。多由足部突然强力跖屈或由高处跌下时，踝关节强力背伸外翻或汽车驾驶员刹车时用力过度所致。前者多为距骨后突被跟骨冲击而折断，骨折多为小块骨折，骨折片向后、向上，一般移位不多。后者较常见，按骨折线分颈部、体部或颈体间骨折。

十一、跟骨骨折

林如高医案

（跟骨夹板马蹄垫，固定牢靠疗效好）

许某，男，46岁，福州市郊区农民。初诊日期：1978年8月30日。

[病史] 患者于5小时前因盖房屋在高空作业时不慎自4m多高处跌下，以左足先着地，当时左足跟部肿胀、疼痛，不能站立，由人抬至笔者医院。

[检查] 患者神志清楚，面色苍白，疼痛难忍，舌淡红，脉弦紧。左足跟部明显肿胀，足弓变平，足跟增宽，足跟两侧皮下见大片青紫瘀斑，压痛甚。左踝活动障碍。X线片：左足跟骨骨折。轴位片见骨折远端向侧方移位，侧位片见近折端向后上方移位。

［诊断］左跟骨骨折。

［处理］复位：治疗经过：按跟骨骨折复位法给予整复，当即足跟部畸形消失，在双踝下方各置一马蹄垫，外盖跟骨夹板，以窟胶布固定，外敷活血散，内服活血镇痛汤，练踝背伸及股四头肌收缩活动。1周后患处肿痛明显减轻，继续使用上药，加练床上抬腿动作。2周后患处肿退，但仍有轻度疼痛，改敷接骨散，服壮骨强筋汤，继续按上法练功。4周后（9月27日）X线片复查：跟骨关节结节角正常，骨折处可见连续性骨痂生长。5周后解除外固定，以舒筋活血洗剂熏洗左足，练扶拐行走、脚踩跷板等活动。7周后患者左足行走如常。

（林子顺. 中国百年百名中医临床家丛书·林如高. 中国中医药出版社，2003.）

【诠解】跟骨骨折多由高处坠下，足部着地，足跟遭受垂直冲击而损伤。跟骨骨折种类不一，手法各异，但总的原则是：恢复跟骨结节角（跟骨结节角：跟骨结节上缘与跟距关节面成30°~45°的结节关节角，也叫"贝累尔"角，为跟距关节的重要标志）。尽量恢复跟距关节平整，矫正跟骨体增宽。无移位骨折或移位小多又未影响跟骨结节角、未波及跟距关节面的及跟骨体增宽不明显者，早期采用活血祛瘀，凉血活血的中药外敷，局部制动，扶拐不负重行走3~4周即可。有移位骨折须考虑整复。

林氏整复跟骨骨折的手法：患者仰卧，患肢垫高伸出床外，助手环握患肢小腿。医者一手托握住足跟后部，另一手握住足背，两手同时用力向下拔伸牵引，以矫正骨折块向上移位。继而医者以两手指交叉于手足底，两手掌根部用力扣挤跟骨两侧，以矫正侧方移位。

马蹄垫系林氏固定跟骨骨折的特色，双侧马蹄垫凹侧顶在双踝部下方，既不压迫踝骨，又相当稳定地垫在跟骨两侧，加上半月形小夹板外固定，其固定牢靠，疗效好。

骨折整复固定后，即应开始前足和趾的伸屈活动，特别是跖屈的操练，对恢复和维持足的纵弓有重要意义。

董万鑫医案

（高空坠双跟骨粉碎，董老治完全复位）

李某某，男，25岁，第五建筑公司工人。初诊日期：1975年3月。

　　[病史] 患者在高空（距地 7m 左右）作业时不慎摔下，造成双侧跟骨骨折，已在某医院做石膏固定，因病人想改用中医治疗，所以又来丰盛医院骨科就医。

　　[检查] 双足踝关节及跟部肿胀，跟骨变宽，足弓消失呈扁平状，疼痛、皮下出血、不能站立，有明显骨擦音，跟腱松弛。当即拍摄 X 线片确诊为双足跟骨粉碎性骨折。向上移位，骨折线通过关节面。

　　[诊断] 双跟骨骨折。

　　[处理]

1. 手法治疗

　　（1）复位：治疗方法：重压、归挤、下搬。病人仰卧，足心向外，在内外踝下各垫一纱布垫。医师首先使用归挤法，促使碎骨片复位。然后病人俯卧，医师一手握其前足部，使足踝部跖屈，另一手向下搬跟骨，使跟骨向下转动，恢复足弓。整复后折骨基本恢复对位对线。

　　（2）固定：应用上法固定后 3 天复查 1 次，3 次后改为每周复查 1 次，7 周解除固定物，开始按摩和功能练习，3 个月后恢复行走和负重功能。

2. 药物治疗

　　药物治疗按骨折早、中、后期辨证用药。复位固定解除后即可做膝足趾屈伸活动，待肿胀稍消减后，可扶双拐下地行走。3 个月后恢复了行走和负重功能。

（隋书义. 董万鑫骨科秘验. 北京出版社，1990.）

　　【诠解】《医宗金鉴·正骨心法要旨·跟骨》曰："跟骨者，足后跟骨也，上承骨行辅骨之末，有大筋附之，俗名脚挛筋。"

　　跟骨是人体最大的跗骨，呈不规则长方形。前部窄小，后部宽大。跟骨上面有三个关节面，后关节面最大，中关节面位于载距突上，有时与前关节面相连，这些关节面与距骨底面的关节面形成关节。跟骨内侧有一隆起，名载距突，支持距骨颈，也是跟舟韧带的附着处。

　　本病多由传达暴力造成，从高处坠下或跳下时，足跟部先着地，身体重力从距骨下传至跟骨，地面的反作用力从跟骨负重点，上传至跟骨体，使跟骨被压缩或劈开，亦有少数因跟腱牵拉而致撕脱骨折。本案患者从高空坠下，造成双足粉碎性骨折，并向上移位，骨折线通过关节面。有移位，手法复位后应实施外固定治疗。

十二、跖骨骨折

林如高医案

（跖骨骨折足弓塌，走路不稳感觉差）

姚某，女，30岁，福州轧钢厂工人。就诊日期：1974年3月10日。

［病史］患者于4小时前搬钢筋不慎压伤右足，患足畸形、肿胀、疼痛，前足不能着地，由他人送至医院。

［检查］患者痛楚表情，舌质暗，脉弦滑。右足部畸形、肿胀，皮下可见瘀斑，局部明显压痛，有骨擦音。X线片：右足第2、3、4跖骨骨折，骨折远端向外侧移位。

［诊断］右足第2、3、4跖骨骨折。

［处理］

1. 手法治疗

（1）复位：治疗经过：林氏整复跖骨骨折手法：患者仰卧位，医者站于患足内侧，双手拇、食指分别捏住骨折远近端，用力相对拔伸，以矫正重叠移位或成角移位。继而医者用拇指将近端向下按压，食指将远端向上提托，以矫正跖背侧移位。如合并侧移位，则医者以双手拇食指分别从足背和足底捏住跖骨两侧进行分骨，迫使其复位。然后取分骨垫置于足背侧骨间隙，外盖夹板固定。

（2）固定：按跖骨骨折复位手法给予整复，当即右足畸形消失，在第2~3、3~4跖骨间隙各置一分骨垫，外盖夹板，以胶布粘贴固定。

2. 药物治疗

药物治疗，按骨折三期辨证用药。疲劳性骨折可加强补肝肾、强筋骨药物。解除固定后配伍舒筋活络之方，如海桐皮汤熏洗。固定期间应做踝部屈伸活动，外敷消肿散，内服退黄消肿汤，练床上抬腿。2周后足部肿消，外敷消毒散，内服跌打补骨丸。3周后（4月2日）X线片复查：骨折处有骨痂生长良好。解除外固定，以舒筋活血洗剂熏洗，练扶椅走路，脚踩跷板等动作。4周后试行扶拐行走锻炼。5周后患者右足行走正常。

（张文康. 中国百年百名中医临床家丛书. 中国中医药出版社，2003.）

【诠解】跖骨骨折是足部最常见的骨折。跖骨骨折的原因有直接暴力、间接暴力和长途行走引起的疲劳骨折。直接暴力如重物压伤，可以造成任何部位骨折或多发性骨折；间接暴力多为足趾固定，足部扭曲外力造成的跖骨干骨折；尤易造成中间3条骨螺旋形骨折和第5跖骨基底部骨折；累积暴力好发于长途行军的士兵，好发于第2、3跖骨颈部，其中尤以第2跖骨多见。骨折部位有基底部、干部和颈部。骨折线呈横断、斜形或粉碎。因跖骨间互相支持，骨折移位多不明显，有时可有向跖侧成角或远、近端重叠移位。

第5跖骨基底部骨折X线示骨折线消失时间较长，不必待X线显示骨折线完全消失才行走。有移位骨折，行手法复位。开放骨折，在清创同时，行钢针内固定。固定期间应做踝部屈伸活动，4周后试行扶拐行走锻炼。经随访，迄今数年，并无酸痛等后遗症。

十三、趾骨骨折

董万鑫医案

（趾小功劳大，医者重视它）

王某，男，15岁，第二清洁机械技工学校学生。初诊日期：1978年6月12日。

［病史］患者于1978年6月12日因踢足球不慎踢在硬物上，造成左足第2趾受伤，当即来丰盛医院治疗。

［检查］左足第2趾肿胀、青紫、疼痛，影响行走，有骨擦音，折骨远端向外上方移位。

［诊断］左足第2趾中节趾骨骨折。

［处理］复位：治疗方法：手法主要使用牵引、归挤两种，一助手固定患者足部，医师一手牵引患趾，另一手以两手指对向挤压骨折局部，可在背侧与跖侧、大趾与小趾侧分别归挤，以矫正骨折移位，固定时在原移位处放置一小棉垫后，于骨折远端移位的两侧相对放置小纸夹板固定，纸板的长度和宽度均与患趾相同。每周复查1次，3~4周可解除固定物进行功能练习，直至完全恢复功能。5周以后患趾功能逐渐恢复正常。

（隋书义．董万鑫骨科秘验．北京出版社，1990．）

【诠解】趾骨具有足的附着功能，可防止人在行走中滑倒，并对足的推动和弹跳有辅助作用。趾骨骨折发生率占足部骨折的第2位，多因重物砸伤或踢碰硬物所致。前者多为粉碎或纵裂骨折，后者多为横断或斜形骨折，且常合并有皮肤或甲床损伤。第 2、5 趾骨由于踢碰外伤的机会多，因此骨折较常见，第 3、4 趾骨骨折较少发生，第 1 趾骨较粗大，其功能也较为重要，第 1 趾骨近端骨折亦较常见，远端多为粉碎性骨折。

伤后容易引起感染，故应注意保持清洁。甲下积瘀严重，先行放血或拔甲，如有严重跖侧成角，再予以纠正。手法复位后，采用邻趾固定法固定 3~4 周。开放骨折，骨折发生在末节而骨折块较小者，对游离骨块切除，切除时要把末节趾骨骨折端用骨钳咬齐。治疗时主要保持清洁，防止感染。中药早期以清热解毒，活血散瘀为主。伤后愈合尚快，功能恢复好。近经随访，在愈合后不久即能下地行动，已参加正常学习，迄今数年亦无后患。

躯干骨骨折医案

一、肋骨骨折

段胜如医案
（畅呼吸促排痰，治疗方法不一般）

郭某某，女，42 岁，农业部干部。

[病史] 文革期间参加砌墙劳动，不慎摔倒，左胸部搁于砖堆上，疼痛剧烈，呼吸不畅，急送某大医院，照 X 线片诊为胸部挫伤，给止痛药，回家休息。不能平卧，不敢深呼吸，左胸部疼痛难忍，请至家中诊治，病人半躺于床上，不能起床。

[检查] 痛苦面容，就患者位置，在左第 8、9 肋骨腋前线查出最痛点，尤以第 8 肋骨下缘疼痛最甚，给予该处 600 下按摩，第 9 肋 200 下按摩，然后扶患者坐于床沿，健侧上肢手扶头顶，术者双手顺肋骨走向分放于 8、9 肋的背部和胸前，术者前胸紧贴患者健侧胸壁腋中线，以加强病人胸廓的稳定，姿势摆好后，叫患者从肺内咳出的同时，双手用力在患侧胸壁骨断端对向挤压，感到骨擦音，如此咳嗽挤压共 5 遍，结束治疗，令患者下床行走，患者立即感疼痛减轻，胸部舒畅，在地上行走并不觉疼痛加重，云有骨折，家属不信，因照片云无骨折，翌日又去医院，并告知曾请中医按摩，云有骨折，再照 X 线片，果然第 8 肋骨骨折。

[诊断] 左第 8 肋骨骨折。

[处理] 在治疗上首先用手掌从背部施压到胸前，就粗略的知道了哪一根肋骨疼痛，再用拇指触按最痛点是在肋骨上缘、下缘还是在肋间，于该处重点按摩 400~600 下，次要的痛点也要按摩 100~200 下，然后令患者健侧上肢手扶头顶，术者立于该侧，双手掌平放于肋骨骨折的上下端，令病人从肺内咳出（不是从喉头咳出），当病人正咳嗽之际，术者双手配合沿肋骨两断端对向用力挤

压，使骨断端嵌插。由于咳嗽转移了注意力，又加大了胸内压，让病人接受此挤压胸廓的手法时，并不会感到剧烈疼痛。如此咳嗽配合挤压3~5遍，手法结束。治后立即感觉疼痛减轻，胸部舒畅，精神愉快，有立竿见影之效。每日或隔日1次手法按摩治疗，一直治到无胸壁压痛为止，大约需时1个月。

（段胜如. 段胜如临床经验. 华文出版社，2000.）

【诠解】肋骨骨折是临床常见的一种骨折。胸部受伤后，局部疼痛剧烈，不敢深呼吸，更不敢咳嗽，重者只能倚躺，不能平卧，十分痛苦，若咳痰带血，这是骨断端刺伤肺组织的表现。

任何事物若无对比，不见差异，段老最喜欢接治经过叠瓦状宽胶布膏固定3~4周而不见效的病人，立即去除宽胶布，采用上述手法。由于人时刻在呼吸，胸廓在不停地运动，叠瓦状胶布固定，并不能使胸壁得到休息，反束缚了肺部的扩张，而中医对此病的治疗，能做到减轻疼痛，畅通呼吸及促进排痰，是具有中医特色的疗法。复位固定的功能亦为重要，患者经整复固定后，一般均应下地活动，可以抬高床头取坐卧位，并锻炼腹式呼吸运动。

胡黎生医案
（肋骨骨折胸廓痛，特色固定能减轻）

张某某，男，45岁。

［病史］右季后肋部被木头砸伤后疼痛，呼吸困难，但未咯血，伤后3天来诊。

［检查］患者全身状态尚好，未发现实质脏器损伤。局部：腋前线右第8~11肋骨触及明显压痛及骨擦感。

［诊断］右侧第8~11肋骨骨折。

［处理］

1. 手法治疗

患者端坐，双手抱头，令其做深吸气运动，同时，术者两手拇、食指分别握持骨断端反移位方向牵拉。轻轻按压断端，骨折复位。整复满意后行胸围式绷带硬纸壳加压固定，即于骨折断端，将内衬15层厚平纱布垫之硬纸壳，用两条2cm宽胶布横向固定在胸壁，继通过锁骨上横置吊带1条，再用三列绷带自骨折处开始沿胸廓横经做围胸式缠绕20层左右，拉起吊带绕于对侧锁骨上。

2. 药物治疗

按骨折初期给药，嘱病人半坐位。2 周复查症状基本消失。X 线显示少量骨痂。4 周后复查骨痂丰富，治愈。解除固定物，进行功能锻炼。

（《名老中医经验全编》）

【诠解】胸廓为心肺之屏障，胸胁为肝经之道路，胸腔为肺之分野，清阳之所在。肋骨骨折必伤气血，轻则离经之血阻滞经络，瘀于胸壁则引起肿胀疼痛，重则瘀积胸腔，侵占阳位，逼迫心肺，险象环生。

临床根据气血瘀滞的部位和症状表现，进行辨证立法，选方用药。

（1）气血瘀滞胸壁：宜活血理气，通经止痛。

（2）气血瘀积胸腔：宜活血顺气止痛。

（3）中后期病情稳定，治宜通经活络，接骨续筋。

本法取材方便，操作简便，且固定稳妥可靠，固定后多数病人反映疼痛显著减轻，随时可调整松紧，痛苦少，易于接受。因而本法最适于在农村推广，即使对单发性肋骨骨折，本法也同样能收到较好疗效，优于其他固定方法。

董万鑫医案

（深呼吸起伏复位法，复杂骨折也不怕）

潘某某，男，59 岁。南郊木材厂工人。初诊日期：1976 年 1 月 15 日。

［病史］患者于 1976 年 1 月 15 日夜间，不慎摔进堆有铁管 2m 深的沟内，造成肋骨骨折及胸肋关节脱位，因不同意手术治疗，于次日来院就诊。

［检查］患者自觉胸闷，憋气，内里发热，胸部疼痛，不敢咳嗽，呼吸困难。身体向右侧倾斜，前胸部右侧 2~7 肋处有隆起，约 3cm 高，是胸肋关节脱位造成。拍摄 X 线片又见第 3~7 肋骨骨折。

［诊断］右第 3~7 肋骨骨折。

［处理］复位：治疗方法：患者仰卧床上，医者用深呼吸起伏复位法。由上往下逐根复位，摸准脱臼的肋软骨头，患者吸气时不按，呼气时往下按，十几分钟后 6 个脱位的胸肋关节均已复位。然后整复折骨，将病人改为坐位，医者站在病人后面，双手插入腋下，把两肩前屈端平，一名助手固定双腿，医者做抱身旋转复位，最后医者一手按背部，一手按伤处让病人做深呼吸 3 次，然后外敷正骨散进行固定。用肾形大纸板，由前面胸骨开始至后背脊柱的棘突，内垫棉花，脱位处放长条形棉垫，骨折处放大块方棉垫，最后用三列绷带将脱位

及折骨固定牢。每周检查 1 次，4 周后咳嗽时疼痛消失，但脱位和骨折部位仍有压痛，6 周后拆除固定物，症状基本消失，2 个月后恢复正常工作。治疗期间内服接骨药。

（隋书义．董万鑫骨科秘验．北京出版社，1990．）

【诠解】肋骨骨折多为直接外力造成，如拳、棒的打击及物体的撞击，都能造成肋骨骨折。挤压物也可造成此病。剧烈的咳嗽有时也可造成肋骨骨折，但较少见。肋骨骨折以第 4~10 肋多见，可以是单一的，也可是多发的，成年人较儿童期较易发生此病。此患者系肋骨骨折伴胸肋关节脱位，经手法复位和外固定后，服中药调理，恢复较好，2 个月后恢复正常工作。

二、胸骨骨折

林如阔医案

（陈旧骨折有内伤，内伤外伤愈合良）

杨某某，男，38 岁，工人。初诊日期：1970 年 6 月 8 日。

［病史］患者胸部被木头砸伤后，当即出现胸痛，呼吸困难，手脚发软，不能仰头挺胸，头、颈、肩前倾，送医院诊断为胸骨体横形骨折，予以石膏固定及药物治疗。1 个多月后，拆除石膏，但胸痛不减，且背部亦疼痛，乏力，心烦，纳差，不能下床活动，伤后 2 个月前来就诊。

［检查］面色暗淡，额头有冷汗，身倦乏力，呼吸不畅，胸闷，脉数无力。上身呈"驼背状"，头、颈、肩向前倾。胸骨体变形，轻度肿胀，骨折下端突起，有明显压痛，无骨擦音。咳嗽、深呼吸及抬头时，疼痛加重，自觉胸、背部连带串痛、胀闷。

［诊断］陈旧性胸骨体骨折伴胸部跌打"内伤症"。

［处理］

1. 手法治疗

软组织修复：本例采用正骨手法理筋修复（按揉、推摩、牵摇等法），在前 4 周，每日施行 1 次。4 周后，隔日 1 次，至恢复为止。

2. 药物治疗

第 1~2 周：外擦折骨水（方见肱骨外科颈骨折），外敷跌打祛伤散（方见肋骨骨折）、跌打调伤膏（方见肋骨骨折），内服跌打理伤丸（方见肋骨骨折）及止痛安神汤（组方如下）。

处方：归尾 6g，生地 9g，制乳香、没药各 4.7g，三七 3g，朱茯神 9g，炒枣仁 6g，泽泻 9g。

功效：活血止痛，安神定志。

主治：跌打损伤，肿胀疼痛，心神恍惚，夜寐不安。

制用法：清水煎服，日 1 剂，分 2 次服用。

第 3~5 周：外擦折骨水，外敷姜栀愈伤散（组方如下）及活血长骨膏（方见锁骨骨折），内服破瘀行气汤（方见肋骨骨折）。

姜栀愈伤散组方。

处方：姜黄 94g，栀子 94g，苏木 63g，郁金 63g，木香 31g，五加皮 94g，乳香 63g，蒲黄 63g，江南香 188g。

功效：化瘀止痛，活血通络。

主治：胸肋部、腰背部、腹部跌打损伤，一般多用于新伤瘀血凝积，肿胀作痛。

制用法：将以上各药共研细末，用黄酒和开水各半，调拌成糊状，贴敷患处，日敷 1 次，每次 2 小时。

第 5 周后：外擦风损药水（方见肱骨大结节），外敷折骨散（方见锁骨骨折），内服益气补血汤（方见肱骨干骨折）及活血搜风酒（组方如下），至损伤恢复为止。

活血搜风酒组方如下。

处方：藏红花 31g，丹参 94g，五加皮 156g，牛膝 156g，木瓜 156g，全当归 125g，络石藤 156g，高粱酒 5kg。

功效：活血祛风，舒筋理湿。

主治：慢性风湿症。风湿入络，周身骨节、肌肉酸痹痛等。

制用法：将处方各味药置于玻璃瓶或瓷罐内，用高粱酒浸泡，加盖密封。1 个月后取出药渣，贮瓶备用。每日中、晚各 1 次，每次 25g。素善饮酒者酌加。

3. 练功治疗

第 1~2 周：肩臂前后伸展，并结合作深呼吸，每日 3 次，每次 20 下。

第 3~5 周：前臂前后伸展，下蹲起立，并结合做两手抬举、转身及起卧活动。前 2 种活动每日 2 次，每次约 20 下。后 1 种活动每日 1 次，每次约 10 下。

第 5 周后：除继续做第 3~5 周的练功动作外，并加做俯卧撑腰，抓杠屈腰，直至功能恢复。

（《林如阔正骨经略》）

【诠解】胸骨由胸骨柄、胸骨体及剑突三部分组成。居于胸廓前面中央，位于皮下，在体表可以触及。两侧和肋软骨相连接，胸骨骨折临床上较少见，但骨折后常发生纵隔血肿等合并症。比骨折本身更严重。

患者来诊时病程已达2个月。检查可见陈旧性骨折畸形对位，愈合不良，胸骨骨骼形状改变，上身形态异常，肢体功能活动障碍，自觉有明显疼痛。本病例由于前期治疗不当，致使创伤后遗留伤残。

胸肋部是人体气位分布主区，一旦有外伤骨折症，往往会有内伤症情，如伤及气血、经络及脏腑，在治疗上更要注重内外两伤兼治，方能取得良好的疗效。

凡属此类外伤综合征，不论新旧病例，在诊治上均要慎诊施治，切勿漏诊失治。按本病例在辨证治疗上，除了诊治好骨折外，仍要注重胸部跌打"内伤症"的诊治。否则，骨折伤虽然得到治疗，甚至已有治愈，但仍会遗留跌打"内伤症"疾患。

本例对创伤陈旧性骨折与跌打陈旧内伤结合施治。在办法上主要是通过手法、药物及练功等治疗。注重应用内外调治法则，以修复软组织，理治跌打内伤，促使骨折达到愈合良好，从而使伤残的肢体及功能得到改善及恢复。

施用手法对骨折部软组织修复，不仅对局部有舒筋活血作用，还能对胸部内伤起到理气、通经活络效果。

患者经治疗1周后，胸闷，呼吸不畅均觉好转，胸背部痛感减轻，胸部肿胀亦见消退。3周后，食欲明显改善，呼吸感觉自然，胸部肿胀完全消退，胸背部痛感基本消失。呼吸、转身及两手举高做挺胸活动等也无明显不适。5周后，面色近于正常，神振睡宁，形体渐健，骨折达良好愈合，按压骨折部已不觉痛。背部有力，能挺胸走路，两手作握力负重时，胸背部已无不适。7周后，"驼背"样姿态消失，活动如常人，自觉胸背部痛苦症状均已消除。继续治疗1周，以巩固疗效，随后即停诊。

三、脊柱椎骨骨折

段胜如医案

（单纯椎体压缩骨折，牢记复位锻炼手法）

谢某某，男，22岁。初诊日期：1982年9月19日。

［病史］今日上午 8 时 30 分工作时，约 2 吨重锅炉滑下，压于左肩部，弯腰未倒地，当即昏迷，5 分钟后方清醒，送 301 医院急诊，拍片示：胸 12 椎体压缩骨折，无床位转院治疗。

［检查］神志清楚，呈痛苦面容，血压平稳，双下肢自腹股沟以下触觉、痛觉消失，肌力Ⅱ级，跟腱反射未引出，膝反射正常，给予卧床休息并予以葡萄糖液静脉滴注治疗。

［诊断］胸 12 椎体压缩性骨折。

［处理］复位：凌晨 2 点，病人腰痛及下肢麻木加重，须行椎管减压术，检查并未发现必须马上手术的指征，主张用牵引手法复位治疗，将病人如搓面条似的平直推转俯卧，折叠成 8 寸宽的床单自背部经两腋窝至头前缚于床架铁柱上，一助手持之做对抗牵引，两助手各牵一小腿的踝关节上方，站于方凳上，医者双掌叠起，压于高耸的第 12 胸椎棘突上，由主持者叫一、二、三，在第三声时四人配合用力，正当牵抬下肢使腹部稍离床板时，术者用力下压棘突，一下一下的进行，待病人诉两胸肋或腰痛难忍，方停下休息片刻。如此 4 遍，直至第 12 胸椎棘突已平复为止，结束手法，将病人平直推转到仰卧，一助手屈髋膝使足板踩床上，并维持此一姿势，叫患者双肘屈曲压于床板上，术者双手托腰部，使腰挺起，如此 3 遍，腰下放一软枕，嘱医师护士每日 3 次如上法将病人腰部抬起，治后病人立即感腰痛减轻，背部舒适。

1982 年 9 月 23 日查房，病人腹胀一直未大便，用大黄、芒硝、枳实、厚朴各 9g，水煎服，一剂大便即通。

1982 年 10 月 10 日病人开始能自己在床上做四点支撑，练习挺腰，只是挺腰的高度稍小。

1982 年 10 月 19 日下肢的感觉、运动及反射均有明显改善，嘱回家卧硬板床锻炼、休养。照 X 线片复查，第 12 胸椎椎体已恢复至正常高度的 90%，与治疗前的 X 线片对比，有明显改善。

1982 年 12 月 19 日来门诊复查：仍卧床休息，未下床活动，下肢肌力恢复近正常，有力，跟腱反射引出，胸 12 棘突处压痛轻，照 X 线片胸 12 椎体与 1 个月前相同，嘱可以下床练习行走，但不许弯腰。

1983 年 1 月 2 日来门诊复查：已挺胸下地行走，腰部稍感疼痛，其他一切尚好。

1983 年 2 月 28 日来门诊复查，坐或走约半小时即感腰部有点累，卧时舒服。

1983 年 12 月 7 日来复查：云已恢复原工作，仍开卡车，无何不适，坐 4 小时腰部不感疼痛，照 X 线片，胸 12 椎体骨折已愈合，椎体高度较之以前的照片稍有压低，但不明显，胸 12 与腰 1 椎体前缘已有骨桥连接。

（段胜如. 段胜如临床经验. 华文出版社，2000.）

【诠解】单纯的椎体压缩骨折是脊柱损伤中最常见的一种稳定型骨折。多因患者由高处坠地时，身体呈屈曲位，臀部或足部先着地。由于身体向下的冲力，地面对身体的反冲力使脊柱骤然过度屈曲，所发生的挤压力量可产生椎体压缩骨折。或当患者弯腰工作时，突然有重物由高处下落，击于患者肩背部，暴力传到的部位，产生压缩骨折。此案患者高处跌下，足或臀部着地；或巷道弯腰工作，重物击于肩背部，脊柱骤然前屈，使胸腰段椎体受到很大冲击，诉腰背部剧痛，不敢活动，应考虑有脊柱骨折的可能。

对于脊柱骨折的患者，安排于家庭病房治疗前，须做好三个准备：

（1）绝对卧床 2 周，为此要有人护理大、小便及饮食。

（2）必须睡硬板床，床垫可厚一点。

（3）做一个垫于腰部的软枕，并须逐渐絮高，为稳定已恢复压缩的椎体之用。手法步骤如下：将患者俯卧于整复后不再搬动的硬板床上，一条折叠的床单从背部经两腋窝穿出头前，扎于床头柱上，持之做对抗牵引，两助手各握住一个踝关节，用力同时牵抬下肢，使患者腹部稍微离开床面，与此同时，术者双手掌重叠放于突起的棘突上，用力下压，由主持术者号令，四人配合一致用力，一下一下的直压到棘突平下去为止。其间患者疼痛难受时，可休息片刻，再度牵引配合用力下压，不用麻醉。手法结束后，把患者平推转到仰卧，教会患者在床上做四点支撑挺腰运动。即膝、肘屈，脚板与肘部压于床板上，术者双手托于腰际，将患者腰部尽可能高的抬起，教患者亦如此挺腰锻炼，1 日 3~5次，挺腰的高度由小到大，做到尽可能高的挺起。至此，病人已感腰背部疼痛减轻，舒适轻快，伤后愈早治疗，疼痛减轻愈快，这是由于手法牵引整复，既恢复了压缩的椎体，又理顺了伤处的关节与软组织，也消散了局部的血肿之故。卧床 2 周后，戴一个既围住了腰又能挺胸的支具，下床活动，1 日 2 次（无支具须卧床 3 个月，方可起床），3 个月后去除支具，避免弯腰，6 个月后可做弯腰动作。由于长期处于挺胸姿势，突然可以弯腰，会有弯不下腰及低头不便之感，可进行轻度腰部手法按摩（见腰部手法），经过近百例治疗，从无不良反应。若伤后 10 天半个月才来治疗，经过卧床休息，腰痛已有所减轻，此时采用上述手法，疼痛会加重，但数天即可过去，须向病人说明，以增强对此种治疗的信心，若从预防遗留顽固的腰痛起见，进行此次手法整复，还是值得和有益的。若遇未用手法复位，只卧床、锻炼、挺腰而遗留有坐约半小时即感腰痛难忍的病例，虽已是多年的陈旧老伤，也可应用上述手法，予以每周 2 次治疗，亦有疗效，这是笔者的一点经验，供同道参考。至于药物治疗早期瘀滞肿痛，内服七厘散、复元活血汤等，中期内服正骨紫金丹、接骨丹等。后期可用调补肝肾、活血通络、补气活血等法治疗。

四、骨盆骨折

段胜如医案

（骨盆环断裂怎么箍，中医药治疗特色举）

刘某某，女，32 岁。初诊日期：1982 年 12 月 25 日。

［病史］3 天前骑自行车被一送菜卡车撞倒，当即送某医院后转院，在急诊室住了 3 天，牙齿钢丝固定及下唇缝合，拍摄腰髋部 X 线片，诊为左腰 5 横突骨折，左耻骨上支，右耻骨下支骨折，左侧骶髂关节脱位。未收入病房转院治疗。

［检查］无盆腔脏器破裂现象。诉腰痛，腹胀，不能坐或站立，左髋不能活动，肿胀，耻骨联合处肿胀，压痛。

［诊断］

（1）左腰 5 横突骨折。

（2）左耻骨上支，右耻骨下支骨折。

（3）左侧骶髂关节脱位。

［处理］

1. 手法治疗

1982 年 12 月 29 日在硬膜外麻醉下，上身两腋窝固定，人力牵引左下肢，在可移动 X 线机透视下，左骶髂关节脱位——牵引即复位，将病人右侧半斜卧位，并固定此体位，常规消毒盖布，手摇钻进克氏针前，再透视复位正常，继续维持牵引，术者从髂后上棘斜向内下方进针，一直手感针前进在骨质硬度上，直至克氏针进 5~6cm 后，针进在空虚无抵抗处，乃停止针前进，再从髂后下棘斜向内上与第一根针交叉钻入，钻毕再透视，见两根克氏针均未穿入盆腔，被动伸屈髋关节，骶髂关节不再脱位，将克氏针剪断，尾部卷曲留于皮外，用酒精纱布包好针孔，送回病房，臀部垫一气圈，患侧下肢膏布皮牵引。

2. 药物治疗

早期治宜活血消肿、理气止痛，内服活血灵汤，中后期，病人基本情况好转，骨位稳定，疼痛减轻，肿胀消退，治宜舒筋活络、益气养血、壮骨补骨，先后内服三七接骨丸、养血止痛丸、加味益气丸、壮腰健肾丸或十全大补丸。

1983 年 1 月 21 日去除下肢膏布牵引，练习患侧下肢活动。

1983 年 2 月 28 日拔除克氏针，患侧下肢不负重在床边练习站立。

1983 年 3 月 30 日已扶双拐患肢不负重步行，X 线片显示耻骨支骨折处已有骨痂生长，左骶髂关节复位正常，丢拐缓步行走，可以出院。

1983 年 6 月 30 日出院 3 个月来复查，左腰及臀部走约 200m 即感酸痛，步行无力，须休息。压腰 5 左侧及骶髂关节边缘酸痛明显，给予按摩后立即轻松舒适，嘱暂不宜走太长的路。

1984 年 1 月 10 日来复查，于王府井百货大楼购物，走 1 小时后方感腰臀部酸痛，即不敢多走，其他无何不适。

1986 年 1 月 10 日复查，已恢复学校工作，干家务，曾去泰山旅游 10 天，均无任何不适。

随访 15 年，预后良好。

（段胜如 . 段胜如临床经验 . 华文出版社，2000．）

【诠解】骨盆骨折脱位，常由较大直接冲击力引起，是一种严重损伤，骨盆部位疼痛明显，髋关节一动即痛，不敢翻身，要注意骨盆内的脏器有无损伤，如血管、肠管、膀胱、尿道等破裂出现的症状。

治疗上对于一侧耻骨单支或上、下支骨折或两侧耻骨单支或上、下支骨折或耻骨联合分离，中医正骨的治疗，是不卧床休息，伤处的疼痛点要手法按摩，以散瘀、活血、止痛。手法的轻重，要根据病人的耐受力，以按摩当时及其后均感舒适为度。内服生骨壮筋之品，如正骨紫金丹（见成人股骨头缺血性坏死）一般 4~6 周疼痛明显减轻，可以恢复轻工作。对于耻骨支骨折合并骶髂关节脱位的病人，由于骨盆环的完整被破坏，一般的治法是复位，卧床，牵引，但复位多不理想，因骶髂的耳状面关节很不稳定，大小便时易移动，曾遇见数例复位后，卧床牵引 3~6 周，照片骶髂关节脱位如前。乃采用在 X 线透视下，用人力牵引复位正常后，病人健侧半斜卧位，常规消毒铺巾后，人力继续维持牵引，用手摇钻将克氏针从髂后上棘斜行经骶髂关节钻入骶骨，手感体会到克氏针是钻在骨质的硬度上进针，若手感钻入在空无抵抗处，则停止前进，平行或从下向上交叉钻入另一根克氏针即可。有电视荧光屏的设备，可在直视下钻入，无此设备，须钻好后再照 X 线片 1 次，以便认可或将针做部分调整，最后把克氏针尾部卷曲，留在皮外，用酒精纱布缠好针孔，回病房臀部垫气圈，患侧下肢行膏布皮肤牵引 8~10 周，然后拔除克氏针，在床上活动 1 周，扶双拐，患侧下肢不负重行走，待 X 线照片骨折已愈合，方可丢拐步行，有患侧腰腿部疼痛不适者，可行按摩治疗。

该病案患处因筋骨脉络损伤，气血受损，血离经脉，瘀积不散，气滞血瘀。"不通则痛"，故患者夜休差。方拟活血续骨、平肝安神之剂，以渐化瘀血，减轻疼痛。后期筋骨虽续，肝肾已虚，方拟补肾壮腰之品。继续治疗 3 个月余，上述症状基本消失，恢复较好。

上肢关节脱位医案

一、肩关节脱位

陆银华医案

（左肩关节下脱位，多人抬杠来复位）

崔某某，男，38岁。初诊日期：1964年2月11日。

[病史] 11天前不慎跌扑，左手撑地，当即左肩部疼痛剧烈，局部畸形，近3天疼痛虽有好转，然畸形、功能障碍依然。

[检查] 左方肩畸形，关节部位空虚，手臂不能靠胸，腋窝部可摸到肱骨头。

[诊断] 左肩关节下脱位。

[处理]

1. 手法治疗

（1）复位：多人抬杠复位法，复位后畸形消失，外敷四黄膏。

（2）夹缚固定：患臂屈肘90°，紧贴胸壁悬吊固定，4周后去除固定。

2. 药物治疗

复位后3天：内服活血化瘀汤，方剂如下。

处方：归尾、赤芍、桃仁、泽兰、茜草、申姜各9g，生地12g，川芎、土红花、乳香、没药各3g。

功效：活血化瘀。

主治：四肢关节脱位、损伤。

制用法：水煎服，日1剂，分2次服用，3剂。

二诊：复位后第4天：疼痛已除，功能未复，治拟活血舒筋。方药如下。

处方：当归、白芍、秦艽、五加皮、申姜各9g，生地12g，川芎、土红花、乳香、没药各3g。

功效：活血舒筋。

主治：四肢关节脱位、损伤。

制用法：水煎服，日1剂，分2次服。3剂。

外敷四黄膏，四黄膏组方如下。

大黄、黄芩各6000克，黄柏8000克，山栀9000克。以上诸药切碎磨细筛过密藏备用，清水浸菊花，烧开滤汁调匀，再加蜂蜜少许，批敷患处。

功效：活血，化瘀，止痛。

主治：一切外伤科之瘀血红肿热痛症。

制用法：外敷患处。

禁忌证：凡创伤出血及伤后引起湿疹作痒者。

随访，功能良好，无后遗症。

（沈敦道，等. 陆银华治伤经验. 人民卫生出版社，1984.）

【诠解】肩关节由肩胛骨的关节盂与肱骨头构成，是典型的球窝关节。肱骨头大，呈半球形，关节盂小而浅，约为肱骨头关节面的1/3多；关节囊和韧带松弛薄弱，关节囊前下方缺少坚强的韧带和肌肉保护。肩关节是上肢持物及人体活动范围最大的关节。在全身关节中运动范围最广，能使臂部前屈、后伸、上举、内收、外展及内、外旋等各方向活动。由于肩关节结构不稳、活动范围又广，因此，它是临床上最常见的关节脱位之一。常见于青壮年。

肩关节脱位，好发于20~50岁之间的成年男性。根据脱位的时间长短和脱位次数的多寡，可分为新鲜性、陈旧性和习惯性脱位三种。根据脱位后肱骨头所在的部位，又可分为前脱位、后脱位两种。前脱位又可分为喙突下、锁骨下、盂下脱位和胸腔内脱位。其中以喙突下脱位为多见。由于肌肉的收缩、牵拉作用，盂下脱位多转变为喙突下脱位。新鲜脱位处理不及时或不妥，往往转变为陈旧性脱位，部分患者可合并肱骨大结节撕脱骨折，体虚者，经一次脱位后，有时形成习惯性脱位。

成业田医案

（骨折脱位，脚蹬复位）

侯某某，女，58岁。初诊日期：1972年7月6日。

[病史] 右肩着地摔倒，当即来医院治疗。

[检查] 右肩肿胀，呈方形肩，杜加征阳性，拍X线片为右肩关节脱位（盂

下型），合并大结节撕脱骨折。

［诊断］右肩关节脱位（盂下型），合并大结节撕脱骨折。

［处理］

（1）复位：采取手法复位，一次成功，绷带固定。

（2）固定：将患肢肘关节屈曲90°，用三角巾悬吊于胸前，然后嘱其练习功能运动，在此期间，可做握拳和耸肩等活动，但让病人3、4周内要禁止做上肢外展，外旋动作，后痊愈，功能正常。

（北京市老中医经验选编. 北京出版社，1980.）

【诠解】肩关节脱位在骨科来说，是一种常见的损伤。因为肩关节不但活动范围较大，而且加上关节盂浅小，关节囊松弛等结构上的弱点，所以在日常生活工作中，遭受直接或间接暴力打击，发生脱位的机会也相对增多。根据肩关节脱位后，肱骨头所停留的部位不同，又分为三种。①下脱位：肱骨头位于关节盂下方；②前脱位：肱骨头位于关节盂前，喙突或锁骨下部；③后脱位：肱骨头位于关节盂的后侧，前脱位较常见，其中以喙突下脱位最多，后脱位极少见。且肩关节脱位好发于20~50岁的男性，根据脱位的时间与复发次数，分为新鲜、陈旧和习惯性三种。

唐志宁医案

（右肩关节前脱位，复位固定捆胸臂）

患者，男，27岁。初诊日期：1996年3月10日。

［病史］打球时跌倒，躯干向一侧倾斜，手掌撑地致伤。引起右肩部肿痛，畸形，活动受限。伤后3小时就诊。

［检查］发现右肩关节肿胀、疼痛，呈"方肩"畸形，功能障碍，患臂弹性固定于20°~30°肩外展位，杜加征阳性，肩峰下部空虚，旋转肱骨干时，可在喙突下扣及到脱位的肱骨头，无血管神经损伤体征。X线摄片示：右肩关节前脱位（喙突下脱位）。

［诊断］右肩关节前脱位（喙突下脱位）。

［处理］

1. 手法复位

（1）复位：即行手法整复，屈肘90°，将臂部保持在内收内旋位，前臂依附胸前。

（2）固定：用绷带固定于胸臂，三角巾悬吊。X线片示：右肩关节前脱位已复位。

2．药物治疗及练功

术后1周除去绷带，仅保留三角巾继续悬吊2周，拆除外固定后，按术后常规处理，30天复查，肩关节活动功能恢复正常。

（《关节脱位及邻近骨折手法复位图解》）

【诠解】肩关节脱位的病因不外直接和间接暴力两种。直接暴力，多因打击或冲击等外力直接作用于肩关节而引起，但极少见。临床常见的是向后跌倒时，以肩部着地或因后方的冲击力，使肱骨头向前脱位。间接暴力，可分为传达暴力与杠杆作用力两种，临床最多见。

（1）传达暴力：患者侧向跌倒，上肢外展外旋，手掌向下撑地，暴力由掌面沿肱骨轴向上传达致肱骨头。肱骨头可能冲破较薄弱的关节囊前壁，向前滑出至喙突下间隙形成喙突下脱位，较为多见。若暴力继续向上传达，肱骨头可能被推至锁骨下部成为锁骨前脱位，较为少见。

（2）杠杆作用力：当上肢上举，外旋，外展向下跌倒，肱骨颈受到肩峰冲击，成为杠杆支点，使肱骨头向前下部滑脱，先呈盂下脱位，后可滑至肩前成喙突下脱位。

林如高医案

（肩关节脱位陈旧伤，立位杠杆整复上）

宋某，男，31岁，长乐县古槐乡农民。初诊日期：1983年5月26日。

［病史］患者于40天前从3m高水库堤坝上摔下，当时右肩部畸形、肿痛、活动障碍，曾就诊当地个体医生，给予复位、固定，局部肿痛减轻。但于上周解除固定时，发现右肩部仍畸形，右上肢不能上举，遂在县医院拍片诊为：右肩关节脱位，今转院治疗。

［检查］患者面色稍苍白，舌暗红，脉沉细。左肩部呈"方肩"畸形，肩部肌肉萎缩，局部轻压痛，在锁骨下可触及肱骨头。右肩活动受限，以外展及上举受限为明显。右手搭肩试验阳性。

［诊断］右肩关节陈旧性脱位。

［处理］

（1）复位：治疗经过：入院后右肩部先以旧伤洗剂熏洗，每日3次，连续

3天。在每次熏洗后，采用拔伸、摇转及局部按摩等手法，以松解粘连和挛缩，使右肩活动度逐渐增大。3天后进行复位，先在肩关节囊内注射1%普鲁卡因15ml，然后以立位杠杆整复法进行复位，听到响声，当即畸形消失，右手搭肩试验阴性。

（2）固定：在右腋下置腋管，再以绷带单肩"8"字固定，局部外敷活血散，内服壮骨舒筋汤。

1983年6月18日X线拍片复查示右肩关节对位良好，解除外固定，逐渐练右肩部各方向活动。5周后患者右肩活动基本正常。出院带回舒筋止痛水外擦。

（林子顺．中国百年百名中医临床家丛书·林如高．中国中医药出版社，2003．）

【诠解】立位杠杆整复法是林如高用以整复陈旧性肩关节脱位的手法。在臂丛或局部麻醉下，患者取坐位，第一、第二助手分别站在患者前、后侧，用肘部同抬一条圆木棍（硬木制成，直径3~4cm，中段均匀包扎棉花约20cm长度），置于患侧腋下，嘱两助手用力将棍子向上抬高，使患肩处于抬肩位为度。医者站在患肢前外侧，双手分别握住臂中部及下部，肩部外展45°，向下用大力拔伸，同时逐渐摇转，肱骨头已松动后，第二助手将棍子拿开，第一助手从健侧双手指交叉扣紧，抱住患侧胸廓腋下部，不使其身体向患侧倾斜。医者一手继续握住患肢臂中部进行持续牵引，另一手拇指置于患侧肱骨，余指插入患侧腋下，提托肱骨头，同时外旋，逐渐内收臂部，听到响声，即已复位。

肩关节脱位常有明显的外伤史或既往有习惯性肩关节脱位史，稍受外力作用又复发。肩部疼痛、肿胀、功能障碍，若合并肱骨大结节撕脱者，局部肿胀明显，可有瘀斑或骨擦音，患者带用健手扶托患肢前臂。患肢失去圆形膨隆外形，肩峰显著突出，肩峰下部空虚，形成"方肩"畸形，并弹性固定于肩外展20°~30°位置，在喙突下，腋窝内或锁骨下可触及肱骨头，搭肩试验阳性，盂下脱位时患肢较健侧长。此外还要注意患肢有无神经、血管损伤的表现。

二、肩锁关节脱位

胡黎生医案

（右肩锁关节全脱位，八字加屈肘绷带来固定）

潘某某，女，35岁。

［病史］因车祸右锁骨外端疼痛，经石膏固定症状不减，转院治疗。

［检查］解除石膏固定，右肩关节活动受限，锁骨外端显著隆起，弹拨征（+++），X线片示：右肩锁关节间隙显著增宽，锁骨外端上移位 2cm。

［诊断］右肩锁关节全脱位。

［处理］

1. 手法治疗

（1）复位：用"∞"字绷带加屈肘绷带上肢悬垂法固定之。

（2）固定：术者按压脱位之锁骨，将内衬厚纱布的长方形硬纸壳置于锁骨肩峰端。助手用一条宽胶布固定硬纸壳，胶布两端达胸背部乳头水平线；继用后"∞"字绷带固定，将两条长 30cm 胶布自压垫开始交叉贴至"∞"字绷带外缘，后余者留置于臂部。肘屈 90°、前臂中立位，经肩上压垫至肘，经绷带数周，以胶布固定肩肘绷带前后侧，最后反折留置胶布于"∞"字绷带上。

2. 练功治疗

治疗 57 天复查，X线显示：右肩锁关节近解剖复位，临床治愈。4 个月复查，伤肢活动正常。

（《名老中医经验全编》）

【诠解】此例是由外伤引起的右肩锁关节全脱位，故用"∞"字绷带加屈肘绷带上肢悬重法固定之。①此法主要原理在于"∞"字绷带加硬纸壳固定保持复位相对稳定，肩肘绷带对脱位局部可产生上下方向相反的平衡拉力，即上肢重力拉脱位近端向下，绷带通过肘下又可产生向上方向的拉力，托牵脱位远端向上，会使脱位关节面、肩锁韧带、喙锁韧带断端紧密接触、保持准确良好的复位，有效地控制脱位。②肩部反折胶布及屈肘绷带前后固定胶布对防止"∞"字绷带和肩肘绷带滑脱，对维持复位和固定有主要作用。③对合并肩胛骨颈骨折者，务必先拔伸整复，待肩胛骨颈嵌顿解除后，本法才能发挥作用。胡氏对肩锁关节脱位患者多采用此法治疗，疗效可靠。4 年来治愈 30 余例，可见此法有相当的疗效。在治疗时可辅以中药，初期用活血祛瘀药，后期用补益气血药。

段胜如医案

（右肩锁关节全脱位，胶片纸盒来复位）

刘某某，男，40 岁。初诊日期：1981 年 2 月 10 日。

［病史］骑自行车被后面飞快跑车撞倒，右肩着地，肩部疼痛，立即肿胀，

送附近医院，照片云肩锁关节脱位，需手术治疗，患者不同意，转院治疗。

［检查］双侧肩锁关节对比右侧明显高起，压之浮动感显著，局部肿胀有瘀斑，X线片示锁骨远端与肩峰明显分离，喙锁之间的距离显著增宽。

［诊断］右肩锁关节脱位。

［处理］

1. 手法治疗

（1）复位：用装胶片的纸盒剪成银元大小的纸片4块，浸湿叠起，外用一层棉花包裹，放于高凸的肩锁关节上用胶布条固定，然后将宽8cm胶布撕下2m长备用，腋下放一拳大棉球，助手一手压肩锁关节，另手托肘部，两手配合用力，使肩锁关节完全复位。

（2）固定：术者将8cm宽的长胶布（一端由护士牵好）从乳头上方贴起（已用酒精去除皮肤油脂）经肩锁关节由背部绕肘关节回到胶布的起端，如此绕缚两圈。当正在用胶布缠绑时，术者与助手均是在用力使肩锁关节完全复位的情况下进行固定的。然后患肢臂部用3列绷带环绕绑缚于胸廓上，前臂颈腕吊带。固定结束后，照双肩前后X线片，显示复位良好。

2. 治疗及练功

1983年2月17日复诊：照X线片示复位良好如前，为保险起见，在原有2次胶布固定基础上，再如前在肩肘部用胶布条加固1圈。

1983年2月24日复诊：再照X线片，复位良好如前，在原有2次胶布固定基础上，再用胶布条加固1次。

1983年3月3日复诊：未照片，就在原有3次胶布固定基础上再加固1次胶布固定。

1983年4月7日复诊：照X线片，见肩锁关节复位良好，乃去除多层胶布固定，照双肩前后X线片，两肩锁关节相似，达到解剖复位。嘱锻炼肩关节，锻炼的力量与运动范围由小到大，以不发生患肩疼痛为度。

1983年4月14日复诊：患肩运动较前有进步，给予肩部轻柔的手法按摩及缓慢的肩关节活动。嘱锻炼如前。

1983年4月21日复诊：患肩运动继续有进步，轻柔的按摩及缓缓被动活动肩关节，嘱如前锻炼。

1983年6月21日复诊：因出差在外2个月，返京后即来复诊。检查患侧肩锁关节无压痛，肩关节前屈上举140°，外展90°，内收正常，后伸摸背达胸6棘突，已完全恢复了患肩的运动功能。照X线片，两侧肩锁关节等平，可以停诊，嘱半年内不参加重体力劳动。

（段胜如．段胜如临床经验．华文出版社，2000．）

【诠解】肩锁关节脱位有明显外伤史，诉肩锁关节部疼痛，暴露两侧肩膀对比，可见伤侧凸起，肿胀，肩关节活动受限。检查时可见凸起处压之疼痛，锁骨外端高凸处压按有浮动感，探触喙突也有压痛，照双肩前后 X 线片显示锁骨远端高出肩峰，且锁骨与喙突距离增宽。这是由于肩锁关节由肩胛骨肩峰关节面与锁骨肩峰关节面构成。喙锁韧带有固定关节的作用，一旦断裂，肩锁关节即完全脱位，若只有肩锁韧带断裂，锁骨远端向上移位，但不高出很多，谓之半脱位。无论半脱位或全脱位，只要断裂的韧带面新鲜，均可用手法复位，继续维持复位后的稳定，则撕裂后参差不齐的断裂纤维即长合，因而能获得复位优良的效果。

治疗时嘱患者坐位，上身脱光，不用麻醉，将剪好的银元大小的纸片 4~6 层，浸湿后可塑形包衬棉花，用胶布粘贴在锁骨远端的高凸处，令助手一手压下肩锁关节，另手托患肢肘部，向上推挤，双手配合用力，术者将已做好，安有尼龙扣条的布带，自肩向肘部用力缠绕 2 圈，缠绑时助手正上下加压使脱白复位。

唐志宁医案

（肩锁关节半脱位，弧形小夹板巧应对）

患者，女，29 岁。初诊日期：1995 年 4 月 6 日。

［病史］骑自行车跌倒致伤，引起左肩部肿痛，活动受限。伤后 2 小时就诊。检查发现左肩锁关节肿胀、疼痛，功能障碍，锁骨远端向上隆突，压痛明显，按压有弹跳征。X 线摄片示：左肩锁关节半脱位。锁骨远端向上移位，肩峰与锁骨不在同一水平面上。

［诊断］左肩锁关节半脱位。

［处理］复位：将一弧形小夹板置左肩锁关节上，宽胶布固定，屈肘 90°，颈腕带悬吊。X 线片示：左肩锁关节半脱位已复位。术后 5 周拆除外固定，按术后常规处理，45 天后复查，左肩锁关节已复位，肩关节功能恢复正常。

（《关节脱位及邻近骨折手法复位图解》）

【诠解】肩锁关节脱位时有肩锁韧带破裂，但喙锁韧带完整，肩锁关节呈半脱位。肩锁和喙锁韧带同时破裂者，肩关节呈全脱位。肩锁关节全脱位可见锁骨外端上撬顶起皮肤隆凸。肩部肿胀，疼痛明显。从后方望诊畸形更加明显，肩部外形呈"阶梯形"畸形。检查时术者一手托住患侧肘关节，另一手轻柔地把锁骨推向下方，如果这样可以改变锁骨远端外形，则证实肩锁关节半脱位或全脱位。

三、胸锁关节脱位

唐志宁医案

（胸锁关节结构怪，脱位以后复位快）

何某，男，40岁。初诊日期：1998年3月2日。

［病史］行走时，被人撞击左肩部致伤。引起右胸部肿痛，活动受限。伤后2小时就诊。

［检查］左上胸肿胀，疼痛，活动受限、局部隆突，皮下可触及向前上脱位的锁骨近端，左胸锁关节处凹陷，压痛明显。X线摄片示：左胸锁关节前上方脱位。

［诊断］左胸锁关节前上方脱位。

［处理］

（1）复位：即行手法整复，随着复位响声锁骨近端隆突畸形消失。

（2）固定：后"8"字绷带及锁骨外固定，嘱抬头，双手叉腰。X线片示：左胸锁关节脱位已复位，嘱卧床配合治疗。术后3天复查，左胸锁关节再次向前上方脱位。再行手法整复，脱位复位后仍不稳定，拒入院手术治疗，未做随访。

（《关节脱位及邻近骨折手法复位图解》）

【诠解】胸锁关节是上肢和躯干连接的唯一关节，由锁骨胸骨端与胸骨柄相应的锁切迹及第1肋软骨的上面共同构成。关节囊坚韧，周围有韧带加强。关节内有由纤维软骨构成的关节盘，将关节腔分隔为内下和外上两部分。该关节盘可在垂直轴上做前后运动，在矢状轴上做上下运动，在冠状轴上做旋转运动，还可做环转运动。运动时，肩部随锁骨同时活动。

胸锁关节前上方脱位多由摔倒时，肩部处于下垂及伸展位。冲击力作用于肩部前外方外力沿着锁骨向内侧传递以及沿着肩胛骨向后侧传递。这些外力作用于胸锁关节部位，导致胸锁关节前上方脱位。如果外力作用继续，锁骨会碰到第 1 肋，第 1 肋作为杠杆的支点将锁骨撬向前侧及外侧，使锁骨向前上方脱位。

四、肘关节脱位

唐志宁医案

（脱位骨折复合伤，固定时间不能长）

患者，男，15 岁。初诊日期：1996 年 5 月 21 日。

〔病史〕打球时跌倒，右手掌撑地致伤。引起右肘部肿痛、畸形、活动受限。伤后 1 小时就诊。

〔检查〕发现右肘关节疼痛、肿胀，肘尖后突畸形，肘前后径增宽，肘后三角关系改变，弹性固定于半伸肘位，肘屈伸功能障碍。X 线摄片示：右肘关节后脱位，合并尺骨冠突骨折，骨折片向前上方移位。

〔诊断〕右肘关节后脱位合并尺骨冠突骨折。

〔处理〕

1. 手法复位

（1）复位：即行手法整复。屈肘 110° 前臂旋后位，单侧后夹板作超肘关节固定。X 线片示：右肘关节已复位，尺骨冠突骨折片对位满意，再行捺正手法矫正其残余移位，屈肘 130°。

（2）固定：告知患者，脱位经复位固定后，不可放松固定或用力拽屈拽直。此处筋多，吃药后若不屈直，则恐成疾，日后屈直不得。肘关节损伤后极易产生关节僵硬，故脱位整复后，应鼓励患者早期练功活动。

2. 练功活动

固定期间可做肩、腕及掌指等关节活动，去除固定后，逐渐开始肘关节主动活动，以屈肘为主，伸肘功能由前臂下垂的重力及提物而逐步恢复。必须避免肘关节的粗暴被动活动，以防发生损伤性骨化。术后 3 周拆除外固定，按术后常规处理。30 天后复查，右尺骨冠突撕脱骨折对位好，已临床愈合。肘关节屈伸活动范围 145° ~10°。

（《关节脱位及邻近骨折手法复位图解》）

【诠解】本病受伤机制多由传递暴力或杠杆作用所致。跌倒时，肘关节呈伸直位，前臂旋后，手掌撑地，使肘关节过度后伸，鹰嘴突尖端急骤地冲击肱骨下端鹰嘴窝，产生一个有力的杠杆作用，使止于冠突下的肱前肌及关节囊的前壁撕裂，在关节前方无任何软组织阻止的情况下，肱骨下端继续前移，尺骨鹰嘴向后移，形成临床上常见的肘关节后脱位。

肘关节后脱位合并肱动脉受压及肱动脉断裂，国内外文献均有报道，临床诊治应引起注意。如疑有血管损伤应尽早处理，特别是当肘关节复位后肘部肿痛不减反而加剧，而且患肢血运障碍无改善，不能扪及桡尺动脉搏动时应及早手术探查，否则可造成不可逆的损伤。

肘关节后脱位的诊断要点及与前脱位的比较：后脱位时肘关节疼痛、肿胀、活动功能障碍。肘窝前饱满，可摸到肱骨下端，尺骨鹰嘴后突，肘后部空虚，呈靴状畸形。有时可触及冠突或肱骨内上髁的骨折片。肘关节呈弹性固定在45°左右的半屈位，肘后三点骨性标志的关系发生改变，前臂前面明显缩短（与健侧对比），关节前后径增宽，左右径正常。若有侧方移位，还呈现肘内翻或肘外翻畸形。

前脱位时肘关节疼痛、肿胀、活动功能障碍。肘关节过伸，屈曲受限，呈弹性固定。肘前隆起，可触到脱出的尺桡骨上端，在肘后可触到肱骨下端及游离的鹰嘴骨折片。前臂前面较健侧显长。

胡黎生医案

（右肘关节后脱位，屈肘联合夹板对）

患者，女，48岁。初诊日期：1985年12月7日。

[病史] 下电车时被人拥倒，右前臂伸直旋后位手掌触地后，肘关节疼痛，不能活动2小时。

[检查] 右肘关节变形，肘窝空虚，肘后三角关系异常，肘关节摇摆，并有骨擦感。摄X线片示：右肘关节后脱位，远端并向桡侧移位，肱骨内上髁撕脱、粉碎，骨折片卡于关节内。

[诊断] 右肘关节后脱位伴肱骨内上髁撕脱骨折。

[处理]

1. 手法复位

（1）复位：手法整复：患者仰卧，两助手分别握持其臂部上端、前臂下端，伸直位对抗牵引3分钟，术者双手环抱其肘关节，四指在前，拇指在后，对向推移同时，令远位助手渐屈肘关节至90°，继术者摇摆肘关节，并环抱拢聚肘关节矫正侧移，再反复屈伸肘关节。功能正常，即表示骨折脱位矫正。复摄X线片：骨折、脱位矫正，解剖复位。

（2）固定：夹板固定，复位后行屈肘联合夹板绷带固定，内上髁处置10层纱布垫，以2cm宽、20cm长弹性较好的竹片，顺前臂长轴方向用胶布固定之，再以绷带缠绕加固，屈肘90°悬吊于胸前。5天调整固定1次。

2. 药物治疗及练功

以"胡氏三七活血丸"内服2周。治疗2周复查，肘关节肿痛消失，屈伸功能完全恢复正常，唯肘内侧韧带略松弛，X线示：肱骨内上髁骨折线模糊，临床治愈。解除固定物，投"胡氏壮筋续骨丹"，外用熏洗药，并进行功能锻炼。

（董建华，等. 中国现代名中医医案精华. 北京出版社，1990.）

【诠解】肘关节后脱位临床多见，系因伸肘旋后位手掌触地时间接暴力致尺骨鹰嘴后移，肱骨内上髁撕脱和侧方移位。此症救治及时，复位容易，并可完全恢复功能，手法整复效果相当满意。如延误治疗造成陈旧性损伤，则即便进行手法整复，功能也会受限制。故早期诊断、早期治疗十分重要，本案2周痊愈，即是证明。

胡氏整复肘关节脱位，无论后脱位或前脱位，均强调要较长时间伸直位对抗牵引，以使肌肉充分松弛。脱位远、近两端平行移位，骨端重叠矫正为复位奠定良好基础。摇摆和双手环抱及反复屈伸肘关节，既可矫正侧方移位，又利于关节内骨片复位。胡氏有时采用牵引旋转前臂以矫正桡骨小头脱位和肱骨内、外髁骨折移位，同时，有舒理筋脉之功效。

屈肘联合夹板使前臂有所依托，又便于早期屈伸功能的锻炼。后脱位，须于肘后夹板后加20层纱布垫，目的在于防止肘关节屈伸时再脱位。

新鲜肘关节脱位固定时间以2周左右为宜，以利于关节囊和肘关节周围韧带愈合，时间过短愈合不佳，时间过长则影响肘关节功能恢复。几年来，胡氏用上述方法治疗肘关节脱位数十例，均获较好疗效。

萨仁山医案

（左肘关节后脱位，骨化性肌炎中药对）

王某某，女，51岁，干部。初诊日期：1974年10月3日。

［病史］来院前曾在某医院诊断为左肘关节脱位，整复2次未成功。

［检查］左肘瘀血肿胀很重，功能障碍，经X线拍片为：左肘关节后脱位。

［诊断］左肘关节后脱位。

［处理］复位：当即手法整复，1次成功，后因以往曾进行多次手法，高度瘀血，后期形成骨化性肌炎，经中药内服外用，治疗骨化性肌炎而获痊愈，疗程1个月。

（北京市老中医经验选编．北京出版社，1980．）

【诠解】全身所有的脱位中，以肘关节脱位最为多见。其发生原因多由间接暴力所致，当肘关节处于伸直位，手掌着地跌倒时，身体重量的冲力沿臂部下传，而地面的反冲力则沿前臂上传，此两种相对的冲力集中于肘部而致关节脱位。由于当时上肢内收或外展所处的位置不同，根据尺骨鹰嘴在脱位后所处的部位不同，肘关节脱位又分为前脱位、后脱位、内脱位、外脱位四种类型。除前脱位在临床上极罕见以外，以后脱位较多，并且常与内、外脱位合并发生，形成后外脱位或后内脱位，同时不少人还常兼有肱骨内上髁的撕脱骨折。

林如高医案

（单纯肘关节后脱位，拔伸屈肘法来复位）

林某，女，38岁，福州市针织厂工人。初诊日期：1969年7月26日。

［病史］患者于3小时前因骑自行车不慎跌倒，以左手先着地，左肘部即感肿痛剧烈，伴见畸形而来院治疗。

［检查］患者痛苦面容，右手托扶左前臂，左肘部固定于130°位，呈轻度肘内翻畸形，左肘窝饱满，可摸到肱骨小头，肘后空虚，尺骨鹰嘴在肘后内侧触及。X线片：左肘关节后脱位，伴尺侧移位。

［诊断］左肘关节后脱位。

［处理］

1. 手法复位

（1）复位：治疗经过：患者正坐靠背椅上。助手站于患肢外侧，双手环握患者臂中部。医者一手握前臂下部，进行相对拔伸。另一手拇指按尺骨鹰嘴向前，余指推挤肱骨髁上向后，同时逐渐屈曲肘关节，听到响声，即达复位。如合并有侧脱位，应在拔伸下先用双手掌相扣挤手法整复侧脱位，然后再以拔伸屈肘法整复后脱位。

（2）固定：屈肘90°位纱布胸前悬吊固定。局部外敷消肿散，内服安神止痛汤。

2. 药物及练功活动

2周后局部肿痛消失，解除固定，以舒筋止痛水外涂，内服风伤伸筋汤，练左肘屈伸活动。3周后左肘关节活动接近正常，给化瘀通络洗剂熏洗，于4周后（8月25日）查患者肘部活动正常。

（张文康.中国百年百名中医临床家丛书.中国中医药出版社，2003.）

【诠解】拔伸屈肘法系林氏整复单纯性肘关节后脱位的手法。整复方法：先轻度拔伸，矫正侧方移位，然后以拔伸屈肘法整复，当即疼痛减轻。在胸前悬吊固定2周后，内服风伤伸筋汤、外涂舒筋止痛水，同时配合肘关节屈伸活动，可加快肘关节恢复正常功能。肘关节移位时，肘窝部和肱三头肌腱常因肱前肌腱被剥离，骨膜、关节囊被撕裂，以致在肘窝形成血肿，该血肿容易发生骨化，成为整复的最大障碍或影响复位后肘关节的活动功能。另外，肘关节脱位可合并肱骨内上髁骨折，有的还夹在关节内而影响复位，若忽视将会造成不良后果。移位严重的肘关节脱位，可能损伤血管与神经，应予以注意。

五、桡骨头脱位及半脱位

唐志宁医案

（桡骨头复位较容易，早晚期并发症应注意）

患者，男，10岁。初诊日期：1995年8月21日。

［病史］跑步时跌倒，右手掌撑地致伤。引起右肘部肿痛，活动受限。伤后3小时就诊。

［检查］发现右肘部肿痛，肘窝前上方隆突，压痛明显，肘屈伸及前臂旋转功能障碍。X线摄片示：右桡骨头向前上方脱位。

［诊断］右桡骨头脱位。

［处理］复位：即行手法整复，屈肘110°前臂旋后位，前、后侧夹板做超肘关节固定。X线示：右桡骨头已复位。术后3周，拆除外固定，按术后常规处理。30天后复查，肘关节屈伸及前臂旋转功能恢复正常。

（《关节脱位及邻近骨折手法复位图解》）

【诠解】单纯外伤性桡骨头脱位少见，但脱位合并骨折并不少见。儿童多于成人。单纯性桡骨头脱位，多由间接暴力引起，如前臂处于旋前位，突然受到外力牵拉，肘关节外侧关节囊和环状韧带被撕裂，又因肱二头肌的收缩，造成肱桡关节和上桡尺关节脱位，即桡骨头脱位。

治疗脱位时，要特别注意和预防脱位并发症的发生。脱位并发症是因构成关节的骨端移位而引起的其他损伤。并发症分为两种，一种是与脱位同时发生的损伤，称为早期并发症；另一种是脱位当时并未发生，而脱位整复以后逐步出现的病症，称为晚期并发症，早期并发症若能早期发现并妥善处理，则预后多佳；晚期并发症的疗效，很难达到满意程度。故对早期并发症应以早期积极治疗为主，而对晚期并发症则应以预防为主。

林如高医案
（牵拉肘复位很简单，成习惯性脱位就麻烦）

林某，3 岁，福州市郊盘屿乡人。初诊日期：1984 年 2 月 8 日。

［病史］于 2 小时前由患儿母亲手牵其右前臂走路时，孩子不慎跌倒，其母以手提起，患儿即哭吵不安，右手不愿上举。

［检查］患儿面色青，哭吵不安，右肘呈半屈曲，前臂旋前位，右肘部未见明显肿痛，但右肘外侧桡骨头处压痛，不肯触摸，右手上举障碍。

［诊断］右桡骨头半脱位。

［处理］复位：以小儿桡骨头半脱位复位手法整复，听到响声，当即患儿不哭，右手能上举取物。复位后以绷带悬吊屈肘 90° 位 2 天，嘱家长避免牵拉患肢。

（林子顺. 中国百年百名中医临床家丛书·林如高. 中国中医药出版社，2003.）

【诠解】桡骨头半脱位复位手法：成人正坐椅上，抱住患儿。医者一手握住前臂下部，另一手拇指按压在桡骨头，余指握住肘部，将前臂旋前并屈曲肘部，即见小儿患肢能屈肘、上举，活动自如。若不能复位，则一手稍加牵引，然后屈曲肘关节，常可听到或感到轻微的入白声。也可屈肘 90°，向旋后方向来回旋转前臂，至闻及入白声，则已复位。复位后一般不需要制动，也可用颈腕吊带或三角巾固定屈肘 90° 位 2~3 天，并嘱家长避免牵拉患肢，为小儿穿、脱衣服时，应多加注意，防止牵拉患肢，以免再次脱位，造成屡次发生而形成习惯性半脱位。

小儿桡骨头半脱位又称"牵拉肘"，俗称"肘错环""肘脱环"。多发生于 5 岁以下的幼儿，1~3 岁发病率最高，是临床中颇为常见的肘部损伤。男孩比女孩多。左侧比右侧多。幼儿桡骨头发育尚不完全，头颈直径几乎相等，环状韧带松弛，故在外力作用下容易发生半脱位。一般习惯性半脱位，随幼儿年龄增长，骨与软组织的进一步发育，会逐渐减少脱位次数，至患者5岁以后，一般不再发生，6~7岁以后的幼儿发生桡骨头半脱位的更少。

六、腕关节脱位

胡黎生医案

（腕关节骨折加脱位，拇指外展竹片来应对）

焦某某，男，35岁。初诊日期：1984年3月6日。

［病史］左手拇指被机件砸伤，肿痛1天。局部肿痛，拇指功能障碍，来院诊治。

［检查］摄X线片示：右手第1掌骨基底部粉碎性骨折，并向桡侧成角畸形形成腕掌关节脱位。

［诊断］右手第1掌骨基底部粉碎性骨折，并向桡侧成角畸形形成腕掌关节脱位。

［处理］

1. 手法复位

（1）复位：行手法整复，拇指外展竹片固定。整复方法：病人坐位，伤肢放松，助手以双手握住病人患侧腕部，术者一手握患侧拇指，持续牵引，在逐渐外展拇指的同时，术者另手向掌侧轻轻按压向桡背侧移位之骨折部，听到咔嚓声，即见成角畸形矫正。继在第1掌骨基底部向桡背侧挤压，矫正侧方移位及腕掌关节脱位。复位后术者用手按骨折及脱位部，令病人屈伸拇指，活动良好即复位成功。

（2）固定：以5列绷带包绕拇指、手掌手背及前臂下段，置棉纱压垫于骨折端，胶布固定之，放置预定之外展竹片，务使其凸角抵住鼻烟窝，以3条胶布分别固定第1掌骨头部、腕部及竹片之前臂端。再以5列绷带缠绕加固。固定后拍X线片，示骨折、脱位已全部复位。令其行掌指关节功能锻炼（固定器材制备：取宽2~2.5cm，厚1.5~2.5cm，长20~25cm之弹性较好之竹片1块，修剪四角，在距一端7cm处以乙醇灯烤成30°弯形，以绷带包缠，准备2cm宽，15~20cm长黏膏条3条，与竹片等宽之10层方形棉纱压垫一块，5列绷带一卷）。

2. 药物治疗

按三期分治用药。治疗 3 周，X 线示中等量骨痂，解除固定物，加强功能锻炼并外用熏洗药 1 周，功能完全恢复正常。

（《名老中医经验全编》）

【诠解】此类病人常有明显手掌着地、腕背外伤史，腕部掌侧肿胀、隆起、疼痛、压痛明显。而本例病人是由直接暴力所致。临床上，第 1 掌骨骨折或腕掌关节脱位屡见不鲜。多年来，用胡氏传统手法及用外展竹片固定法治疗第 1 掌骨骨折合并腕掌关节脱位，收到满意疗效。胡氏外展竹片固定法：突角为 30°~45°，为最适合拇指生理要求之角度，因而固定可靠，再移位的可能性较小。紧贴皮肤之包衬绷带有平均加压作用，又能防止胶布直接贴于皮肤而致接触性皮炎。外展竹片远端不超越掌指关节，以利于掌指及指间关节功能锻炼。固定目的要求制动第 1 掌骨。腕部及前臂远端固定胶布不可过紧，以防阻碍血运，以固定掌骨头最为合适。固定后应留诊观察 1 小时左右，待局部无剧痛、麻木、青紫等，患肢悬吊胸前做功能锻炼方能令其回家，嘱其每隔 4~5 日复诊调整固定物 1 次。愈后解除固定物，外用熏洗药可选用五加皮汤、海桐皮汤、上肢损伤洗方、骨科外洗一方。要十分重视练功活动，强调动静结合的原则。对伤指功能的完全恢复具有特殊作用，不可忽视。胡氏对各种骨折都强调后疗法，这是以最大限度恢复患肢功能为治疗目的积极治疗思想。此法操作简便，合乎生理要求，固定可靠，便于随时调整，又便于制动关节，功能锻炼，有利动静结合和功能恢复，能缩短疗程，且易于推广。

七、月骨脱位

林如高医案

（月骨脱位单人复，掌屈固定三十度）

马某，男，37 岁，福州市养路段工人。初诊日期：1980 年 2 月 15 日。

［病史］患者于 3 天前骑自行车时不慎跌倒，以右手掌先着地，当即出现腕部肿胀、疼痛，手掌不能握物。曾就诊市某医院经拍片诊为：右腕月骨脱位。给手法复位未成功。后又就诊于省某医院骨伤科，重新复位仍未成功，今转院治疗。

［检查］患者情绪正常，无痛苦表情，舌淡红，脉弦滑。右手腕关节呈屈曲位、中指不能完全伸直，右手腕掌侧部隆起，畸形，肿胀，压痛明显。令患者握拳则第3掌骨头明显塌陷，叩击此掌骨头有明显疼痛。患者拇、食、中指屈曲活动障碍。X线片：右月骨脱位。

［诊断］右月骨脱位。

［处理］

1. 手法复位

（1）复位：林氏整复月骨脱位是采用单人复位法，具体步骤如下：医者一手握住患手四指；另一手拇指按住脱位月骨的前端，余指握住腕背。先用力拔伸牵引，并逐渐使腕部背伸，以加大腕骨间隙。继而拇指用力将月骨远端压向背侧，以后逐渐将腕关节屈曲，即可复位。按腕部月骨脱位整复手法进行复位，当即手腕掌侧畸形消失，疼痛减轻。

（2）固定：以夹板将右腕关节固定于掌屈30°位。

2. 药物治疗及练功

外敷活血散，练手指关节屈伸活动。1周后腕关节改用中立位固定，外敷跌打祛伤散。2周后，腕部疼痛消失，解除固定，以化瘀通络洗剂熏洗腕部，开始做腕关节屈伸活动。4周后，患者腕关节活动正常。

（林子顺．中国百年百名中医临床家丛书·林如高．中国中医药出版社2003．）

【诠解】月骨脱位古称"手腕骨脱""手腕出臼"，腕关节的腕骨中以月骨脱位最常见。月骨居近排腕骨中线，正面观为四方形，侧面观为半月形，掌侧较宽，背侧较窄。月骨近端与桡骨下端、远端与头状骨、内侧与三角骨、外侧与手舟骨互相构成关节面。月骨四周均为嵌骨面，与桡骨下端之间仅有桡月背侧、掌侧韧带相连，细小的营养血管经过韧带进入月骨，以维持其正常的血液供应。月骨的前面相当于腕管，为指浅、深屈肌腱和正中神经的通道。临床上月骨向掌侧脱位为多，向背侧脱位很少。月骨脱位多由传达暴力所致。《伤科补要·手腕骱》中载："后手掌着地，只能伤腕，若手指着地，其指翻贴于臂者，腕缝必开。"患者跌倒，患腕跌倒时腕部极度背伸，头骨与桡骨相对挤压，压迫月骨向掌侧移位，关节囊破裂，出现月骨掌侧脱位，又称月骨前脱位。

唐志宁医案

（骨折脱位加重叠，健侧拍片来鉴别）

患者，男，36 岁。初诊日期：1995 年 5 月 8 日。

［病史］3 天前骑摩托车意外受伤，引起左腕部肿痛，活动受限。外院初诊为左腕经舟骨月骨周围脱位，经手法整复失败，来院就诊。

［检查］发现左腕关节肿胀，疼痛，腕指关节功能障碍，桡侧 3 个半手指麻木，鼻咽窝部压痛明显，X 线摄片示：左腕经舟骨月骨周围脱位，舟骨骨折，头状骨与月骨关系失常，桡骨与月骨关系正常，头状骨及其他腕骨向背侧脱位，合并尺骨茎突骨折。

［诊断］左腕关节脱位伴手舟骨骨折。

［处理］

1. 手法复位

（1）复位：使患肢前臂充分旋后位，两助手做对抗牵引，加大腕骨之间间隙。在维持牵引下，稍背伸腕关节，术者两拇指置腕背侧，用力向尺侧推压脱位之腕骨，助手徐徐屈腕，配合复位，将腕关节尺偏掌屈，即可使之复位，掌屈曲 30°。

（2）固定：小夹板做超腕关节固定。X 线摄片示：月骨已复位，舟骨骨折对位好。术后 7 周拆除外固定，按术后常规处理，90 天后复查，舟骨已愈合，无疼痛，腕关节功能背伸 60°，掌屈 55°，桡倾 25°，尺倾 25°。

2. 药物治疗

在脱位的早期应活血化瘀、消肿止痛，内服可选用舒筋活血汤，肢伤一方或活血止痛汤。解除固定后，可内服壮筋养血汤或补肾壮筋汤，外用海桐皮汤或上肢损伤洗方熏洗。

（《中医骨伤临床经验丛书》）

【诠解】月骨脱位有明显手掌着地，腕背伸外伤史。腕部掌侧肿胀，隆起，疼痛，压痛明显。由于月骨脱位压迫指浅、深屈肌腱使之张力加大，腕关节呈屈曲位，中指不能完全伸直，握拳时第 3 掌骨明显塌陷，叩击该掌骨头有明显疼痛。脱位的月骨压迫正中神经，使拇、食、中三指感觉异常与屈曲障碍。X 线正位片显示月骨由正常的四边形变成三角形，侧位片可见月骨凹形关节面与头状骨分离而转向掌侧。

八、掌指关节及指间关节脱位

林如高医案

（第一掌指关节脱位，特制弧形夹板应对）

于某，女，31岁，永太县蜜饯厂工人。初诊日期：1978年6月25日。

[病史] 患者2天前因走路不慎滑跌，以右拇指触地，当时右拇指根部畸形、肿胀、剧痛，经当地医院诊为：右拇指掌指关节脱位，给复位数次未成功，遂转院治疗。

[检查] 患者痛苦面容，舌红，脉沉细。以左手扶托右手腕部，右手拇指掌指关节弹性固定于过伸位，手指关节呈屈曲位。右手拇指掌指关节畸形，局部肿胀，皮肤有擦伤。在远侧掌横纹处可摸到第1掌骨头。右拇指活动障碍。X线片：右手拇指掌指关节脱位。

[诊断] 右手拇指掌指关节脱位。

[处理]

1. 手法复位

（1）复位：治疗经过：林氏整复掌指关节脱位手法如下：患者正坐，前臂中立位，拇指朝上。医者以一手拇、食指握住第1掌骨，另一手拇、食指握患手拇指，先在背伸位进行拔伸，并逐渐摇转患指，继而将拇指基底插入掌侧，使与掌骨头相对，然后逐渐掌屈，即可复位。

（2）固定：按掌指关节脱位整复法进行整复，复位后以二块烤成弧形夹板置于掌背侧，并固定掌指关节于轻度屈曲对掌位。

2. 药物治疗及练功

外敷活血散，练其他未固定各指的活动。2周后局部肿痛基本消失，解除固定，以化瘀通络洗剂熏洗患指，并逐渐练掌指关节的屈伸活动。3周后右拇指掌指关节活动基本正常。

（张文康. 中国百年百名中医临床家丛书. 中国中医药出版社，2003.）

【诠解】掌指关节由各掌骨头与近节指骨基底构成。《医宗金鉴·正骨心法要旨·五指骨》中云："手掌与背，其外体虽混一不分，而其骨在内，乃各指之本节相连而成者也。"掌指关节的活动主要是屈伸，屈力比伸力大，伸直时有20°~30°的侧方活动，屈曲肘侧方活动微小，故掌指关节伸直时因外力作用而发生脱位。临床中多见向掌侧脱位，尤以第一掌指关节脱位为多。当脱位时，患处疼痛，肿胀，功能丧失，指间关节屈曲，掌指关节过伸畸形，并弹性固定。掌侧面隆起，在远侧掌横纹皮下可摸到脱位的掌骨头，手指缩短。X线摄片可清楚地显示移位的掌骨头及近节指骨基底部。

《伤科汇纂·腕骨》说："掌骨者，乃五指本节之后节也，……陷下须用手法托出，突出须用手捺入，均要略带拽势，不可强为。"若多次试行手法未能复位者，多因以下三个原因引起：①掌侧关节囊纵行撕裂，套住掌骨颈。②掌指关节处籽骨嵌在关节之间。③拇长屈肌腱夹在指骨基底与掌骨之间。遇此情况需手术切开复位。

唐志宁医案

（关节小巧结构不少，处理不好手指废了）

患者，男，14 岁。初诊日期：1997 年 5 月 21 日。

［病史］打篮球时指尖触球致伤。引起左手第 5 指肿痛，活动受限。伤后 2 小时就诊。

［检查］发现左手第 5 指近侧指间关节肿胀、疼痛、畸形，弹性固定于过伸位，压痛明显，伸屈功能障碍。X线摄片示：左手第 5 指近节指间关节背侧脱位。

［诊断］左手第 5 指近节指间关节脱位。

［处理］复位：即行手法整复。患者固定于轻度对掌位。X线摄片示：左第 5 指近节指间关节脱位已复位。整复后 3 周拆除外固定，按术后常规处理。45 天后复查，指间关节屈伸功能恢复正常。

（《中医骨伤临床经验丛书》）

【诠解】手指间关节，由近节指骨滑车与远节指骨基底部构成。该关节为屈戌关节，仅能作屈、伸运动，关节囊的两侧有侧副韧带加强。指间关节分为近侧和远侧指间关节。指间关节脱位较为常见，各个手指的近侧或远侧指间关节均可发生。脱位的方向多为远节指骨向背侧移位。指间关节脱位通常是手指一侧受到撞击所引起的。侧副韧带有撕裂。伤后都能自行复位。诊断损伤史和局部压痛应引起怀疑，如果侧副韧带在应力作用下表现出不稳定，诊断可确立。指间关节侧方半脱位，X线片可以显示一个能提示该种损伤的撕脱骨折，且骨折片有旋转移位，应予复位。骨折片复位后，用小绷带与邻指一起固定于指间关节半屈曲位 3~4 周。

下肢关节脱位医案

一、髋关节脱位

段胜如医案

（臼底骨折头入盆，此种脱位中心型）

郭某某，男，36 岁。初诊日期：1988 年 5 月 11 日。

[病史] 半天前被汽车撞伤，当即左髋部及右前臂肿痛，不能站起，送某医院照片诊为左髋关节中心脱位及右桡骨远端反科勒骨折，无病床转院治疗。

[检查] 神志清楚，血压正常。给予股骨髁上骨牵引。

[诊断] ①左髋关节中心型脱位；②右桡骨远端反科勒骨折。

[处理] 复位：首先给予右反科勒骨折手法复位夹板固定，周四查房，未借出 X 线片，未提治疗意见。第 2 个周四查房时，见股骨头嵌入髋臼底，股骨头未完全突入盆腔，建议用手法拔出，争取臼底能获得比较好的平整，大家同意。翌日在硬膜外麻醉下，如上述 4 人配合牵引，约 10 分钟，在手术台照 X 线片，股骨头未拔出，再反复牵引 15 分钟，照双侧髋关节正位 X 线片，股骨头拔出，髋关节间隙与健侧等宽，送回病房，挂 8kg 重牵引。

第 3 周查房，取下牵引锤，给患髋内收、外展、伸屈及旋转运动，稍有疼痛，以屈曲疼痛最甚，如此每日按摩，推拿 1 次，第 7 周去除骨牵引，扶双拐患肢不承重下地行走，教会髋关节锻炼。伤后 70 天测量患侧髋关节后伸 10°，前屈 120°，外展 30°，内收、内外旋正常，只屈曲稍有疼痛。

1988 年 8 月 19 日伤后 100 天丢拐步行，但不走长路，一累即休息。嘱仍坚持髋关节锻炼，照 X 线片复查，髋臼底粉碎骨折已愈合，髋关节间隙仍保持正常，无股骨头缺血性坏死，可以出院。

（段胜如. 段胜如临床经验. 华文出版社，2000.）

【诠解】髋关节由股骨头与髋臼构成，是一个比较稳固的关节，必须有很大的暴力才能使之脱位。依照脱位后股骨头的位置，可分后脱位、前脱位、中心型脱位三种，以后脱位较多，中心脱位较少见。当受到比髋关节后脱位更大的暴力，使股骨头向髋臼窝冲击而发生臼底的粉碎骨折致中心脱位，严重者股骨头能完全突入盆腔，局部疼痛，患肢不能活动。临床检查，患肢畸形不显，疼痛，不能活动，股骨头进入盆腔者，有下肢缩短，须照 X 线片方能确诊。

《灵枢·经脉》称髋关节为"髀枢"。髋关节脱位古称"胯骨出""机枢错努""大腿根出臼""臀骱出"等。《医宗金鉴·正骨心法要旨》说："环跳者，髋骨外向之凹，其形似臼，以纳髀骨之上端如杵者也，名曰机，又名髀枢，即环跳穴处也。"髋关节是典型的杵臼关节，由股骨头与髋臼构成，髋臼周缘附有关节盂缘软骨，以加深关节窝，可容纳股骨头的 2/3，且有坚强的关节囊和与股骨头相连的圆韧带，这构成了髋关节的稳定性。因此髋关节一般不易发生脱位，只有强大暴力作用下才可能发生。髋关节脱位多见于活动力强的青壮年男性。

林如高医案

（侧卧拔伸推入法，林老特色复位法）

王某，男，38 岁，平潭县农民。初诊日期：1983 年 4 月 16 日。

［病史］患者一天前驾驶拖拉机下坡时，不慎翻车，当时患者人事不省片刻，醒后左髋部畸形、肿胀、疼痛剧烈，不能站立，经当地医院简单处理后今转院治疗。

［检查］患者面色苍白，痛苦呻吟不止，舌暗，脉滑。左下肢呈屈髋、屈膝、内收、内旋和缩短畸形，左臀部较膨隆，左侧股骨大转子上移突出，臀部可触及股骨头。左下肢活动障碍。X 线片：左股骨头向后上方移位。

［诊断］左髋关节后脱位。

［处理］

1. 手法复位

（1）复位：治疗经过：侧卧拔伸推入法是林氏特色手法，其具体步骤如下：患者侧卧位，患肢朝上，第一助手用宽布带环绕患肢大腿根部，用力向上拔伸；第二助手以一手环握患肢小腿中部，另一手环握小腿下部，与第一助手相对拔伸。医者站于患肢外侧，一手用前臂提托患膝腘部，协同拔伸，另一手用掌心按压在患肢臀部，用大力将股骨头向前推，同时嘱第二助手内外摇转大腿，将髋部屈曲，听到入臼响声，已复位，然后将患肢慢慢伸直放平。

（2）固定：取 2 条长夹板作内外侧固定，以沙袋维持患肢：外展 20°中立位。

2. 药物治疗及练功

局部外敷消肿散，内服安神止痛汤，练踝背伸和股四头肌收缩活动。1 周后髋部肿痛明显减轻，继续按上法用药和练功。2 周后髋部只有轻度肿痛，以舒筋散外敷，内服续骨丸。3 周后局部无肿痛，解除固定，以舒筋活血洗剂熏洗，并练扶杆站立、扶椅练走等活动。4 周后患者行走正常。随访 4 年未发现股骨头坏死现象。

（张文康. 中国百年百名中医临床家丛书. 中国中医药出版社，2003.）

【诠解】 髋关节脱位多因间接暴力引起。髋关节是结构比较稳定的关节，引起脱位常需强大的暴力，如车祸、堕坠、塌方等，亦可发生屈髋位如自高处跳下，骑马跌倒等，足或膝着地而致脱位。当髋关节屈曲 90°时，如果过度内收并内旋股骨干，则使股骨头的大部分不能抵触于髋臼内，而移至较薄弱的关节囊后下方，股骨颈前后缘紧抵髋臼前缘而形成杠杆支点，此时来自腿与膝前方或腰部背侧的暴力，可使股骨头受到杠杆作用而冲破关节囊，脱出髋臼，造成后脱位，有时还合并髋臼后缘骨折，股骨头骨折或坐骨神经受到移位的股骨头压迫、牵拉而被损伤。

二、膝关节脱位

林如高医案

（膝者筋之府，治疗应评估）

施某，男，32 岁，长乐县农民。初诊日期：1969 年 10 月 7 日。

［病史］患者于 8 小时前因跳渠沟滑跌，左膝部肿胀、剧痛，不能站立，由他人送至医院。

［检查］患者面色青灰，痛苦呻吟，舌暗紫，苔薄白，脉弦紧。左膝呈半屈曲状，明显肿胀、畸形，膝前下部皮下青紫。左胫骨向前方移位约 2cm。局部压痛。浮髌试验（＋）。X 线片：左膝关节脱位，胫骨向前移位 2cm。

［诊断］左膝关节脱位。

［处理］

1. 手法复位

（1）复位：治疗经过：入院后即行膝关节穿刺，抽去积血，然后按膝关脱位整复手法给予复位，林氏手法步骤如下：患者仰卧，一助手用双手握住患侧大腿下端，另一助手握住伤肢踝部及小腿做对抗牵引，保持膝半屈伸位置。医者用双手按脱位的相反方向推挤或提托大腿下端或小腿上端，如有入臼声，畸形消失，即表明已复位。当即畸形消失，疼痛减轻。

（2）固定：复位后取长直角托板一个，腘窝下置一厚棉花垫，以绷带3条捆扎固定，使患膝固定在约150°位置上。

2. 药物治疗及练功

给服退黄消肿汤，外敷消肿散，5天后左膝肿痛明显减轻，改用活血镇痛汤内服，做踝背伸及股四头肌收缩活动。2周后局部改用活血散外敷。3周后左膝肿胀基本消退，但仍有轻度疼痛，给内服壮骨舒筋汤，外敷消毒散。4周后（11月3日）解除外固定，选用舒筋活血洗剂熏洗，并做扶杆站立、扶椅练走活动。11月14日患者左膝活动自如，出院。

（林子顺. 中国百年百名中医临床家丛书·林如高. 中国中医药出版社，2003.）

【诠解】膝关节脱位多因强大暴力作用于股骨下端或胫骨上端而造成。根据外力的方向不同产生不同方向的脱位；根据外力的大小可产生程度不同的脱位，外力大者可产生完全脱位，外力小者则产生不全脱位。完全脱位者，不但关节囊破裂，交叉韧带与膝侧副韧带亦撕裂，有时还可合并半月板损伤、撕脱骨折以及神经、血管损伤。因此膝关节脱位应认真仔细检查，完全脱位者应使用手术切开复位为宜。

膝关节由股骨下端、胫骨上端和髌骨关节面构成。《素问·脉要精微论》曰："膝者筋之府。"膝关节内及其周围有较坚强的韧带筋腱保护，构造复杂，负重量大，活动机会多。关节内有前后交叉韧带以及衬垫于股骨两髁和胫骨平台之间的内、外侧半月板，关节周围有大而松弛的关节囊，附着于各骨关节软骨的周缘，关节囊的前壁有股四头肌腱、髌骨及髌韧带，囊的两侧有膝内、外侧副韧带加强。关节附近还有肌肉与肌腱包绕，故膝关节结构比较稳定，在受到严重外力时，才会发生脱位。

唐志宁医案
（膝关节脱位损伤重，选择固定须慎重）

患者，女，34岁。初诊日期：1993年11月10日。

［病史］下楼梯时跌落致伤。引起左膝部肿胀、畸形、活动受限。伤后 2 小时就诊。

［检查］发现左膝关节剧烈疼痛、肿胀、功能障碍、明显畸形。膝关节横径增大，皮下瘀斑，膝内侧可触摸到胫骨平台上缘，腓骨小头压痛，侧向异常活动明显，足背动脉搏动微弱，皮肤感受存在，足拇趾背伸功能正常。X 线摄片示：右膝关节内侧方脱位。合并腓骨小头不完全骨折。

［诊断］右膝关节内侧方脱位。

［处理］

（1）复位：术者一手置于大腿下端外侧，另一手置于小腿上端内侧，两手同时用力做对向挤压，使之复位。目测检查可见足尖—髌骨—髂前上棘于同一直线上。X 线片示：左膝关节内侧方脱位已复位。

（2）固定：长腿石膏托将膝关节固定于屈曲 15°~20°。术后 7 周拆除外固定，按术后常规处理。90 天后复查：膝关节屈伸活动范围 135°~0°，足背动脉搏动正常，皮肤感觉存在，足趾活动自如。

（《关节脱位及邻近骨折手法复位图解》）

【诠解】膝关节脱位多见于青壮年人，根据脱位的程度，可分为完全性脱位和不完全性脱位两种，不完全性脱位比较常见。根据移位的方向，可分为前后、内外侧及旋转脱位，其中以前脱位和内侧脱位较常见。脱位整复后无血循环障碍者，可采用夹板固定膝关节 15°~30° 位置 6~8 周；有血循环障碍征象者，采用轻量（1~2kg）的皮肤牵引，暴露患肢以便密切观察，直至血运稳定后，再改用夹板固定。伤后 6~8 小时观察，血循环仍无改善者，应及时探查血管，并做相应的处理。

三、髌骨脱位

林如高医案

（髌骨脱位较少见，复位用药可参借）

陈某，43 岁，福州市胶南屿乡农民。初诊日期：1979 年 4 月 26 日。

［病史］患者于 3 小时前与邻居打架，右膝部被对方用木头打伤，即由他人送入笔者医院。

［检查］患者面色苍白，痛苦呻吟，舌淡，脉涩。右膝部呈微屈位，膝部肿

胀，以膝外侧为甚，皮下有青紫瘀斑，膝前有一皮肤裂口约 1cm×0.5cm，膝外侧可触及髌骨，触痛明显，右膝活动障碍。X 线片示：右膝髌骨向外侧脱位。

［诊断］右髌骨脱位。

［处理］

1. 手法复位

（1）复位：首先对局部行清创、缝合，然后按髌骨脱位复位手法给予复位，患者平卧，医者立于患侧，一手握其足踝上方，另一手拇指按于髌骨外上方，余指托于腘窝下，使患肢在微屈的状态下轻轻做屈伸活动，由微屈位伸直时，拇指向内前方推按髌骨，使其复位，然后将伤膝伸直。一次成功，膝部畸形消失。

（2）固定：复位后，夹板固定伸直位，外敷消肿散，内服退黄消肿汤。

2. 药物治疗及练功

2 周后：膝部肿痛明显减轻，改用舒筋散外敷，内服八仙散。

3 周后：右膝部无肿痛，解除外固定，以舒筋活血洗剂熏洗，并练膝部屈伸活动。

4 周后：逐渐下地扶拐练走。

6 周后：患者行走如常。

（张文康.中国百年百名中医临床家丛书.中国中医药出版社，2003.）

【诠解】《医宗金鉴·正骨心法要旨·膝盖骨》云："膝盖骨即髌，亦名髌骨，形圆而扁，复于楗月行上下两骨之端，内面有筋联属。"髌骨是人体最大的籽骨，略呈扁平三角形，底朝上，尖向下，覆盖于股骨与胫骨两骨端构成膝关节前面。髌骨上缘与股四头肌腱相连，其下缘通过髌韧带止于胫骨结节上，其两侧为股四头肌扩张部包绕，止于胫骨骨髁。股内侧肌止于髌骨的内上缘，髌骨的后面稍隆起与股骨下端内外髁之间的凹陷呈关节面。由于股四头肌中的股直肌，股中间肌，股外侧肌的作用方向与髌韧带不在一条直线上，髌骨有向外脱出的倾向，但因股内侧肌有向上方牵引作用力，而使髌骨维持在正常位置。髌骨在正常伸膝及屈膝时，都位于膝关节的顶点，在屈膝时，并不向内、外侧滑动。由于解剖、生理上的不甚稳定，若出现解剖、生理缺陷时，易引起向外侧脱位；向内侧脱位只是特殊暴力作用下的结果；当股四头肌腱或髌韧带断裂，可向下或向上脱位。

唐志宁医案

（习惯性髌骨脱位，结构异常手术应对）

患者，女，18 岁。初诊日期：1997 年 1 月 20 日。

[病史] 跑步时致伤。引起右膝部肿痛，活动受限。伤后 1 小时就诊。

[检查] 发现右膝关节肿痛，活动受限，呈近屈膝位，股骨外髁前外侧有明显骨性隆起，局部压痛，伸直功能障碍。X 线摄片示：右髌骨外侧脱位。追问病史，既往曾有髌骨脱位病史。

[诊断] 右髌骨习惯性脱位。

[处理]

（1）复位：即行手法整复：患者仰卧位，术者站立于患侧，一手握患肢踝部，一手拇指按于髌骨外侧，使患膝在半屈曲状态下逐渐伸直。用拇指将髌骨向内压迫，使其越过股骨外髁而复位。备一压力垫置膝外侧。

（2）固定：后侧夹板做超膝关节屈膝 20° ~30° 固定 3~4 周。

X 线轴位摄片示：患侧股骨外髁扁平，发育不良。单侧后夹板做超膝关节固定于 20° 近伸直位。术后 2 周拆除外固定，按术后常规处理。30 天后复查，膝关节屈伸活动范围 140° ~0° 。

（《中医骨伤临床经验丛书》）

【诠解】 髌骨脱位根据病因可分为新鲜外伤性脱位与习惯性脱位。新鲜外伤性脱位治疗不当时，可以转变为习惯性脱位，而习惯性脱位亦多有外伤史。根据移位的方向可分为外侧、内侧和向下脱位。临床上以外侧脱位为主，内侧脱位极为罕见。习惯性脱位临床上较常见，多发于女青年，主要为外侧脱位，多为单侧病变，亦有双侧发病者。外伤为致病因素之一，但多有膝关节的结构不正常，如股骨外髁扁平、发育不良。髌骨比正常人变小，膝外翻畸形，关节囊松弛，股外侧肌的止点异常，髂胫束收缩或在髂骨外缘有异常附着等，均为造成习惯性脱位的因素。外伤性脱位治疗不当，如股内侧肌未修补或修补不当，亦常为习惯性脱位的主要原因。《医宗金鉴·正骨心法要旨·膝盖骨》曰："若膝盖骨离位向外侧者，则内筋肿大；向内侧者，则筋直腘肿……宜详视其骨如何斜错，按法推拿，以复其位。"外伤性脱位，一般以手法复位为主；习惯性脱位，则视其具体情况作矫正伸膝装置力线手术。如股内侧肌髌前移植术，胫骨结节髌腱附着部内移及内侧关节囊紧缩术，膝外翻畸形截骨矫正术或股骨外髁垫高术。在胫骨上端骨骺未闭合前，尽量不做截骨术或垫高外踝手术。

四、踝关节脱位

唐志宁医案

（踝关节负重大，过早活动功能差）

患者，男，23岁。初诊日期：1996年1月19日。

［病史］从1.5m高处跌落时，左前足着地致伤。引起左踝部肿痛，畸形，不能行走与站立。伤后1小时就诊。

［检查］发现左踝关节肿胀、疼痛，呈跖屈位，跟腱前方空虚，足跟后突畸形，功能障碍。X线摄片示：左踝关节后脱位。

［诊断］左踝关节后脱位。

［处理］复位：即行手法整复，小夹板固定踝关节轻度背伸中立位。X线片示：左踝关节已复位。术后4周拆除外固定，按术后常规处理。30天后复查，踝关节功能恢复正常。

（《关节脱位及邻近骨折手法复位图解》）

【诠解】关节脱位多由直接或间接暴力所致，其中以间接暴力所致者较多见，如跌仆、挤压、扭转、冲撞、坠堕等损伤。只要外力达到一定程度，使构成关节的骨端越出正常范围，就能引起脱位。暴力方向不同，引起关节脱位的类型亦不同。脱位复位后，应注意功能锻炼。初期未固定的关节应主动活动锻炼，受伤关节附近的肌肉也应做舒缩活动。2~3周后解除固定，可逐步地锻炼受伤关节的活动，并配合药物熏洗与适当按摩。

五、距骨脱位

胡黎生医案

（三踝骨折距骨出，复位方法双手拉）

姜某，女，21岁。初诊日期：1981年1月21日。

［病史］滑冰摔倒外翻位扭伤后，右踝关节肿痛，不能活动，校医院摄X线片，诊为"三踝骨折"。手法整复，针织夹板固定3天，症状不减，故转院

治疗。

［检查］右踝关节高度肿胀，延至小腿中段及全足，足背有 2cm×1.5cm 水疱，踝关节屈伸受限明显，足略下垂，足背动脉搏动尚好。X 线片示：右外踝螺旋骨折，远折端外侧旋转移位，内踝撕脱，后踝斜形骨折，移位轻度，胫距关节内侧间隙显著增宽，胫骨下端前缘嵌于距骨顶点。

［诊断］右侧三踝骨折，合并胫距关节半脱位。

［处理］

1. 手法复位

（1）复位：以棉花纱布预制适应踝部生理曲线胶合板两块，3.3cm 竹片 1 块、外踝夹板下端加 1.5cm 厚纱布垫。患者仰卧，屈膝 130°，两助手分别抱膝、握足背足跟，对抗牵引 3~5 分钟，远位助手逐渐背屈踝关节至 90°，此时术者双手环抱内外踝对向挤压并内翻，远位助手同时协助使足内翻，并屈伸踝关节数次，无障碍则表示骨折、脱位矫正。

（2）固定：创面敷 0.1% 雷佛奴尔纱布，置超双踝夹板，横跨足跟缠绷带 4~5 层，后踝置一纱布垫，再置后侧竹片，以绷带缠绕固定，最后用一条胶布横跨足跟加固双踝夹板。

2. 药物治疗及练功

术后摄 X 线片：解剖复位。内治按 3 期分治给药，嘱其渐进性练习踝关节屈伸功能。治后 30 天症状基本消退，X 线示：中量骨痂。50 天骨痂丰满，解除固定物，外用熏洗药，继续练功。60 天功能基本恢复，半年后复查功能完全恢复正常。

（《名老中医经验全编》）

【诠解】踝关节由胫、腓骨的下端的踝关节面与距骨滑车构成。距骨滑车呈前宽后窄状，当背屈时比较稳固，当跖屈时，踝关节松动而稳定性较差，易受扭伤。胡氏治疗踝关节损伤多例。随访结果，均恢复正常劳动能力。胡老主张整复前务须明悉病因病机，具体分析，辨证施洽，避免千篇一律。如本案猛力摔伤，踝过度外翻，致内踝韧带撕裂，足后移外翻，胫距关节向后外脱位又致外、后踝骨折，故整复当以矫正脱位为先，前后脱位矫正后，稍抱踝同时使足内翻，侧方移位及骨折即基本矫正。应当指出：诸法又以"拉（牵引）"为主，顺移位方向拉开，为反移位整复之基础，故胡氏认为"拉开后，无须用大力"，此即胡氏手法轻柔、敏快之内涵。最大限度地防止骨折断端对神经、血管的损伤和其他并发症的发生。

胡氏采用的夹板固定法，方法独特，操作简便，器材易做，容易掌握，顺应肢体生理曲线塑板，符合生理要求。此乃胡氏将中医学辨证论治原则在骨伤科学中的运用和发展；西医学也认为"顺应生理曲线"符合生物力学原理，为维持骨折稳定性之本。动静结合、早期练功、分期用药、医者与患者合作等基本原则均在"胡氏整骨"中巧妙运用。

段胜如医案

（马鞍骨，负重大，脱位脚底踏不下）

张某某，男，52岁。初诊日期：1990年8月16日。

［病史］患者于1990年7月14日在人行横道经过时被急驶来的摩托车撞出几米外跌倒，急送某医院，诊为颅底骨折、颧骨骨折、左小指骨折、急性颅脑损伤、失血性休克。经抢救7天，生命征平稳，逐渐身体康复，下地行走，发现足底站立时不能踩平，行走不便且痛，于1990年8月16日请笔者会诊。

［检查］双足对比右跟骨呈轻度内翻，右足前部显内收状态，右踝关节正侧位X线片初看无明显异常，再照双踝关节对比的正侧位X线片，可见两侧的距跟关节间隙及距舟关节间隙不相等，患侧有明显变化。

［诊断］①颅底骨折、颧骨骨折、左小指骨折、急性颅脑损伤；②右跟距关节错位。

［处理］

1. 手法治疗

复位及固定：乃在硬膜外麻醉下，将踝及距跟关节反复活动，松解粘连，直至跟骨内翻、足前部内收轻度畸形完全矫正后，用石膏托固定。

2. 练功活动

第5天去除石膏托，给踝关节附近僵硬的肌肉和韧带予以按摩，并给踝及距跟关节被动运动，治后下地行走，右足底踩地能放平，但疼痛，踝关节活动仍受限，教会做踝关节锻炼，每周3次按摩，共治疗3周，踝及距跟关节活动明显进步，疼痛大为减轻，教会家属自己按摩，停诊。

（当代中医名家丛书. 华文出版社，2000.）

【诠解】距骨又称"马鞍骨"，位于踝穴中。与上方的胫骨、下方的跟骨、前方的足舟骨构成胫距、跟距及距舟关节。距骨体前宽后窄，有六个关节面，几乎全部骨质为关节软骨面覆盖。血液供应主要来自从距骨颈前外侧进入的足背动脉关节支；从胫距关节和距跟骨间韧带所供应的血液有限，故脱位后易引起缺血性坏死。距骨无肌肉附着，脱位后一般不再移位。由于周围关节囊和坚强的韧带牵拉，手法整复较困难，而一旦复位成功，再移位亦不容易。距骨脱位临床上分为：距下关节脱位和距骨全脱位两种，距下关节脱位是指距骨与跟骨、足舟骨的关系改变，而距骨仍停留于踝穴内。距骨全脱位，是指距骨自踝穴内完全脱出。距骨全脱位临床少见，但损伤较严重，往往使局部皮肤撕裂，露出距骨关节面或外踝骨端。既使皮肤未撕裂，距骨突出处的皮肤亦较紧张，可使皮肤受压坏死，应引起足够重视。

距下关节脱位是指距骨与跟骨关节、距骨与足舟骨关节因受外伤而发生改变，即跟—距—舟状骨脱位。距下关节脱位常见的只是距跟关节的跟骨内翻与足前部内旋或跟骨外翻足前部外旋。确切地说，是错位而不是脱位，完全脱位是更少见的。当然距舟与胫距关节的间隙也会有少许变化，但主要是跟距关节的错位。

距下关节错位常有机动车撞伤或从高处掉下的明显外伤史，踝及跟距关节活动受限，尤以内外翻受限明显，站立足底不能踩平，行走痛且不稳。检查时可见踝及跟距关节附近压之疼痛，双足对比能显出病侧足跟有轻度内翻或外翻畸形，摄片可明确诊断。

六、跗跖关节脱位

林如高医案

（足纵足横二足弓，跗跖关节来维稳）

吕某，男，46岁，福州市古楼区搬运工人。初诊日期：1980年11月8日。

[病史] 患者于4小时前因搬运货物时，不慎左足被货包压伤，当即左足背畸形、肿胀、青紫、剧痛，不能站立行走，即由他人送院治疗。

[检查] 患者痛苦表情，舌淡，脉滑。左足呈增宽畸形，足弓塌陷，足背明显肿胀，皮下见青紫瘀斑，范围约5cm×5cm，在足外侧可触及突出的骨端，局部压痛。左足活动障碍。X线片：左足第2~5跗跖关节脱位，2~5跖骨基底均向外侧移位。

[诊断] 左足第2~5跗跖关节脱位。

[处理]

（1）复位：在血肿麻醉下按跗跖关节脱位复位法给予整复。林氏整复跗跖关节脱位手法如下：一助手握小腿下段，一助手握足趾向远侧拔伸牵引，医者用对掌挤按法，将脱位的跗跖骨推回原位，并轻轻地摇转前足，使关节对缝，然后按摩理筋。

（2）固定：复位后在足背放上薄棉垫，外盖两块硬纸壳固定，外敷消肿散，内服退黄消肿汤，练踝部屈伸活动。2周后左足肿胀消退，改用舒筋散外敷，内服续骨丸。4周后，左足部无肿痛，解除固定，并练左足活动。6周后扶双拐练走，但左足有轻度酸痛、肿胀。8周后左足行走基本正常。

（林子顺. 中国百年百名中医临床家丛书·林如高，中国中医药出版社，2003.）

【诠解】跗跖关节脱位多由直接暴力引起，多数发生多个跗跖关节同时脱位情况，严重破坏跗跖关节甚至跖骨间关节的正常解剖，林氏使用的拔伸、挤按、摇转、理筋等手法，有效地整复跗跖关节之间脱位以及跖骨间的错位，加上复位后配合内服、外敷中草药，一般不留下后遗症。

跗跖关节由前部附骨（包括3个楔骨与骰骨）与5个跖骨基底部的关节面所构成，其位置相当于足内缘中点，外缘中点画一线亦即足背的中部断面。由于外力作用，使跗跖关节间正常位置发生分离，即引起脱位，并可波及诸如跖骨基底部之间所构成的跖骨间关节。诊断要点：前足部有外伤史，尤其是挤压伤史。局部明显疼痛，肿胀，不能下地行走。足弓塌陷，足变宽畸形，在足内侧或外侧可触及突出的骨端。X线摄片检查可显示跖骨移位方向、程度及类型，并可了解是否伴有骨折。同时应注意检查前足血循环是否障碍。

唐志宁医案

（脱位骨折挫伤重，复位固定保足弓）

患者，女，37岁。初诊日期：1992年4月13日。

［病史］行走时，右足背被自行车轮辗压致伤。引起右踝部及足背肿痛，不能行走与站立。伤后2小时就诊。

［检查］发现右踝部及足背肿胀、疼痛、功能障碍。足横径增宽，足背局部隆凸，第2、3跖骨基底，第1楔骨压痛明显，足背动脉搏动减弱。X线摄片示：右足第1楔骨骨折，第2跖骨向背侧脱位，3~5跖骨向外侧脱位，伴第3跖骨基底骨折。

［诊断］右足跗跖关节脱位伴第1楔骨、第3跖骨骨折。

［处理］复位：即行手法整复，4块夹板做超踝关节固定。X线片示：右足第1楔骨骨折对位好，2~5跖骨已复位。术后5周拆除外固定，按术后常规处理。60天后复查，踝关节功能恢复正常。

（《中医骨伤临床经验丛书》）

【诠解】跗跖关节脱位常伴有局部软组织的严重挫裂伤，有时损伤足部动脉，导致前足部分坏死。其发生原因多因直接暴力所致。正如《医宗金鉴·正骨心法要旨·跗骨》所说："其受伤之因不一，或从陨坠，或被重物击压，或被马车踹压。"堕坠，重物压砸，车轮辗轧等均可引起，尤其是前足受到扭旋外力时，更易发生跗跖关节脱位。由于外力作用方向不同，跖骨基底部可向内、外、背、跖的任何一侧脱位。脱位的跖骨可为1个或数个，临床中可见到第1跖骨向内侧脱位并第1跖骨基底外侧骨折，第2~5跖骨向外侧脱位或两者同时存在。跗跖关节是足横弓的重要组成部分。其位置相当于足内、外侧缘中点画一连线，即足背的中部横断面。损伤后恢复欠佳，必然影响足的功能。第1、2跖骨基底部分离脱位，可影响足背动脉及因扭转暴力影响胫后动脉，均可导致前足缺血性坏死。直接暴力打击、辗压等则多为开放性骨折脱位。

七、跖趾关节脱位

林如高医案

（脚上趾骨小，走路不能少）

钟某，女，20岁，福建农学院学生。初诊日期：1984年11月14日。

［病史］患者于6小时前跳远时不慎撞伤右踇趾，右踇趾根部畸形、肿胀、疼痛，不能行走，即送笔者医院。

［检查］面色青，痛苦表情，舌淡，脉濡数。右踇趾根部畸形，跖趾过伸，趾间屈曲，局部明显肿胀，压痛，右踇趾活动障碍。X线片：右踇跖趾关节脱位。

［诊断］右踇跖趾关节脱位。

［处理］

1. 手法治疗

（1）复位：林氏对跖趾关节脱位整复手法：患者仰卧，医者一手的拇食指捏住患趾，顺近节趾骨的纵轴方向顺势拔伸牵引；另一手拇指顶住趾骨基底部，向足尖方向推按，食、中指扣住趾骨远端向背侧端提，牵引与推提手法配合运用，逐渐将患趾屈曲，有入臼感，即已复位。当即畸形消失，疼痛明显减轻。

（2）固定：复位后以2块小夹板固定跖趾掌背侧，外敷消肿散，练踝关节屈伸活动。

2. 药物治疗及练功

1周后：局部肿胀减轻，下地扶拐以足跟行走。

3周后：局部无肿痛，解除夹板外固定，以舒筋活血洗剂熏洗，并开始练跖趾关节活动。

4周后：患者右足行走正常。

（张文康. 中国百年百名中医临床家丛书. 中国中医药出版社，2003.）

【**诠解**】跖趾关节脱位，是指跖骨头与近节趾骨构成的关节发生分离。临床上以第1跖趾关节向背脱位多见。跖趾关节由跖骨头和近节趾骨底构成。其结构及功能与掌指关节相似。可作屈、伸、收、展活动。但活动范围较掌指关节小。当全足着地时，跖骨参与形成足纵弓，跖趾关节处于伸展状态。跖趾关节囊薄弱，囊的两侧有侧副韧带加强，在5个跖骨头之间，有足底深横韧带相连。

跖趾关节脱位有明显的踢碰、压砸等外伤史。局部疼痛、肿胀、活动功能障碍，足趾短缩，跖趾关节过伸，趾间关节屈曲畸形，严重时跖趾骨相垂直。足底可触及脱位的跖骨头，跖趾关节呈弹性固定。X线摄片可明确诊断，并观察是否伴有骨折。跖趾关节脱位整复后，用绷带缠绕患部数层，再用瓦形硬纸壳，小铝板或小木板固定，外加绷带包扎。早期可做踝关节屈伸活动，1周后若肿痛减轻，可扶拐用足跟行走。解除固定后，可开始锻炼跖趾关节的功能活动。4~6周后可弃拐练习负重行走。

石幼山医案

（跖趾关节脱位，复位固定应对）

田某，女，16岁，某中学学生。初诊日期：1964年6月16日。

［病史］患者于3小时前参加体育课，在体育锻炼时，不慎踢到铅球，致右足部局部肿胀，右蹈趾肿胀、疼痛，患趾变短，屈伸功能失灵，行走时患处不能着地。即来就诊。

［检查］患者面青，痛苦面容，舌淡，脉濡数。右蹈趾部畸形，缩短，肿胀。X线片示：右蹈趾跖趾关节脱位。

［诊断］右𧿹趾跖趾关节脱位。

［处理］复位：令患者取端坐位，患足放在矮凳上。术者坐在对面，一手拇指、食指捏住患趾远端，施以解法，另一手指指腹置于脱位远端的趾骨突起处向下挤按，同时食、中指置于脱位近端的趾骨下陷处向上端托。复位后患者疼痛减轻。

（上海中医学院组织编写．老中医临床经验选编，1977．）

【诠解】跖趾关节脱位，多因奔走急迫时，足趾踢撞硬物或踢足球时姿势不对而引起。由于第1跖骨较长，脚拇趾仅有两节，踢碰硬物时常先着力，近节趾骨基底部冲破关节囊背侧而向跖骨头背侧脱出。临床表现为局部肿胀、疼痛，患肢变短，屈伸功能失灵，行走时患处不能着地。复位后须用手法稍加活动关节，整理局部筋腱韧带，使其舒适，外敷金黄膏或止痛膏，一二周可愈。

八、趾间关节脱位

唐志宁医案

（趾间关节脱位，绷带缠绕复位）

患者，男，39岁。初诊日期：1996年12月1日。

［病史］跑步时，左足𧿹趾踢碰石块致伤。引起左足𧿹趾肿痛，畸形，活动受限。伤后2小时就诊。

［检查］发现左足𧿹趾肿胀，疼痛，前后径增大，短缩畸形，呈弹性固定，功能障碍。X线片示：左足𧿹趾趾间关节脱位，远节趾骨近端移位于近节趾骨背侧。

［诊断］左足𧿹趾趾间关节脱位。

［处理］

（1）复位：用一段绷带将患趾套住，术者一手利用绷带套将患趾向足背及足尖方牵引，并将患趾过伸，以解脱缠绕之肌腱或关节囊。另一手拇指置于该趾近侧背面，向足尖及足跖方向推送，使之复位。

（2）固定：用小夹板外固定。X线摄片示：左𧿹趾趾间关节脱位已复位。术后2周拆除外固定，按术后常规处理。30天后复查，趾间关节功能恢复正常，无疼痛。

（《关节脱位及邻近骨折手法复位图解》）

　　【诠解】《医宗金鉴·正骨心法要旨·趾骨》载："趾骨受伤，多与跗骨相同，唯奔走急迫，因而受伤者多。"趾间关节脱位，多因奔走急迫，足趾踢碰硬物或重物砸压而引起。其他使足趾过伸的暴力，如由高处坠下、跳高跳远时足趾先着地，也可发生本病。由于第1跖骨较长，前足踢碰时常先着力，外力直接砸压亦易损及，故脚踇趾关节脱位较常见。脱位的机制多由外力迫使跖趾关节过伸，近节趾骨基底脱向跖骨头的背侧所致。趾间关节的脱位方向亦多见远节趾骨向背侧移位，若侧副韧带撕断，则可向侧方移位。趾间关节脱位有明显的外伤史，临床表现为局部疼痛、肿胀、畸形、弹性固定及功能障碍等，诊断多不困难。X线检查可明确诊断并发现有无撕脱骨折存在。

骨病医案

一、风湿热、风湿性关节炎

祝谌予医案

（治风先治血，血行风自灭）

李某某，女，19 岁，学生。初诊日期：1973 年 3 月 2 日。

［病史］病已 2 周，开始形似外感，发热身痛，服药无效，旋即肘、膝、踝各关节灼热样疼痛日甚，四肢并见散在性硬节之红斑，体温逐渐升至 39℃以上不退，行动不便，大便燥，小便灼热，唇干口燥，舌质绛红无苔，脉沉细而数。

［检查］内有蕴热，与风湿相搏，或外感风热，或风寒湿痹郁而化热，邪客经络留而不行，发为此病。

［诊断］风湿性关节炎。

［处理］中医、中药治疗。方药：风湿热痹汤加减。

处方：紫草 6g，忍冬花 12g，秦艽 6g，鲜茅根 12g，忍冬藤 10g，汉防己 10g，牡丹皮 10g，紫花地丁 15g，甘草 6g，丹参 10g，鲜生地黄 12g，桑寄生 12g，桑枝 10g，黑芥穗 6g，紫雪丹 12g。

功效：清热活血，祛风除湿。

主治：风湿热、风湿性关节炎。

制用法：水煎服，日 1 剂，分 2 次服。

患者服用 3 天后体温降至正常，关节肿痛明显减轻，关节红斑减退。经服药半月后，患者症状消失，四肢活动正常。

（《祝谌予临证验案精选》）

【诠解】本方具有活血凉血，清热除痹之功效，很好地贯彻了中医治病求本的原则，即治风先治血，血行风自灭。风湿痹是由于风寒湿等外邪入侵，闭阻经络关节，使气血运行不畅，致全身关节呈走窜性红、肿、重、着、痛为主要临床表现的一种常见病证。《诸病源候论》谓："痹者，风寒湿三气杂至，合而成痹，其状肌肉顽厚，或疼痛由人体虚，腠理开，故受风邪也。""人体虚，腠理开"，即元精内虚，营卫不和，卫阳不固。卫阳不固，则风寒湿三气乘虚而入，挟杂而至；邪气客于人体，则气血运行不畅，进而闭阻经络关节，致手足痛而不仁，发为痹证。治疗风湿痹，除祛风除湿散寒外，还应调和营卫以固卫表，活血通畅使气血流畅，方能使痹证顽疾逐渐化解。紫草味甘略苦，既活血凉血，又兼有消肿解毒之效，为治疗关节肿痛之首选，为君药；鲜生地黄、忍冬花、牡丹皮、紫花地丁、丹参清热解毒、活血通络，为臣药；佐以秦艽、桑寄生、桑枝、汉防己清风除湿、散风止痛；芥穗炒黑入血分，尤其加入紫雪丹疗效更速，引诸药达病伤之所，为使药。综观全方，辨证处方切中病机，配伍用药丝丝入扣，故奏良效。

钟治美医案

（攻补有度，祛邪扶正）

杨某，男，39 岁，干部。

［病史］患者平素嗜酒，少病痛。3 天前突发寒热，咽痛，两足踝关节红肿热痛，难于步履，口渴引饮，小便短赤，大便通，舌苔黄厚腻，脉滑数；体温38.4℃，白细胞增高。

［检查］素伏酒湿，外加客热，致湿热蕴结，下注于足而为热痹。

［诊断］风湿性关节炎。

［处理］药物治疗：方药：六一胜湿汤加减。

处方：滑石 30g，薏苡仁 30g，甘草 5g，桑枝 15g，赤茯苓 15g，忍冬藤 12g，黄芩 12g，木通 10g。

功效：清热利湿，通络止痛。

主治：风湿性关节炎。

制用法：水煎服，日 1 剂，分 2 次服。

用此方 2 剂，热退，足踝部肿痛减轻，但仍行动不便，黄芩已风湿性化，厚腻转薄，脉滑不数，续服 2 剂，踝关节红肿热痛明显好转，再予六一胜湿汤去木通，减滑石为 18g，加地骨皮 12g、五加皮 10g，3 剂而善后。

［钟治美. 新中医，1995,（12）：40.］

【诠解】方中忍冬藤、黄芩、木通苦寒清热。现代药理学认为：忍冬藤与黄芩对溶血性链球菌有很好抗菌作用。滑石、薏苡仁、赤茯苓淡渗利湿；桑枝通络；甘草缓急。诸药配伍，确为对症有效方。

风湿性关节炎是中医"痹证"范畴之常见病。湿热为患成痹者，往往在痹证发作初期或加重时出现，临床表现为关节灼热、红肿、疼痛、得冷稍舒，痛不可触，常伴有发热、恶风、口渴、烦闷不安等全身症状，舌红苔黄腻，脉滑数，应清热通络，祛风除湿；风寒湿痹在痹证发作、加重或缓解期均可出现，由于感邪偏盛不同，临床表现有所侧重。常分为行痹、痛痹、着痹，应散寒湿，祛风活络；内外热成痹者在痹证初期、加重期多见，常因劳累、暴饮暴食、食用高嘌呤食物，饮酒或外感风寒等诱发，治应内外合治，寒热分消；上热下寒型常见于病证进展期或缓解期，治应清上温下，引火归元，待上焦热清，再改用散寒除湿，活血止痛之方以善其后。

总之，风寒湿热之邪为痹证的主要病因，辨证抓住寒热虚实，病位病性，辨病辨证相结合，认证为纲，治疗上因证选方用药，因症配伍加减：有热宜清；有风宜驱；有寒宜散；有湿宜除；内寒外热，寒热分消；上热下寒，清上温下；气血不足，调理气血。根据部位选用引经药，处方配伍注意固护脾胃之本气，攻补有度，祛邪扶正，活方活法，灵活变通，故能收到良好效果。

周建伟医案

（阴痰凝结成顽症，地龙鸡血藤汤来对应）

梁某，男，52岁，矿井工人。

[病史] 患者双膝、踝关节及双下肢反复发作疼痛6年余，每因劳累、受凉及气候变化而疼痛加重。曾在医院检查确诊为慢性风湿性关节炎，经常服抗风湿、消炎止痛类药物。

[检查] 双下肢疼痛，尤以双膝、踝关节痛甚，其病灶固定，得热痛减，遇冷痛甚，关节屈伸不利，行走迟缓，舌苔薄白，脉弦紧。

[诊断] 慢性风湿性关节炎。

[处理] 药物治疗：方药：地龙鸡血藤汤。

处方：地龙40g，鸡血藤30g，白芍20g，熟地黄20g，炮穿山甲10g，当归10g，天麻10g，威灵仙10g，防风10g，桑枝10g，桂枝10g，制川乌10g，络石藤15g，忍冬藤15g，甘草6g。湿甚者，加苍术10g，薏苡仁15g，防己15g；血瘀者，加川乌 6g，牛膝 10g。

功效：温经通络，散寒止痛，祛风除湿，活血化瘀。

主治：风湿性关节炎。

治用法：水煎服，日 1 剂，分 2 次服。服药 5 剂后，疼痛缓解。连续服药 25 剂后，自觉症状完全消失，实验室检查各项指标均正常。随访 1 年，未见复发。

［周建伟. 湖南中医杂志，1997，（3）：49.］

【诠解】方中重用地龙，取其通利经络之功，配以炮穿山甲善行攻窜，行散通络，直达病所；鸡血藤舒筋活络；当归、熟地黄补血生新；桂枝、桑枝、威灵仙、防风、忍冬藤、络石藤祛风除湿；制川乌温经通络，天麻祛风通络；白芍、甘草缓急止痛。

据现代研究发现，白芍总苷具有镇静、解痉、抗炎作用。全方共奏通络活络、祛风除湿、散寒止痛、补血活血化瘀之功。方中地龙虽用量超常，但未见不良反应，在临床上须向患者交待清楚，本方嘱其久煎，可去除毒性，增强疗效。风寒湿邪留注经络、关节、肌肉等部位，阻滞经络，郁久生热，热生痰。痰阻成瘀，痰瘀互结，不通则痛。

中医对痹证的认识主要基于《内经》："风寒湿三气杂至，合而成痹。"后又发展有"痰瘀互结""毒邪侵淫""肝肾阴虚"等说。在临床上以风、寒、湿、毒、虚、痰等型常见。顽痹之所以经久不愈，深入骨骼，与"伏、顽之痰为患"密切相关。百病皆因痰作祟，或体虚生湿，或外湿内侵，时间长了湿邪积聚成为痰证，痰在四肢关节留驻，经脉运行不畅，再加上外邪侵袭，内痰外邪互相结合，互相作用，逐渐形成顽痹。"阴痰凝结"是顽痹缠绵难愈的重要因素之一。

在痰致顽痹初期，常见肢体疼重，屈伸不利，晨僵或见肢体微肿。如未能及时温化散痰，附注筋骨、关节，流注于膜原、经络，复感外邪，痰邪互结，外搏肌筋，内侵骨髓，则肢体麻木、屈伸不利，甚则"骨节蹉跌"，"如虎之啮，历节疼痛"。痰邪相搏，如从热化，可见骨节烦痛，关节红肿热痛，拒按，舌红、苔黄，脉滑数等痰热之象，如从寒化，可关节痛剧，遇冷加重，得热则舒，舌淡苔白，脉之涩迟。在临证中以寒热错杂多见，表现关节肿胀如梭，屈伸不利，酸痛沉重，遇寒遇热皆感不适，可因天气变化加重或诱发关节肿痛经久不消。

周晖医案
（产后风湿病，白虎桂枝汤）

朱某，女，29岁。

[病史] 产后月余，因天气炎热，空调温度过低受凉，次日即觉咽痛、头痛，恶寒发热，鼻塞轻咳，周身关节酸软疼痛，10天后肘、膝、腕、踝关节痹痛加剧，屈伸不利，但发热不恶寒。经某医院诊治，予吲哚美辛、泼尼松口服，青霉素静脉滴注，1天后即觉上腹胀满隐痛，恶心欲呕，不能坚持治疗，要求服中药。

[检查] 两膝及腕、踝关节焮热、红肿，身热面赤，汗出恶热，口干、舌红、苔黄腻，脉滑数。检查抗"O" 1：500，血沉95mm/h，双膝、腕、踝关节X线片未见异常。

[诊断] 风湿性关节炎。

[处理] 药物治疗：方药：白虎桂枝汤加减。

处方：石膏30g，知母9g，桂枝9g，粳米9g，甘草3g，苍术12g，黄柏15g，薏苡仁18g。

功效：清热通络，调和营卫。

主治：风湿热痹，风湿性关节炎。

制用法：6剂，水煎服，日1剂，分2次服。

二诊：症状减轻，减黄柏、苍术、薏苡仁，加威灵仙10g，忍冬藤15g，5剂后热退，关节疼痛消失，1周后复查，抗"O"、血沉均降至正常，随访未复发。

[周晖. 湖南中医药导报，2000,(8)：25.]

【诠解】急性风湿性关节炎以发热，大关节红肿热痛为主症，属中医"热痹"范畴。多因素体肥胖湿盛，复感风热之邪；或平素体阳偏盛，内有蕴热，复感风寒湿邪；或饮食不节，过食肥甘厚味，湿热内生；或外感湿热之邪；或湿邪日久化热。湿热留恋于肢体、经络、关节、湿热蕴结痹阻而成热痹。治当清热通络止痛。白虎桂枝汤中石膏辛甘大寒，以制阳明内盛之热；桂枝辛温，取其通利经脉、调和营卫，又能防石膏大寒伤中之偏；知母苦寒质润，清热滋阴，甘草、粳米益胃护津。诸药合用，共奏清热、通络、调和营卫之功。

西医学认为该病是风湿病的一个症状，而风湿病是一种常见的反复发作的急性或慢性全身性胶原组织疾病，主要以心脏和关节受累最为显著，所谓风湿热是指风湿病的急性期或慢性期活动阶段。临床表现以心肌炎和关节炎为主，伴有发热、毒血症、皮疹、皮下小结、舞蹈病等症状。急性发作后常遗留显著的心脏损害。风湿病的原因至今尚未完全明了，但就临床流行病学及免疫学等方面的一些资料分析，都支持乙型A组溶血性链球菌感染与风湿病好发有关。目前也注意到了病毒感染与风湿病的发生亦有一定关系。而关节病理改变主要是关节滑膜及周围组织水肿、关节液中有纤维蛋白和颗粒细胞渗出，活动期过后不遗留任何关节畸形。

中医学认为，正气不足为发病的主要因素，而感受风寒湿热为引起该病的外因，其中尤以风寒湿三者杂至而致病者属多。于外邪的偏盛情况不同，故又有风痹、痛痹、着痹等不同的病理临床表现。该病的主要病机为经络阻滞，气血运行不畅。

对于该病要积极预防上呼吸道感染，急性期一般应卧床休息，注意保暖；无风湿性心脏病者，血沉正常后即可起床活动；对有风湿性心脏病者，急性期症状消失，血沉正常后，仍须继续卧床3~4周。发热时予以流质饮食，退热后给予半流质饮食或软质饮食；肿痛的关节应予以适当的保护及固定。

二、类风湿关节炎

张伯臾医案
（先分寒热，再分偏盛）

高某某，男，56岁。初诊日期：1976年4月22日。

[病史] 患类风湿关节炎三年余。

[检查] 手指、足趾肿痛变形，畏寒乏力，脉沉细，苔薄白。风寒湿久阻脉络，挟瘀凝结。宜大乌头煎参入化瘀搜络之品。

[诊断] 类风湿关节炎。

[处理] 药物治疗：药方如下：

处方：制川草乌各9g（先煎），生黄芪15g，净麻黄6g，全当归9g，细辛3g，生甘草9g，川桂枝9g，炒赤白芍各9g，桃仁9g，红花6g，蕲蛇9g，全蝎粉1.2g（分吞），纯蜜15g（冲）。

功效：补气，养血，温经，逐寒，通络，透骨，搜络。

主治：类风湿关节炎。

制用法：水煎服，日1剂，分2次服。稍有加减服30余剂。

二诊：1976年5月28日。

足趾肿痛大减，手指肿痛亦轻，畏寒依故，脉沉细，苔薄白。阳虚之体，风寒湿瘀已有化机，仍守前法增损。方药如下。

处方：制川草乌各9g（先煎），生黄芪18g，净麻黄6g，全当归15g，北细辛3g，熟附片9g（先煎），生甘草9g，川桂枝9g，炒赤白芍各9g，露蜂房9g，蕲蛇9g，全蝎粉1.2g（分吞），纯蜜15g（冲）。

功效：养血，补气，通络，除湿。

主治：类风湿关节炎。

制用法：水煎服，日1剂，分2次服。稍有加减服20余剂。

三诊：1976年6月22日。

足趾肿消痛止，手指痛止畸形好转，脉细苔白。风寒湿瘀渐化，病久气血亏耗，前方参入益气养血之品。方药如下。

处方：制川草乌各9g（先煎），炙黄芪15g，全当归15g，大熟地15g，川桂枝9g，炒赤白芍各9g，北细辛3g，熟附片9g（先煎），鹿角片9g，炒川芎6g，蕲蛇9g，全蝎粉1.2g（分吞），纯蜜15g（冲）。

功效：益气，养血，扶正，温阳。

主治：类风湿关节炎。

制用法：水煎服，日1剂，分2次服，14剂。

（严世芸，等．张伯臾医案．上海科学技术出版社，1979．）

【诠解】类风湿关节炎属于中医"痹症""历节"范畴。痹者，闭也。闭者，气血为邪闭于肌表经络也。《内经》曰："风、寒、湿三气杂至，合而为痹。"又曰："其风气胜者，为行痹；寒气胜者，为痛痹；湿气胜者，为著痹。"结合临床，张老认为风、寒、湿三气很难截然，只是偏胜而已。故临床上治痹症，关键在分清寒、热二类，然后再分偏胜。

本病临诊要辨别属寒、属热、还是寒热错杂。本例指、趾关节肿痛变形，不红、不热、畏寒，脉沉细，苔薄白，属寒无疑，由于风寒湿瘀凝结经隧关节，不易外攘，故用一般祛风散寒化湿药往往效果不著，须用大辛大热，温经逐寒通络之大乌头煎再加透骨搜络之虫类药，方能奏效。本例初用大乌头煎加当归四逆汤、桃仁、红花温经散寒活血，全蝎、蕲蛇搜剔络脉，初获成效；二诊、三诊时更入附子、鹿角片，增其扶正温阳之力，隧获良效。

黄宏植医案

（外邪入侵，瘀阻成痹）

黎某，女，56岁。初诊日期：1986年6月18日。

［病史］患者有肢体关节疼痛病史10年。1986年3月两足趾关节疼痛，逐渐发展到两踝、膝及两上肢肩肘腕指。

［检查］抗"O" 1：1250，血沉85mm/h，类风湿因子阳性；服用昆明山海棠片和布洛芬无效。指、腕、膝、踝、趾关节红肿热痛不可触，得冷则舒，活动受限；颈项僵直，颞颌关节张合不利，伴有发热，口渴烦闷，纳少，舌红苔黄，脉滑数。

［诊断］类风湿关节炎。

［处理］药物治疗：方药：大秦艽汤加减。

处方：羌活6g，独活6g，防风6g，川芎6g，秦艽10g，黄芩10g，白芷10g，熟地黄10g，当归10g，白术10g，茯苓10g，白芥子10g，白芍20g，生地黄20g，黄芪30g，忍冬藤30g。

功效：清热通络，疏风祛湿，益气健脾。

主治：类风湿关节炎。

制用法：水煎服，日1剂。分2次服。

二诊：上述方剂连用25剂显效，肢体关节疼痛减轻，指腕关节肿胀明显消退，继服上方，坚持服药3个月后痊愈。3年后随访未见复发。

（黄宏植．浙江中医杂志，1990（12）：555．）

【诠解】本方以当归、川芎、白芍、熟地黄养血活血，通络柔筋；参以白术、茯苓、黄芪益气补脾；秦艽祛风通络；防风、羌活、独活、白芷疏散风湿；黄芩、忍冬藤、生地黄清热凉血；白芥子入皮里膜外，消肿止痛。诸药合奏养血舒络，益气健脾，祛风散湿，消肿止痛之功。

本病的病因病机较复杂，概括起来主要有邪、瘀、虚三方面。外邪侵入人体是导致本病的主要因素，具体病因有风、寒、湿、热诸邪。临床表现为外邪侵犯肌表，阻闭经络，导致机体气血运行不畅，关节筋脉失养，瘀阻成痹，出现关节疼痛，屈伸不利，发为本病。

另外，如果患者平常就比较虚弱，阳气不足，则会形成寒痹；如果平常身体素质较好，肌体抵抗力较强，则正邪相争，寒邪从阳化热，形成热痹，而较少见到直接感受热邪而致病者。这里所说的瘀是指痰浊瘀血，指人体受到多种致病因素（感受外邪）作用后在疾病过程中形成的病理产物，它能直接或间接作用于人体，痹阻经络，使气血运行不畅，筋脉失养，形成关节变形、皮下结节等症。虚，指人体精、气、血、津液不足或脏腑组织功能低下，其中以肝虚、肾虚为主。若先天之气不足，肾气亏虚，元阳不足，身体虚弱，肌体抵抗力低下，卫外不固，易受外邪侵袭而发病；若邪气留滞不去，进一步耗损正气，肝肾不足加重。由于关节筋脉失于濡养，不荣而痛，使病情更加复杂，出现形体消瘦、关节变形等症。对于热邪，多由于风寒之邪在体内郁积过久转而化热而来。治疗上以清热解毒舒通经络为主，但也应该根据情况酌情加用川乌等散寒止痛之品。一是因为此类药有较强的止痛作用，在应用大剂量的清热药物中利用其较强的止痛效果，而不会成减弱清热作用；二是因为本病的根本原因是由风寒之邪侵犯经络关节所致，转化为热邪的只是一部分，仍有一些风寒之邪停留在经络关节；三是可以防止在治疗过程中寒凉药药性过度而伤及阳气，起到一个保护作用。综合辨证施治，临床疗效满意。

王禄海医案

（扶正祛邪，益气通痹）

赵某，女，44岁。

[病史] 四肢关节肿痛5年。5年前左腕无明显诱因肿痛。1周后发展至双手、双腕、双肩、双肘、双足诸关节。诊断为类风湿关节炎，给予抗炎止痛等治疗5个月，病情缓解。几年来病情时轻时重，一直抗风湿治疗。2个月前因感冒关节肿痛加重，活动困难、疲乏，胃纳差。

[检查] 双肩活动时疼痛，左肘屈曲畸形、压痛，双腕Ⅱ度肿胀、压痛，双手第2、3掌指关节肿胀、压痛；左手第3指及右手第2、4指近端指间关节肿胀、压痛，右足第2、4跖趾关节肿胀、压痛；舌质红、苔白腻，脉沉细。实验室检查：类风湿因子（＋），抗"O"1：320，血沉87mm/h；X线片示：双腕关节软组织肿胀、关节间隙变窄，骨质疏松。

[诊断] 类风湿关节炎。

[处理] 药物治疗：方药：益气通痹汤。

处方：黄芪30g，五味子20g，白术20g，当归20g，独活15g，红花10g，制川乌10g，香附12g，麻黄6g。

功效：益气健脾，补血行瘀，祛寒胜湿。

主治：类风湿关节炎。

制用法：水煎服，日1剂。分2次服。

二诊：连服15剂后，关节疼痛稍减，有效不改方。服至40剂，关节肿痛明显减轻，生活能自理。服到90剂，关节肿胀消退，疼痛消失，病情缓解。恐复发，原方继续服4个月，随访7年无复发。

[王禄海. 陕西中医学院学报，2000（6）：270.]

【诠解】类风湿关节炎属于中医痹证范畴，目前认为免疫因素在本病发生中起重要作用。《黄帝内经》提出风、寒、湿三气杂至合而为痹。人体正气虚，脏腑功能失调，风寒湿三邪乘虚侵袭是类风湿关节炎发病的病因，治疗上应采用扶正祛邪之法。痹证均夹湿，祛湿必先实脾，故益气通痹汤中用黄芪、白术、五味子补气健脾，当归、红花补血化瘀，香附疏肝理气，制川乌、独活祛风逐寒湿，麻黄通阳气、开腠理以祛邪外出。本方标本同治，故取得较好疗效。由于本病每与情志有关，所以应注意疏导病人保持乐观情绪，树立战胜疾病的信心。

久病多虚，久病多瘀，久病入络，久必及肾。顽痹病变在骨，肾主骨，督脉属肾，为阳脉之海，司一身之脉。督脉起于下焦，肝肾同居下焦，为精血之本。患病日久，气血损伤严重，必然损及脏腑，特别是肝肾功能受到明显影响。全身正气内虚是导致顽痹发病的基本原因，精血亏损，肝肾亏虚，督脉的精气受阻，阳气不能输布全身，导致全身功能衰减是疾病之本。

痹证的治疗若只从关节肿痛这一标象着眼，而片面采用祛风、散寒、燥湿之法，殊欠理想之效果，尤其对顽痹疗效更差。患者阳气虚弱，致使病邪乘虚袭踞经络，气血为邪所阻，壅滞经脉，留滞于内，深入骨骱，胶着不去，痰瘀交阻，凝滞不通，邪正混淆，肿痛反复发作。所以此症既有正虚的一面，又有邪实的一面，且其病变在骨质，骨为肾所主，所以益肾壮骨，主取督脉是治病之本。治疗时应适当给予补肝益肾，益气温阳之品。

胡雪苗医案

（外治三步法，内服参芪汤）

谢某，男，7岁。

[病史]患儿因四肢关节肿胀疼痛，伴活动障碍1年半，前来就诊。

［检查］左手腕、指关节肿胀，左膝肿较右膝增大约 1/3，呈屈膝挛缩状；右踝关节肿胀，内翻，病变关节局部皮肤紫暗，活动严重障碍；舌淡，苔白腻，脉沉细。实验室检查：类风湿因子阳性，血沉＞5mm/h，抗"O"正常；X 片示：双手腕关节和指关节、左膝、右踝关节间隙明显变窄，骨质疏松。

［诊断］类风湿关节炎。

［处理］药物治疗：方药：黄芪人参汤加减。

处方：人参 15g，黄芪 30g，白附子 10g，胆南星 10g，白芥子 10g，当归 20g，白芍 20g，枸杞子 20g，木香 20g，益母草 20g，紫花地丁 20g。

功效：补益脾肾，通络消肿。

主治：类风湿关节炎。

制用法：水煎服，日 1 剂。分 2 次服。

二诊：此方治疗 2 个月，临床症状全部消失，畸形关节得以矫正，功能完全恢复正常，类风湿因子阴性，次年患儿正常上学。随访 2 年无复发。

［胡雪苗. 湖南中医杂志，1997（3）：48.］

【诠解】 中医"顽痹"是由于风、寒、湿邪外侵，久而伤气伤血，致痰湿血瘀，经络闭阻，发为本病。而肾虚是本病的主要内因。治疗多采用标本兼治的方法。黄芪人参汤中以大剂量参芪等补益脾肾为君；当归、熟地黄滋阴补血等为臣；佐以白芥子、胆南星、益母草、木香等化痰行瘀、活血通络。

外治以温经通达的"三步法"（痛点针刺疗法、按摩、艾条灸），以通络窜行之"痛点针刺法"，再配以独特的"指柔手法"刺局部的经穴，使患部脉络气血、痹阻之经脉得以畅通，最后艾条隔姜灸以达温通祛邪的目的。

痹证是指外邪侵袭肢体而致肢体疼痛肿胀、麻木或屈伸不利的病证，严重者可致肢体残废，丧失生活自理能力和劳动能力，给患者带来极大的痛苦。类风湿关节炎就是痹证中最常见病之一，且发病率还有升高的趋势，为骨科常见病、多发病，多为风、寒、湿邪流注经络、肌肉、关节等所致。

《黄帝内经》曰："风寒湿三气杂至，合而为痹。也其风气胜者为行痹，寒气胜者为痛痹，湿气胜者为着痹。"从临床治疗的病例来看，患者的病情多缠绵，治疗颇为棘手。

《济生方》指出："皆因体虚，腠理空虚，受寒湿气而成痹也。"从此病的病因病机来说，该病证必然极为复杂难缠，尤其多数病人已经是反复发作，给临床治疗带来一定的难度。运用胡氏经验，取得了较为理想的效果。

李生梧医案
（加味四妙勇安汤，标本兼治活血通痹）

王某，女，45岁。

[病史]患者1个月前无明显诱因出现双手指及腕关节疼痛，自服阿司匹林、吲哚美辛、布洛芬无效，症状日益加重。

[检查]双手近端指间关节、双侧腕关节红、肿、热、痛，晨僵明显，每晚发热，体温37.8~38.6℃，口渴、心烦，睡眠差，大便干，舌质红，苔白腻微黄，脉滑数。双手近端指间关节及双侧腕关节肿胀、压痛，皮色发红，扪之灼热，不能握拳。实验室检查：血沉98mm/h，类风湿因子（+），抗"O"1：500。

[处理]药物治疗：方药：加味四妙勇安汤加减。

处方：忍冬藤30g，白芍30g，青风藤30g，清半夏30g，玄参20g，白花蛇舌草20g，萆薢20g，生地黄20g，当归15g，鹿衔草15g，威灵仙15g，生甘草10g，山慈菇10g，蜈蚣2条。

功效：清热解毒，活血通痹。

主治：类风湿关节炎。

制用法：水煎服，日1剂。分2次服。

二诊：上方服15天后，手指、腕关节肿痛减轻，体温恢复正常，患者仍感夜间关节疼痛。检查双手指及腕关节肿胀减轻，皮色微红，睡眠差，大便稀；舌红、苔白腻，脉滑。上方忍冬藤改为金银花30g，去生地黄，加羌活30g。再服15天，关节肿痛消失，手指、腕关节活动灵活。复查血沉<18mm/h，类风湿因子（-）。随访半年未复发。

[李生梧. 陕西中医，2000（11）：492.]

【诠解】类风湿关节炎急性期多表现为关节红、肿、热、痛，并伴有身热、烦躁、口干、汗多等全身症状，且发病急骤，热毒湿浊瘀阻是急性期病机所在。故以清热解毒，利湿通痹，活血止痛为治则组方用药，加味四妙勇安汤方中忍冬藤、白花蛇舌草清热解毒利湿，玄参泻火解毒，生地黄、当归、白芍活血散瘀，威灵仙、鹿衔草、青风藤、萆薢、山慈菇除湿通络，甘草配白芍缓急止痛；重用清半夏30g，在此用其化痰燥湿功能，蜈蚣通络止痛。根据现代药理研究，选择以上药物多具有抗炎、抗病毒、解热止痛等药效，是一种免疫调节剂。因此本方既符合中医传统理论，又为现代药理研究所支持，标本兼治，故在临床中疗效显著。

痹证往往缠绵，错综复杂，治疗颇为棘手。历代医家大多认为痹证外邪致病之因为风寒湿三气，以因定型。痹证虽可分为行痹、痛痹、着痹等类型，但临床上其证候错综复杂，各类证候往往兼而有之，风寒湿之气很难截然分开，且从《素问·痹论》所说三个"胜"字来看，可以理解是受邪有偏多偏少，并使在治疗上有主次之分，而不是把风寒湿机械划分，既要抓住主症，解决主要矛盾；又要顾及次要方面，用药丝丝入扣，病方可速愈。如寒胜痛痹，疼痛剧烈，痛处不红不热且常有冷感，舌淡苔白，脉紧者，以制川乌、桂枝、细辛、独活、羌活为主散寒镇痛，并兼用疏风祛湿等药为辅；湿胜着痹，疼痛缠绵，肢体沉重，筋骨肌肉麻木重着、水肿，舌苔腻，脉弦缓，重用薏苡仁、苍术、防己、威灵仙、独活等，佐以祛风散寒；风胜行痹者以防风、荆芥为主，辅以温经祛湿之品；热痹者关节红肿灼热，口干心烦，发热，舌红，苔黄脉数，用地龙、虎杖、赤芍、忍冬藤、秦艽、赤小豆、黄柏等药为主清热解毒。

类风湿关节炎属于中医"痹证"范畴，主要是"虚邪""痰瘀"所致外邪内侵，脉络痹阻，瘀血留滞，故以驱邪止痛，活血补血为治法大则。具体临床治疗时，须要开阔思路，集中医学之精华，在辨明邪的属性的同时，细察邪之偏胜的多少，居于何部位，以及正邪消长的情况，进行全面分析，权衡后再行立法用药，临床用药灵活，疗效显著。

施维智医案

（表里同病，寒热并存）

李某，女，25岁。初诊日期：1993年9月29日。

[病史] 患者周身疼痛半年，肩、肘、膝关节无一处不痛，西医检查未见明显异常，曾服"身痛逐瘀汤"不效。现周身疼痛，无汗，恶风、心烦、食少、大便干燥，数日1行。月经后期，经来时小腹疼痛。

[检查] 舌质红，苔白，脉弦细小数。

[诊断] 类风湿关节炎。

[处理] 药物治疗：

处方：黄芩10g，黄芪10g，麻黄3g，细辛3g，独活6g。

功效：祛风，散寒，清热。

主治：类风湿关节炎。

制用法：水煎服，日1剂，分2次服。7剂。

服3剂，疼痛大减，7剂服完，身痛若失。诸症亦随之而愈。

（董建华，等．中国现代名中医医案精华．北京出版社，1990．）

【诠解】本案辨证为："风寒湿痹阻经络关节，兼有里热。"即风寒湿邪在表，而内有蕴热之证。可见于素有内热之人，感受风寒湿邪之气；或外邪入里化热，又复感于风寒湿等。风寒湿外侵，三气杂而合至，痹阻于经络关节，故见周身关节疼痛；风寒外束，营卫郁闭，则见无汗，恶风等表证。心烦、便干、舌红、脉数，为热蕴里之象。证属表里同病，寒热并存。故在治疗上就不能像一般寒痹，或热痹那样单纯使用温热药或寒凉药，而是要寒温并用，表里同治，拟散外寒清风热之法。所用方药为《备急千金翼方》之"三黄汤"，本方善治"中风手足拘挛，肢节疼痛，烦热心乱，恶寒，不欲饮食"等症。方用麻黄外散风寒；黄芩内清里热；细辛助麻黄发散风寒止痛为佳；独活祛风胜湿，善搜体内之伏邪，为身痛之要药；妙在黄芪之一味，既能扶正固表益卫气，又能散寒祛湿而驱邪气，况麻、辛得黄芪，则发散有力；黄芩得黄芪，则清热不伤中。一味黄芪能一统寒热。本方治疗外寒内热之痹痛，或风寒而有化热之象，其疗效可佳。

三、强直性脊柱炎

隋孝忠医案

（补肾祛寒，活血化瘀）

周某，男，36岁。

［病史］因上升性腰背僵痛8年，伴左下肢疼痛、麻木1年入院。病人8年前因跌伤腰骶部、外感风湿后感腰肌僵痛，昼轻夜重，逐渐加重，晨僵时间30~60分钟。

［检查］脊柱腰段活动轻度受限，向左侧弯、脊柱及骶髂关节压痛，骨盆挤压与分离试验(+)；舌红、苔黄腻，脉滑数。化验血红蛋白95g/L，血沉32mm/h，类风湿因子（–）。X线片示：腰椎后关节间隙模糊、消失，后纵韧带轻度钙化；双骶髂关节面硬化，间隙毛糙、左侧可见囊性变，关节下1/3韧带钙化明显。

［诊断］强直性脊柱炎。

［处理］药物治疗：方药：补肾祛寒活络汤加减。

处方：玄参 30g，白芍 30g，狗脊 30g，金银花 30g，桑枝 30g，白术 12g，羌活 12g，枸杞子 12g，牛膝 12g，地骨皮 12g，炮穿山甲 9g，当归 9g，陈皮 9g，甘草 9g，生地黄 20g。

功效：补肾清热，祛瘀通络。

主治：强直性脊柱炎。

制用法：水煎服，日 1 剂，分 2 次服。

二诊：连服 8 剂，腰腿痛麻明显缓解；舌淡苔白腻，脉沉细弦，遂去金银花、桑枝、生地黄、地骨皮，加桂枝 12g，熟地黄 20g。连服 10 剂，病人自觉症状消失，活动如常，治愈出院。

三诊：出院后再服 8 剂巩固疗效。随访 2 个月，疗效稳定。

[隋孝忠. 新中医，1995（11）：36.]

【诠解】强直性脊柱炎病因至今未明，有些学者认为本病比类风湿关节炎有更强的家族遗传倾向，在临床上可见兄弟或父子同时患病的情况，有基因的遗传因素存在，但遗传方式仍不清楚；也有学者认为泌尿生殖系感染是引起本病的重要因素，但至今一直没有定性，仍感不易估计。该病病因不明，西医认为没有很好的治疗办法，除放射治疗有效以外其他任何治疗均为无效，病情呈进行性发展加重。中医学在辨证用药的基础上，经过临床观察，发现及时、积极和妥善的治疗，加上患者的主动配合，确实可以做到减轻疼痛、缩短疗程、预防畸形、减少病残和改进功能的目的。

中医学认为，强直性脊柱炎多由于肾阳不足、风寒湿邪痹阻，伤及督脉。病久之耗伤气血，邪气化热，致肾气虚，精血亏，关节筋脉失荣而发病。故临床治疗应以补肾祛寒、化湿散风、养肝荣筋、祛瘀通络为主要治则。西医学认为强直性脊柱炎的病理特征为自身免疫反应。而近年来的实验研究表明补肾祛寒、活血化瘀中药大多具有免疫调节作用，而且后者又能改善微循环，有助于免疫复合物的清除及病变组织的修复，这为确立主要治则、合理用药提供了理论依据，补肾祛寒活络汤标本兼治，取得了比较满意的临床疗效，有效率达 80%，表明此方具有较好的消炎止痛、调节机体免疫功能作用。

邱志济医案

（补虚益损，虚实兼顾）

余某，男，46 岁。

［病史］自诉脊柱腰骶僵痛 3 年余，伴双膝、肘肿痛，不能下蹲，站立困难，弯腰翻身活动受限，渐致行走艰难。

［检查］腰脊强直状，舌淡，苔白厚腻，脉弦涩。血沉 125mm/h，X 线片示骶髂关节增宽，西医诊为强直性脊柱炎。

［诊断］强直性脊柱炎。

［处理］药物治疗：方药：青娥益损汤加减。

处方：补骨脂 30g，炒杜仲 30g，党参 30g，黄芪 30g，当归 30g，海桐皮 30g。怀牛膝 30g，狗脊 100g，炒苍术 20g，姜黄 20g，生天南星 15g。

功效：补虚益损，祛风除湿，活血祛瘀。

主治：强直性脊柱炎。

制用法：水煎服，日 1 剂，分 2 次服。

二诊：予上方 10 剂，并配合外贴速效颈椎膏（由生南星、生甘遂、生大戟、生芫花、全蝎尾组成）。药后复诊：诸症减轻，已能站立行走。继服 30 剂后，脊柱腰骶僵痛等诸症消失，功能恢复；复查血沉 10mm/h。嘱以自制局方"青娥丸"巩固疗效，追访 2 年无复发。

［辽宁中医杂志．1998（10）：470．］

【诠解】本案方中重用补骨脂、杜仲大有填精固肾、秘摄真元、涩而兼润、补而能固之力，二药乃局方"青娥丸"之主药。补骨脂气香而辛，补命门，纳肾气，强筋骨，温能祛寒，辛能散结，润能起枯，涩能固脱，而温通肾督之力较大。得杜仲则助其补固。杜仲入肝而补肾，直达下焦气分，"凡下焦之虚，非杜仲不补；下焦之湿，非杜仲不利；足胫之酸，非杜仲不去；腰膝之痛，非杜仲不除"《本草汇言》之说，虽有言过其实之嫌，但对本虚标实之强直性脊柱炎，重用杜仲，确有标本兼顾之妙；重用党参、黄芪、当归，乃大补气血，从化源资生处着力，既有"治风先治血，血行风自灭"之意，又有间接补养肾督，即以健脾达到补肾，消除因虚致痛之妙；大剂量狗脊更妙在对本虚标实之腰膝痛，尤其是腰膝僵硬疼痛，功能受限有特效，合海桐皮、姜黄有补督之中兼祛督脉之风寒湿之功；生南星对痰瘀深入经隧骨骱之骨痹痛有特效，且大队补虚益损之品中，稍佐攻坚祛邪之品，有利而无弊。诸药共奏补虚益损，祛风除湿，活血祛瘀之功，虚实两端兼顾，疗效相得益彰。

刘红丽医案

（肾虚督空，补肾强督）

刘某，男，19岁。

[病史]患者3年前出现腰骶部疼痛及右膝关节疼痛，自服止痛片缓解。1年前腰骶部疼痛加重，伴腰部僵硬，阴雨天尤甚，不能久坐久立，在某医院按"类风湿关节炎"治疗，疼痛暂时缓解，后时轻时重，呈进行性加重。

[检查]腰部活动明显受限，HLA-B27（组织相容抗原）阳性，血沉68mm/h，C反应蛋白阳性，类风湿因子和抗"O"阴性，X线片示骶髂关节间隙模糊，轻度变窄。

[诊断]强直性脊柱炎。

[处理]药物治疗：方药：骨痹汤加减。

处方：狗脊15g，淫羊藿15g，杜仲15g，骨碎补15g，牛膝15g，羌活15g，独活15g，生地黄15g，陈皮15g，熟地黄12g，僵蚕12g，当归12g，枸杞子30g，威灵仙30g，蜈蚣2条。

功效：补肾强骨，散寒祛湿，活血通络。

主治：强直性脊柱炎。

制用法：水煎服，每日1剂。分2次服。

二诊：7剂后疼痛明显减轻。15剂后疼痛基本消失，腰椎活动范围增大。继服15剂，检查血沉14mm/h，C反应蛋白阴性。2年后随访无复发，X线片示骶髂关节病变未再发展。

[陕西中医.1998（11）：494.]

【诠解】中医认为肾虚督空是强直性脊柱炎发病的内在基础，风寒湿邪是发病的条件，肾虚邪阻是最基本的病理变化，气血瘀阻贯穿病程始终。补肾祛邪是治疗原则。方中狗脊、杜仲、牛膝补肝肾、强筋骨、壮腰膝；熟地黄、枸杞子补肾益精；淫羊藿温补肾阳；骨碎补补肾强肾活血；威灵仙、独活祛风散寒除湿，善治腰膝疼痛；桂枝温阳散寒，活血通脉；当归养血活血通络；蜈蚣、僵蚕活血通络止痛；生地黄清热滋阴补肾；陈皮行气健脾以助消化。据现代药理研究，狗脊、淫羊藿、熟地黄、枸杞子、杜仲能提高机体免疫功能，当归、骨碎补、牛膝、僵蚕、蜈蚣具有调节免疫和加速免疫复合物消除的作用，威灵仙、独活有明显的消肿、止痛作用。全方具有较强的免疫调节及抗炎、消肿、止痛等作用。经临床验证，疗效显著，无不良反应。若能配合腰骶部按摩则症状缓解更为显著。

李现林医案

（散寒除湿，舒督通痹）

冉某，男，20岁。初诊日期：1990年4月27日。

[病史] 因睡卧湿地后引起腰肌部疼痛、僵硬不舒8个月，夜间及晨起较重，翻身不便，活动后减轻，经常服用吲哚美辛、瑞培林等药，效果欠佳，病情缓慢发展，进行性加重。

[检查] 腰部僵硬，腰椎各方活动受限，双侧骶髂关节叩击痛，双侧"4"征（+）；舌淡白、苔白，脉细弦；血沉60mm/h；X线示：双侧骶髂关节模糊、关节面破坏，髂骨侧密度增高。

[诊断] 强直性脊柱炎。

[处理] 药物治疗：方药：舒督通痹汤。

处方：麻黄10g，独活10g，甘草10g，桂枝10g，当归15g，赤芍15g，木瓜15g，伸筋草15g，青风藤15g，乌梢蛇15g，杜仲15g，五加皮15g。

功效：散寒除湿，舒筋通络。

主治：强直性脊柱炎。

制用法：水煎服，日1剂，分3次服。

二诊：1个月后，腰骶部疼痛明显减轻，活动好转；继续巩固服用1个月后，疼痛及僵硬感消失，脊柱活动恢复正常而痊愈。随访2年，未见复发。

[河南中医．1997（2）：45.]

【诠解】中医学认为强直性脊柱炎多由于涉水受寒，久卧湿地或汗出当风，突受雨淋等，导致风寒湿邪乘虚入侵，闭阻经络而致。此即《素问·痹论》所说："风寒湿三气杂至合而为痹也。"寒主收引，湿性黏滞。寒湿闭阻，经络不通，筋脉拘急，故见腰背关节疼痛及僵硬不舒。根据本病的病因病理，治疗当散寒除湿，舒筋通络，活血止痛。方中麻黄、桂枝、独活、青风藤散寒除湿祛风，为祛风湿止痹痛的要药；木瓜、伸筋草、五加皮、乌梢蛇可舒筋通络，缓解筋之挛急；杜仲则可补肝肾、壮腰膝，有温煦督脉，引药力直达病所之功；

佐以当归、赤芍活血化瘀止痛；甘草调和诸药。数药合用，可使寒湿祛，关节舒，督脉通而痹痛自止。舒督痛痹汤治疗强直性脊柱炎 3 个月为 1 个疗程，一般服用 2~3 个疗程。即 6~9 个月，可见该病治疗周期比较长。

李国衡医案

（益气健脾，固本燥湿，活血祛风）

洪某，男，29 岁。初诊日期：1993 年 9 月 30 日。

[病史] 1 年前出现腰背疼痛，以后又感到颈部疼痛，转动不利，晨起症状明显，曾在印度尼西亚治疗，症状未见好转，并有加重趋势。

[检查] 腰背部、颈部活动有强直感，腰部前屈 30°，后伸约 20°，左右侧屈约 0°，左右旋转 45°；颈椎至胸、腰椎两侧与正中部广泛压痛，腰骶部有扣击痛，骶髂关节活动轻度限制。咳嗽痰多，胃纳较差。脉红数，舌质偏红，苔薄腻。另行 X 线摄片与血液检查。

[诊断] 强直性脊柱炎。

[处理] 药物治疗：

处方：生地黄 12g，川牛膝 9g，金雀根 12g，紫丹参 9g，豨莶草 15g，京玄参 9g，生白芍 9g，左秦艽 4.5g，云茯苓 9g，威灵仙 9g，海风藤 9g，生白术 9g，玉桔梗 6g，清炙草 4.5g，山药 9g，川贝母 9g，延胡索 9g，谷、麦芽（各）9g。

功效：活血祛风，通络止痛，兼祛痰和胃。

主治：强直性脊柱炎。

制用法：水煎服，日 1 剂，分 2 次服。7 剂。

二诊：1993 年 10 月 7 日。

X 线摄片示：两侧骶髂关节有模糊改变，腰椎、胸椎及颈椎韧带有骨化表现，椎体边缘骨质增生。血沉 97mm/h，HLA-B27 阳性。类风湿因子、黏蛋白正常，确诊为强直性脊柱炎。患者主诉：腰背、颈部疼痛，伴体倦，咳痰已稀，胃纳不香。脉数，舌苔如前。再拟益气健脾、活血祛风通络。

处方：太子参 15g，全当归 9g，紫丹参 9g，杭白芍 9g，左秦艽 4.5g，云茯苓 9g，威灵仙 9g，海风藤 9g，生白术 9g，南川芎 9g，鹿蹄草 12g，山药 9g，土鳖虫 4.5g，寻骨风 9g，建神曲 9g，川桂枝 9g，白扁豆 9g，金雀根 12g，淫羊藿 9g，广陈皮 6g，生甘草 3g，谷、麦芽（各）9g，大枣 7 枚。

功效：益气健脾，活血，祛风，通络。

主治：强直性脊柱炎。

制用法：水煎服，日1剂，分2次服。

三诊：1994年10月26日。

患者商务繁忙，但能坚持工作，坚持服药1年，自觉腰背、颈部疼痛减轻。时有耳鸣现象，手法继续作脊柱正中及两侧理筋，使软组织进一步柔和，内服方药在原方基础上，佐以祛风养阴之品。

处方：太子参15g，川木瓜9g，生地黄12，嫩桑枝9g，杭白芍9g，左秦艽4.5g，川牛膝9g，功劳叶15g，制玉竹12g，云茯苓9g，紫丹参9g，海风藤9g，鹿蹄草12g，金雀根12g，生甘草3g。

功效：活血，祛风，养阴。

主治：强直性脊柱炎。

制用法：水煎服，日1剂，分2次服。

四诊：1995年6月5日。

两年后，患者自觉腰背、颈部疼痛已不明显，脊柱后伸与侧屈活动仍受限，复查血沉42mm/h。气候变化时无不适反应，工作后仍有疲劳感。再拟益气活血、祛风化湿。

处方：生黄芪20g，吉林参6g，全当归9g，杭白芍9g，云茯苓9g，威灵仙9g，海风藤9g，生白术9g，南川芎9g，山药9g，寻骨风9g，川桂枝9g，广陈皮6g，大枣5枚。生地黄12g，左秦艽4.5g，川牛膝9g，制玉竹12g，芡实米9g，生薏米仁12g，鹿蹄草12g，金雀根12g。

功效：益气活血，祛风化湿。

主治：强直性脊柱炎。

制用法：水煎服，日1剂，分2次服。

五诊：1995年12月15日。

血沉已下降至27mm/h，腰背、颈部无疼痛，活动较前更感轻松，但睡眠较差。苔根部薄腻，脉偏细，再益气活血、祛风化湿、养心安神。

处方：生黄芪20g，吉林参6g，当归身9g，杭白芍9g，云茯苓9g，淫羊藿9g，生白术9g，南川芎9g，青防风9g，广陈皮6g，生、熟地黄各12g，左秦艽4.5g，千年健12g，川牛膝9g，芡实米9g，柏子仁12g，合欢皮12g，金雀根12g。远志肉6g，青龙齿（先煎）12g，炒枣仁12g，制黄精12g，生甘草3g。

功效：益气活血，祛风化湿，养心安神。

主治：强直性脊柱炎。

制用法：水煎服，日 1 剂，分 2 次服。

服药 4 个月，症状基本消失而停药，1 年以后，跟踪随访，病情稳定，未见复发。

（《中医骨伤临床经验丛书》）

【诠解】强直性脊柱炎是一种慢性、进行性的炎性疾病，治疗周期较长。本例患者服用汤药前后达 3 年以上，基本上未间断过，血沉由 93mm/h 下降至 27mm/h，病情得到控制。本病应早诊断、早治疗，长期坚持服药十分重要。从本例疗程来看，由于身居外国，往返不便，所以只能开长方，处方主要掌握两个要点：一是益气健脾、固本燥湿；二是活血祛风，血行风、湿自灭。

在中医文献腰痛证中，将风痹中的风寒湿着与寝卧湿地分开，这是很有意义的。两者病因不同，侵害人体组织亦不同。治疗上两者都应注意祛风除湿，生活环境要保持干燥，勿再受潮湿侵袭。本病与类风湿关节炎鉴别：本病血沉快，HLA-B27 阳性，类风湿因子、黏蛋白正常；类风湿关节炎血沉亦可增快，但类风湿因子多数为阳性，黏蛋白增高，且 HLA-B27 阴性。本病一旦确诊，尽量卧木板床，推荐使用较薄的扁平枕，这样能使脊柱生理曲度保持在良好的位置上，减轻或避免脊柱后凸畸形。

高根德医案

（扶正化痰，软坚散结）

汪某，男，18 岁。初诊日期：1988 年 4 月 4 日。

[病史]下腰部疼痛 7 个月。

[检查]脊柱生理弧度正常，双侧骶髂关节压痛，"4"字试验阳性，骨盆分离试验阳性，血沉 26mm/h，HLA-B27 阳性，X 线检查提示：双侧骶髂关节模糊，髂骨面密度增高。

[诊断]强直性脊柱炎。

[处理]药物治疗：扶正化痰内治方：

处方：露蜂房 10g，白芥子 9g，穿山甲 9g，桂枝 9g，海藻 9g，昆布 9g，炒牛蒡 9g，生黄芪 60g，当归 12g，葛根 12g，血竭 3g，枸杞子 30g。

功效：扶正化痰、软坚散结，行瘀止痛。

主治：强直性脊柱炎。

制用法：水煎服，日 1 剂，分 2 次服，一般 30 剂为一疗程，连用 2 个疗程内服。

外治法：扶正化痰外治方：

处方：川椒目 30g，制扶筋 30g，海藻 3g，鸡血藤 30g，独活 15g，羌活 15g，制半夏 15g，昆布 15g，木瓜 15g，桂枝 15g，制川乌 5g，制草乌 5g，胆南星 9g。

功效：祛痰软坚，温通经络，祛风除湿。

主治：强直性脊柱炎。

制用法：用纱布包之，用水 3kg，煎 20 分钟，倒入浴缸温水中，水量以能够漫过整个人体为度。每次浸泡 30 分种。每周 2 次，每剂中药可用 3 次。无不良反应者，可连续浸浴 16 次。煎水外洗浴，每周 2 次，每次 30 分钟，60 天后，患者下腰部无疼痛，行走自如。双侧骶髂关节部无压痛，"4"字试验阴性，骨盆分离试验阴性，血沉正常，HLA–B27 阴性。X 线检查提示：双侧骶髂关节正常。随诊 3 年，诸症无复发。

（费兰波，等. 现代名中医骨科绝技. 科学技术文献出版社；2002.）

【诠解】强直性脊柱炎属中医骨痹、龟背范畴。患者体内气血津液运行失常，痰浊内生，流于经络，伏于督脉，则病发龟背，痰浊流于骨节筋络，阻滞气血流通，不通则痛，故引起腰背疼痛。正气不足多有畏寒，面色苍白之虚象，治疗宜扶正化痰。脊柱诸韧带慢性进行性骨化，此乃结也，用中药软坚散结，为一独特治疗方法。本方中露蜂房、白芥子、炒牛蒡祛痰，海藻、昆布软坚散结，穿山甲性专行散，能通经络，血竭味咸能消，行瘀止痛，生黄芪、当归为补气生血之要药，其配伍与本病病机相合。扶正化痰外治方在祛痰软坚药的基础上加入温通、祛风之药，主要针对本病患者多有转侧不利、畏寒、抽筋等表寒证，治标可以速达，患者药浴后均觉韧带松弛舒服。

君玉茹医案

（早期清热解毒，晚期补肝壮骨）

石某，男，12 岁。初诊日期：1986 年 11 月 25 日。

［病史］左髋关节疼痛半年，加重月余。伴右下肢活动受限，翻身困难，不能起坐，夜间因关节剧痛难以入睡。

［检查］表情痛苦，面黄，精神萎靡不振，伴卧位姿势，"4"字试验阳性。右下肢肌肉轻度萎缩。舌红少苔，脉细数。血沉 60mm/h，类风湿因子检查为阳

性。X线检查提示：双侧骶髂关节间隙模糊。

［诊断］强直性脊柱炎。

［处理］药物治疗：骨痹汤：

处方：生地黄30g，葛根30g，金银花30g，土茯苓30g，川牛膝20g，独活20g，威灵仙15g，王不留行15g，川芎15g，红花15g，川断15g，加细辛10g，延胡索15g。

功效：清热解毒，滋阴凉血。

主治：强直性脊柱炎。

制用法：水煎服，日1剂，分2次服。12剂。

二诊：内服12剂后，患者髋关节疼痛明显减轻，能做翻身、起坐动作，行走跛行。继续服上方2个月后，行动如常人，血沉正常。随访3年，未见复发。

（费兰波，等．现代名中医骨科绝技．科学技术文献出版社，2002．）

【诠解】强直性脊柱炎属于中医肾痹、骨痹的范畴，其病变部位以腰骶、脊柱为主，因腰为肾之府，诸经皆贯于肾而络于腰脊。晚期患者脊柱强直，出现"尻尸以代踵，脊以代头"的病状，符合古人"督脉贯脊属肾，督脉为病，脊强反折"的论述。其病理变化为本虚标实，虚实相见。临床应用可分期辨证治疗：早期以邪实为主，为阴虚血热，热毒炽盛证，故治疗应以清热解毒，滋阴凉血为主，可重用生地黄、葛根、金银花、蒲公英和紫花地丁等。晚期肝肾亏虚，治疗以补肝壮骨、活血化瘀为主，方中可重用川牛膝、川断、王不留行、独活和威灵仙等。

姚新苗医案

（活动期清热解毒，缓解期补肾强筋）

蔡某，男，35岁。初诊日期：1992年2月5日。

［病史］腰背及双侧骶髂关节反复疼痛2年，加重1个月住院治疗，同时伴有双膝关节肿痛，脊柱僵硬，活动严重受限，不能行走，大腿肌肉萎缩。

［检查］脊柱胸腰段后凸，双侧骶髂关节部、髋关节、膝关节及胸腰椎压痛，"4"字试验阳性，骨盆分离试验阳性，扩胸运动试验阳性。实验室检查为：抗"O"阳性。血沉：106mm/h，RF检查阳性，HLA-B27阳性。X线检查提示：中下部胸椎及腰椎韧带钙化，呈方椎，椎间小关节间隙模糊不清，双侧骶髂关节间隙模糊，部分融合。舌质淡红，苔白，脉细。

［诊断］强直性脊柱炎。

［处理］药物治疗：马藤石甘汤：

处方：炙麻黄 5g，雷公藤 5~9g（先煎），忍冬藤 30g，海风藤 15g，生石膏 30~60g，牛甘草 10g，白芥子 10g，蜈蚣 3 条，全蝎 3g，淫羊藿 20g。

功效：清热解毒，活血止痛。

主治：强直性脊柱炎。

制用法：水煎服，日 1 剂，分 3 次服。1 个月为 1 疗程。

外治法：配以按摩、练功。

二诊：经治疗 2 个疗程后，诸症消失，可进行日常工作。检查血沉：10mm/h。X 线检查提示：病理变化无明显进展。随访 2 年余未见复发，恢复正常工作。

（费兰波，等. 现代名中医骨科绝技. 科学技术文献出版社，2002.）

【诠解】强直性脊柱炎是慢性多发性关节炎的一种类型。其病变特征是从骶髂关节开始，逐渐上行性蔓延至整个椎骨间关节，出现关节囊和韧带骨化，关节软骨面的钙化和骨化，发生关节骨性强直，活动度降低，导致脊柱骨性强直。病损以躯干关节为主，可波及近躯干的髋关节，但很少波及四肢小关节。与类风湿关节炎是两个完全不同的病。目前公认该病属结缔组织血清阴性疾病。本病多见于青年男性，男女之比约为 10：1，好发于 15~30 岁，其中以 16~25 岁的年龄组发病率最高，初发关节以骶髂关节、腰椎最多，先发于腕及手指关节者最少。病因未明。有家族遗传倾向。本病对患者的寿命并无明显影响。

草药雷公藤对本病的治疗不亚于对类风湿关节炎的疗效。止痛效果在 1 周后出现，消肿和功能改进的作用也比较好。本病例治疗用的麻藤石甘汤具有清热解毒，活血止痛，增强机体免疫力等功能。全方重用炙麻黄以通利关节，配以生石膏则清热、通利关节功能尤佳；雷公藤（宜先煎）、海风藤、忍冬藤以清热镇痛，调节免疫功能为主；蜈蚣、全蝎以通络止痛；淫羊藿温补肾阳，增强机体免疫力；白芥子以祛经络之痰。在临床应用上可随证加减；阴虚者可加生地黄 30~60g，鹿衔草 15g；阳虚者可加桂枝 10g，鹿角片 18g。

四、痛风性关节炎

陈建锋医案

（风湿客于肾经，血脉瘀滞不通）

何慕，男，58 岁，记者。初诊日期：1995 年 4 月 12 日。

[病史] 右足第 1 跖趾关节及踝关节反复红肿热痛 20 年，常于晚间发作，半月前出差时因饮酒和进食海鲜后导致复发，疼痛难忍，行走困难。

[检查] 右足第 2 跖趾关节处红肿发亮，且向足背蔓延，局部发热，压痛剧烈，左耳廓处可扪及一米粒大小痛风结节，血尿酸 658μmol/L。X 线片示：右足第 1 跖骨远端可见明显穿凿样透亮区，关节间隙狭窄，可见痛风石钙化影。

[诊断] 痛风性关节炎。

[处理] 药物治疗：方药：定痛汤。

处方：黄柏 15g，栀子 15g，车前草 15g，汉防己 15g，木瓜 15g，秦艽 15g，昆布 15g，海藻 15g，槟榔 15g，木通 6g，山慈菇 15g，僵蚕 10g，全蝎 3g，黄芪 20g。

功效：清利湿热，散结止痛。

主治：痛风性关节炎。

制用法：水煎服，日 1 剂。分 2 次服。3 剂。

二诊：服用本方 3 日后骑自行车复诊，临床症状基本消失。继服 1 周后复诊，无明显异常感觉，各项实验室指标均在正常范围。服药 1 个月后复诊，耳廓痛风石已软化缩小，右足第 1 跖骨 X 线片示：穿凿样透亮区密度增高，痛风石阴影消失，追踪随访 1 年无复发。

[陈建锋. 湖北中医杂志，1996（2）：1.]

【诠解】《证治准绳·痛风》认为痛风是由"风湿客于肾经，血脉瘀滞所致"。患者平素饮食失节，嗜食烟酒或过食膏粱厚味，以致湿热内生，浊毒入络，气血亏虚。血停为瘀，湿凝为痰，血瘀痰结，阻闭经络，深入骨骱为肿为痛。本案方药为痛风性关节炎肿痛所设。诸药合用，功效满意。

西医学研究认为，痛风是由于嘌呤代谢紊乱，致使尿酸盐沉积在关节囊、滑膜、软骨、骨质、肾、皮下及其他组织而引起病损及炎症反应的一种疾病。临床特征为高尿酸血症伴急性痛风性关节炎反复发作，痛风石沉积。属于全身性、代谢性疾病，反复发作，很难治愈。

痛风的发作与尿酸钠盐沉积、炎性细胞浸润、组织坏死、胶原纤维样变性有关。实验证明，中草药和秋水仙碱治疗痛风均能显著抑制胶原酶活性。减轻胶原纤维断裂状况，表明两者均有维持结缔组织结构与功能的作用，但秋水仙碱不良反应较大，中草药则不仅能明显降低胶原酶活性，抑制胶原组织纤维坏死，而且不良反应较少，临床疗效满意。

孟昭亨医案

（清热利湿，活血通络）

钟某，女，52岁。初诊日期：1988年2月1日。

［病史］不明原因的左足第1跖趾关节疼痛，日轻夜重，行走疼痛加重。

［检查］形体胖、神志清，局部红肿，触之疼痛难忍，皮肤灼热，关节活动受限，嗜睡体倦，口渴烦躁，舌苔黄厚而干，脉濡弦。拍片骨质无改变，仅见软组织肿胀阴影。血尿酸428μmol/L。

［诊断］痛风性关节炎。

［处理］药物治疗：方药：箭风汤。

处方：黄柏12g，苍术9g，丹参12g，牛膝12g，穿山甲12g，龙胆草10g，金钱草10g，茵陈蒿10g，泽泻10g，车前子10g，青皮10g，陈皮10g。

功效：清热利湿，活血通络，消肿止痛。

主治：痛风性关节炎。

制用法：水煎服，日1剂。分2次服。

二诊：箭风汤10剂，2月11日复诊，症状和体征明显减轻；又服5剂后，步如常人，痛消肿退，自告病愈，查血尿酸145μmol/L。半年后随诊未见复发。

［孟昭亨．北京医学，1986（8）：74.］

【诠解】本案方以黄柏为主清热燥湿，配苍术祛风燥湿，二者合用专治湿热下注之脚膝肿痛，有"治痹痿要药"之称。辅以丹参、牛膝、穿山甲凉血活血，清利关节，佐以龙胆、金钱草清热利湿；泽泻、车前子利水渗湿；青皮、陈皮理气散结。该组方君臣有序，相互宣摄，故可御邪除病。

国内学者基础实验研究表明，金钱草、茵陈蒿、青皮、陈皮等中药均有促进尿酸排出、保肝及降低血尿酸的作用，车前子不仅增加水分的排泄，而且使尿素、氯化物及尿酸的排泄量也同时增加。中药治疗痛风性关节炎不仅效果满意，而且安全可靠，无不良反应，可以长期或者反复服用，其药理作用机制有待进一步研究和深入探讨。

周天礼医案

（肥美所伤，清热利湿）

陈某，男，52岁，干部。

［病史］患者夜间突发右踇跖趾关节部位疼痛，伴低热、心烦，夜间痛不通寐。今晨患者踇趾跖趾关节部位胀痛剧烈，发热未退就诊。自述 1 年前有类似发作病史 2 次。

［检查］发热面容，痛苦貌，局部红肿，皮肤干燥发亮；舌红，苔黄，脉数。检查血尿酸 580μmol/L。

［诊断］痛风性关节炎。

［处理］药物治疗：方药：痛风定痛汤。

处方：金钱草 30g，石膏 30g，泽泻 10g，车前子 10g，防己 10g，知母 10g，黄柏 10g，地龙 10g，赤芍 10g，甘草 5g。

功效：清热利湿，活血定痛。

主治：痛风性关节炎。

制用法：水煎服，日 1 剂。分 2 次服。

二诊：连服 3 剂，同时局部外敷"痛血康"（系云南曲嘉瑞先生祖传秘方研制成的国家级新药。功能：抗炎消肿祛瘀镇痛），每天更新 2 次（敷药 2 次）。并嘱患者切忌荤腥鱼虾、辛辣、酒等，多饮水、卧床休息，抬高患足。3 天后复诊：药后寒热已清，胀痛明显减轻，现局部红肿消退；舌红，苔薄黄，脉弦。前方减去石膏，加苍术、薏苡仁以助祛湿之力。连服 7 剂，同时外敷"痛血康"。10 天后诸症消失，活动自如。复查血尿酸 389μmol/L。恢复正常。嘱患者调理饮食结构，以素食为主，多饮水。1 年后随访无复发。

[周天礼. 江苏中医, 2000（10）：36.]

【诠解】痛风急性期主要由于过食膏粱厚味，使脾胃运化失常，酿湿生热，湿热下注，络脉瘀滞，故见关节部位红肿热痛。治疗宜清热利湿活血定痛，以痛风定痛汤治疗，收到较满意疗效。方中以金钱草为君，配车前子、泽泻、防己以清热利湿，促进尿酸排泄作用；石膏、知母、黄柏、赤芍、地龙等清热消肿，活血止痛。局部外用"痛血康"。内外合治，能及时控制症状，缩短疗程，2 周左右可恢复正常。对于痛风的慢性期及后期，则疗程较长，一般要长期服用药物。慢性期以寒湿积聚为主，临床一般无明显寒热，表现为局部疼痛，用本方减去石膏、知母，加苍术、白术、薏苡仁健脾燥湿，加海藻软坚化石。后期以关节变形僵直为主，所以治疗上以祛风止痛益气活血为主。

何毅医案

（健脾利湿，祛风通络）

张某，男，58岁。

[病史] 3年前无明显诱因突然出现双足第1跖趾关节红肿疼痛，功能障碍。予静脉滴注青霉素、口服秋水仙碱、吲哚美辛片及中药，15天后症状好转，但关节处仍有轻度红肿疼痛，尤以活动时加重。此后每于饮酒或劳累后复发，开始每年发作1~2次，近年来复发次数增多，近日再次发作。

[检查] 双足第3跖趾关节红肿疼痛、触之灼热，夜不能寐；口干、乏力、纳差、小便黄；舌红、苔黄腻、脉滑数。检查血尿酸580μmol/L。

[诊断] 痛风性关节炎。

[处理] 药物治疗：方药：健脾利湿祛风通络方。

处方：党参30g，山药30g，薏苡仁30g，忍冬藤30g，地龙20g，茯苓20g，滑石20g，威灵仙20g，苍术15g，黄柏15g，泽泻15g，甘草6g。

功效：健脾利湿，通络止痛。

主治：痛风性关节炎。

制用法：用上方配合如意金黄散外贴治疗12天后，血尿酸降至320μmol/L。患部红肿热痛消失，功能恢复正常。

[何毅．新中医，2000（1）：34．]

【诠解】痛风性关节炎归属于中医"痹症""痛风"范畴。"痛风"之名最早见于梁代陶弘景的《名医别录》"百节痛风无久新者"。《丹溪心法·痛风》描述的症状为"四肢百节走痛是也"，还指出"他方谓之白虎历节风证"。

本病多脾虚，加之饮食不节，过食肥甘厚味，损伤脾胃，运化功能失调，反酿湿浊。湿热外注皮肉关节，内留脏腑，故而发病。湿性重浊黏滞，留滞脏腑，经络阻滞不畅，湿邪留滞，又影响脾胃，故临床本病多见于下肢。初病未甚可不痛，渐积日久，形成高血尿酸，终必突发骨关节肿痛。因此，宜用健脾利湿，祛风通络法治疗，才能收到较好疗效。

五、骨质疏松

于康冉医案

（补肾填精，生髓健骨）

赵某，女，55岁。初诊日期：1991年11月6日。

［病史］3年前始，渐觉腰背部酸痛，周身乏力，继则向臀部放射。曾在某医院诊断为"腰背肌筋膜炎"，给予西药治疗无效。近20天来，腰背部疼痛较前加重，难以起床活动，遇寒冷时疼痛加重，肢冷，转院治疗。

［检查］脊柱无畸形，腰背部无固定压痛，双下肢直腿抬高试验（–），股神经牵拉试验（–），X线摄腰椎片示：L_1、L_2轻度压缩，呈楔形改变，骨质密度降低，骨小梁变细。查血：血沉8mm/h，抗"O"1：300，类风湿因子（–）。舌淡，脉细数。

［诊断］骨质疏松。

［处理］药物治疗：方药：骨痿汤。

处方：淫羊藿30g，菟丝子30g，山药30g，黄芪30g，川续断30g，狗脊30g，枸杞子15g，补骨脂15g，茯苓15g，骨碎补10g。

功效：补肾填精，生髓健骨。

主治：骨质疏松。

制用法：水煎服，日1剂。分2次服。

二诊：予以本方日服1剂，5天后感腰背疼痛减轻，半月后即下地活动，1个月后生活能自理，再服本方15剂，诸症消失，恢复工作，随访2年，腰痛未发作。

［于康冉.四川中医，1995（4）：49.］

【诠解】老年骨质疏松属中医学"痿证"范畴。因肾藏精，主骨生髓，骨者肾之所合。肾气充盈则骨骼强劲。"肾不生则髓不能满"，肾枯而髓虚，发为痿证。方中淫羊藿补肾阳，益精血为君。菟丝子、枸杞子均入肝肾，益精填髓，滋养肝肾、养肝补血为臣，佐以山药、茯苓、黄芪、狗脊以益气健脾，滋肾固精。而骨碎补、川续断、补骨脂入骨补骨，以达补肾壮阳之效。诸药合用，使肾精充盈而骨得滋养坚实。肝脾健旺则气血生化有源，充养先天之精，濡养筋脉及滑利关节，血脉和畅则通则不痛。

西医学对中医肾功能研究表明：肾虚者，丘脑—垂体—性腺轴功能减退，从而发生骨质疏松；老年人性激素减退好发本病，说明肾虚为发生骨质疏松的主要因素。温肾壮阳之中药，能够调节人体内分泌，具有性激素样作用，可改善人体骨代谢，从而达到治疗目的。虽然雌激素补充替代加钙剂是治疗方法之一，但其不良反应颇多，不宜长期服用。而本方系纯中药制剂，尚未发现不良反应，且效果良好。据报道单味淫羊藿即可降低破骨细胞活性，活跃成骨细胞，使试验骨质疏松症结构趋于正常。

张贵有医案

（脾肾同补，温热壮阳）

杨某，女，62岁。初诊日期：1993年2月15日。

［病史］腰部酸冷疼痛，引背彻骶，下肢麻木，弯腰欠利已有半年，伴眩晕耳鸣，四肢欠温，纳谷不馨，大便溏薄，小便清长。

［检查］症见形体羸弱，精神委顿，动作迟缓，步态欠稳，胸腰椎体圆背畸形，T_9~L_4椎体棘突叩击痛（＋），舌淡胖苔薄，脉沉细。X线摄片提示：T_7~L_5椎体骨质普遍疏松，T_{11}~L_1椎体楔状改变，L_1~L_5椎体后缘唇样增生。

［诊断］骨质疏松。

［处理］药物治疗：方药：二仙坚骨汤加味。

处方：仙茅12g，淫羊藿12g，当归15g，知母9g，川柏6g，巴戟天9g，生黄芪30g，熟地黄24g，炙自然铜24g，生龙骨24g，生牡蛎24g（先煎），炙鸡内金9g，鹿角胶12g，肉豆蔻6g（后下）。

功效：补肾益脾，强筋壮骨。

主治：骨质疏松。

制用法：水煎服，日1剂。分2次服。

二诊：服上方7剂，腰背酸冷疼痛十去其五，下肢麻木，眩晕耳鸣、形寒肢冷显见转机，胃纳有加，二便近常，舌淡苔薄，脉虚细。法奏著效，治不更章。前方去肉豆蔻加川续断再进14剂。

三诊：二投补肾益脾，强筋壮骨之剂，腰背部酸冷疼痛、下肢麻木基本消失，形寒肢冷、眩晕耳鸣、精神委顿近愈，活动近常，T_9~L_4棘突叩痛（－），舌淡苔薄，脉弦细。守上方再进14剂，以收全功。

（《中医骨伤临床经验丛书》）

【诠解】腰背部疼痛是老年性脊柱骨质疏松所致的最常见的症状。西医学认为该病与钙吸收障碍，内分泌功能紊乱，营养不良等因素有关。中医学辨证以脾肾二虚最为多见。本方具有脾肾同补，温热壮阳与滋阴降火药共用，且补中有运，涩中有通等特点，故为治疗本病较为理想的方药。在临床上运用此方时，可根据其见症酌情加减，如阴虚明显者加龟甲、枸杞子；阳虚明显者加土鳖虫、苁蓉；气血两虚者加党参、茯苓、阿胶；血瘀者加土鳖虫、参三七等。实验证明：本方具有性激素样作用，能够增强垂体—性腺—肾上腺轴功能，既能抑制骨吸收，又能刺激衍化增生生骨细胞，产生较多的骨基质，使骨代谢转为正平衡，在有效维持病骨骨量的同时，又能使已丢失的骨质得以一定程度的恢复。现代药理学证明：本方药富含人体必需微量元素如铜、铁、锌、锶等，有利于病骨组织骨胶原合成，钙磷代谢及骨矿的沉积，从而增强骨骼的生物力学的强度，防止骨丢失。

彭沛医案

（肾虚血瘀，补肾活血）

陈某，男，57岁。

病因：因腰腿痛不能站立被抬入病房。主诉：腰腿疼痛，活动困难1个月。既往无外伤史。

[检查] 面色黄，舌质淡，苔薄白，脉沉细，腰椎压痛（+）。腰骶椎CT检查提示：腰骶段脊柱普遍骨质疏松，并$L_{2\sim4}$压缩性骨折。骨密度测定结果：重度骨质疏松。

[诊断] 骨质疏松。

[处理] 药物治疗：方药：补肾活血胶囊。

处方：鹿角片、紫河车、骨碎补、炙龟甲、熟地黄、牡蛎、黄柏、乳香、没药、三七、鸡血藤、白芍、细辛各500g。

功效：温补肾阳，强腰壮脊。

主治：骨质疏松。

制用法：投以补肾活血胶囊，每天3次，每次2~3粒。连服1个月后，患者可自动翻身、起床，继后再服2个月，可在其子陪同下缓慢行走，复查骨密度转为轻、中度骨质疏松。出院后继续追加服用3个月，症状得到明显缓解，能自行行走。随访病情无发展。

[彭沛. 四川中医, 2000（9）：49.]

【诠解】骨质疏松的根本病机在于以肾虚为基础。肾气不足，肾精亏损，髓海空虚，骨质失养，遂生该病。肾精不足，则脏腑气血化生乏源，气虚血运无力，渐可致瘀；肾阳虚不能温煦推动血脉，血液运行不畅，阳虚生寒，更能凝滞血液而形成瘀血；肾阳虚则脉道滞涩。因此，肾中精气不足，阴阳虚损，皆可导致血瘀。由此可见，肾虚血瘀为骨质疏松的主要发病机制，故补肾活血是该病标本同治的重要法则。补肾活血胶囊取鹿角胶、紫河车、骨碎补益肾温阳；熟地黄、炙龟甲益精增髓。同时配以活血药物如乳香、没药、三七、白芍、细辛以共同达到活血祛瘀，通筋活络、消肿止痛之疗效，效果满意。此法达到补而不燥，滋而不腻，祛瘀而不伤正气，不失为治疗和预防骨质疏松的有效方法。

杨承进医案

（滋补肝肾，强壮筋骨）

杨某某，女，69 岁。初诊日期：1995 年 9 月 14 日。

[病史] 因腰背疼痛，活动受限 5 年加重 2 周入院。

[检查] 生命体征稳定，腰椎轻度侧凸畸形，L_{1-5} 棘突压痛，脊柱活动受限，右下肢直腿抬高、靶主试验均阴性，双下肢感觉肌力、反射正常，查 ASO、ESR、RF 均正常，拍片见 L_{1-5} 椎体骨密度明显降低，椎体上、下缘骨质增生，并呈桥状连接，L_1 椎体呈楔形改变，椎体压缩约 1/3。

[诊断] ①L_1 压缩性骨折；②退行性脊柱炎；③骨质疏松。

[处理] 药物治疗：方药：加味六味地黄汤。

处方：熟地黄 10g，怀山药 10g，牡丹皮 10g，山茱萸肉 10g，泽泻 10g，云苓 10g，枸杞子 10g，菊花 10g，杜仲 10g，川续断 10g。

功效：滋补肝肾，强壮筋骨。

主治：骨质疏松。

制用法：水煎服，日 1 剂。分 2 次服。

入院后给予上方口服，并予中药外敷，3 天后症状开始缓解，1 个月后症状完全缓解，8 周后能下地行走，痊愈出院。

（《六味地黄汤的临床应用与研究》）

【诠解】骨折日久不愈或久病肢节疼痛，伴腰膝酸软、头晕目眩、盗汗、失眠，舌嫩少苔，脉弦细，此肝肾不足，虚热内生之候。治宜滋补肝肾，强壮筋骨。六味地黄丸（汤）是滋补肾阴之代表方，该方除有镇静、降压、去脂、利尿、降血脂以及改善肾功能的功效之外，还有滋养强壮、调整机体内分泌之功能，加用栀子、菊花、杜仲、川续断后，其方还有抗炎、镇痛，促进成骨细胞生长及促进骨钙化的作用。对老年退行性关节病具有良好的镇痛及根治作用。

岳美中医案

（补肾温经，填骨生髓）

杨某，女，55岁，北京市延庆县农民。初诊日期：1973年11月17日。

[病史]自1971年来，每于饭后腹痛，过去以"胃下垂"治疗，效果不佳，延及1972年，因腹痛加重，伴有恶心呕吐，住某县医院诊为"结核性腹膜炎，肠粘连"。在住院期间，出现头晕及四肢水肿，经用抗痨药治疗2个月有余，病情好转出院。腹痛、恶心呕吐减轻，但仍有水肿，又断续服用利尿药八九个月，水肿消退。直至目前，每遇着吃凉饭不适时仍有腹痛、肠鸣、大便稀薄。一般情况下二便尚调，睡眠尚可，纳少。1972年11月，因感冒发热全身疼痛，经用青、链霉素后热退，但仍全身疼痛，两胁腰部、两肩关节周围、两臂部及大腿痛重，活动时尤胜。走路需扶拐，畏寒。天气变化时疼痛加重。至1973年10月开始，疼痛逐渐加重，活动困难，曾服大活络丹40丸及其他止痛药物，效果均不显，故来院住院治疗。既往无其他病史，患者自幼生长于农村，未去过外地。

[检查]强迫体位，变换体位时困难，身体消瘦，营养欠佳。两侧第11、12肋骨压痛明显。舌苔薄，脉细。余无阳性体征。化验检查肝功能正常，血磷162mg/L（正常300~500mg/L），血钙800mg/L（正常900~1100mg/L），碱性磷酸酶35.5U（正常5~12U），尿酸120mg/L（正常200~400mg/L），尿钙51~70mg/24h（正常200~300mg/24h），血沉为18mm/h。血常规：血红蛋白120g/L，红细胞4.6×10^{12}/L，白细胞9×10^9/L，中性0.72。心电图大致正常。

[诊断]骨质疏松症。

[处理]药物治疗：住院期间，补充钙剂、维生素D，中药先后给予补气养血、舒筋活络、活血化瘀等药剂。

二诊：12月18日。经用药治疗，上述症状无明显改善。诉全身活动则痛，两胁痛甚，腰及两腿痛，尿黄，大便少，纳差。查舌苔薄白，脉象细弦。

处方：独活6g，细辛3g，熟地黄30g，山萸肉12g，菟丝子12g，川断6g，杜仲12g，川牛膝12g，补骨脂9g，鹿角霜9g，胡桃仁2枚（咀服）。

功效：助阳、补肾、温经。

主治：骨质疏松症。

制用法：水煎服，日1剂，分2次服。7剂。

三诊：12月25日。

患者自12月20日开始感到身上轻快，疼痛减轻，两胁及两腿疼痛均较前减轻，效不更方，停用西药。至12月27日，上肢活动较前灵活，自己能穿衣、梳头，腰已不痛。第11、第12肋骨压痛明显减轻，下肢每于初下地走路时疼痛，活动后即减轻，已2天不服止痛片，嘱出院后将原方再服一段时间，以巩固疗效。

（中医研究院主编. 岳美中论医集. 人民卫生出版社，1978.）

【诠解】《素问·长刺节论》所论"病在骨，骨重不可举，骨髓酸痛，寒气至，名曰骨痹"。骨痹成因，一则为冬令感受风寒湿三气；一则为"八正之虚风，八风伤人"。内含于骨解腰脊节腠理之间，为深痹也。其病机则为"虚邪之入于身也深，寒与热相搏，久留而内著，寒胜其热，则骨痛肉枯"。本例患者素有胃下垂，腹痛肠鸣，大便稀薄等症，本为虚寒之体，初冬感寒发热，应视为少阴表证，而以麻黄附子甘草汤发汗，因失治而内传，在经为少阴，在脏为肾，肾之合为骨，全身凡肩、臂、腰、腿无处不痛，系内传之邪，从肾之合而为病。大活络丹系驱皮脉筋肉间寒邪之方，故无效验。根据肾骨相生关系，取助阳补肾专方青娥丸加菟丝子、熟地黄、山萸兼补肾阴，以增其生骨之能力，更加鹿角霜与骨同类相求以助之。再加独活、细辛以温经，川断、牛膝以止痛。虽乃标本兼顾，而主旨仍在于滋填。肾阳日壮，肾精日充，骨自坚强。其痛自止，此时西药钙剂等有助骨质再生，与中药殊途同归，终使大病向愈。因出院时未做X线拍片以观察骨质变化，故尚不能据此分析中西医结合医治骨质疏松症的疗效，但对骨痹治疗，则可肯定补肾温经为其大法。

李国衡医案

（补益脾肾，固督止痛）

朱某，女，63岁。初诊日期：1991年11月16日。

[病史]患者腰部疼痛2年，无明显外伤史。患者自觉站立久后疼痛明显，平卧症状有改善，曾在外院中西药治疗无明显好转。主诉：腰部疼痛，便软，日行3次。

[检查] 胸、腰椎广泛压痛，腰椎活动轻度受限。舌质偏干燥，苔薄，脉细。X 线片示：胸、腰椎骨质疏松，部分椎体唇样增生。

[诊断] 脊柱骨质疏松症。

[处理] 药物治疗：

处方：生地黄 12g，山萸肉 9g，焦白术 9g，云茯苓 12g，山药 9g，牡丹皮 4.5g，枸杞子 9g，楮实子 9g，川断 9g，杜仲 9g，菟丝子 9g，延胡索 9g，甘草 3g。

功效：补益脾肾，固督止痛。

主治：骨质疏松症。

制用法：水煎服，日 1 剂，分 2 次服。

二诊：1991 年 11 月 23 日。

患者腰部痛略有减轻，但近日阴雨天症状明显，大便日行 2 次。舌质偏红，脉细。前药见效，原方增减。予上方杜仲改炒杜仲 9g，加制玉竹 9g，女贞子 9g，桑寄生 9g。药渣煎水腰背部热敷。

三诊：1991 年 12 月 7 日。

患者腰部疼痛明显好转，坐位时疼痛减轻。腰椎活动较前灵活。但大便每日 3 次，便溏。舌红转淡，脉细。拟加强健脾益肾。上方加炙黄芪 12g，补骨脂 9g，大党参 12g，焦白术 9g，制狗脊 9g，谷、麦芽各 9g。

四诊：1991 年 12 月 14 日。

患者便溏好转，大便日行 1 次，继原方 14 剂巩固。1991 年 12 月 28 日复查：腰部疼痛明显好转，唯劳累后腰部有酸痛，休息后好转。

（《中医骨伤临床经验丛书》）

【诠解】在治疗中紧抓脾肾亏虚入手，健脾与益肾并重，脾运健则筋骨得养；肾气充则筋骨强健。方中楮实子一味，功善补肾强筋骨。《药性通考》一书论述楮实子能"助腰膝、益气力、补虚劳、壮筋骨"。故在该病例中应用甚为贴切。临床上，楮实子与千年健合用使滋肾壮筋骨之力倍增。

六、急性化脓性骨髓炎

龚益斋医案

（清热解毒，托里消肿）

李某某，男，9 岁。初诊日期：1938 年 3 月 15 日。

［病史］患儿素体虚弱，1周前外感后突发小腿肿痛，活动不便，高热纳差，经请医治疗后无效而转诊。

［检查］患儿休质较虚弱，神清体倦，面色无华，身热，时有寒战，呻吟，右小腿漫肿至膝，局部红肿热痛俱在，活动受限，不能着地行走。舌白尖红，脉细数。此为骨髓炎初起。

［诊断］右胫骨急性化脓性骨髓炎。

［处理］患肢制动，石膏托固定或膝踝套牵引，卧床休息。

第1天：治宜清热解毒、托里消肿。投以解毒消肿汤加味。

处方：水牛角10g（磨汁兑服），三棵针30g，七叶一枝花10g，野菊花20g，牛耳大黄10g，山慈菇10g，车前草10g，银花15g，生地8g，黄芪10g，山楂15g，甘草3g。

功效：清热解毒，托里消肿。

主治：化脓性骨髓炎。

制用法：2剂，水煎服，日1剂，分2次服用。

外用大清凉散，酒、醋各半调敷患处。一日1次。大清凉散组方如下。

处方：滑石200g，薄荷100g，甘草50g，青黛200g，大清叶100g，板蓝根100g。

功效：解毒凉血，消肿止痛。

主治：创伤初期伤口感染者，局部红肿热痛者，一切阳性炎症。

制用法：上述6味药共研细末，用酒、醋各半调敷患处。一日1次。

第3天：2剂后，高热寒战消退，右小腿仍肿痛、活动受限。治以清热解毒，消肿活血，以消炎解毒汤加减（组方如下），外用金黄如意散，1日1次。

处方：银花10g，连翘10g，生地8g，丹皮5g，黄柏10g，黄芩10g，蒲公英15g，夏枯草10g，金龟莲10g，山慈菇8g，侧耳根15g，泽泻10g，黄芪10g，山楂15g，甘草3g。

功效：清热解毒，消肿活血。

主治：开放性损伤有感染发热者。

制用法：清水煎服，日1剂，分2次服。金黄如意散组方如下。

处方：大黄100g，姜黄100g，黄柏100g，花粉200g，枳实200g，正朴100g，白及100g，白蔹100g，赤芍100g，赤小豆100g，苍术100g，白芷100g，文蛤100g，芙蓉叶200g。

功效：清热解毒，消肿散结。

主治：创伤有伤口、初期感染红肿热痛者，一般炎症，阳性疮疡。

制用法：共研细末，用凡士林或蜂蜜、水、酒各半加热调匀敷患处，一日1次。第8天：热退，局部肿胀消退。已可下床活动。但仍跛行，为巩固疗效，防止复发，消炎解毒汤方调整如下。

处方：银花 10g，连翘 10g，黄芩 10g，蒲公英 15g，夏枯草 10g，金龟莲10g，山慈菇 8g，侧耳根 15g，泽泻 10g，黄芪 20g，山楂 15g，甘草 3g，太子参10g，白术 10g，牛膝 10g，旱莲草 10g。

功效：清热除湿，消肿祛瘀。

主治：开放性损伤有感染者。

制用法：清水煎服，日1剂，分2次服。

服药5剂后，局部红肿、疼痛均消失，活动如常，再以八珍汤加味善其后。

（龚桂烈．龚氏三代骨科秘方．北京科学技术出版社，1994.）

【诠解】中医学对骨与关节化脓性感染早有认识，因其病变深沉，初起皮色不变，漫肿无头，损害以骨为主，故称"疽"或"骨疽"，有时痈疽并提；故本病属中医"骨痈疽"的范畴。骨痈疽根据病变所在，名称甚多，用西医学解释即为骨与关节化脓性感染。

骨痈疽的发生及其病理变化与机体的气血、脏腑、经络等功能强弱有密切关系。气血充足，脏腑壮实，经络通畅，则抗病力强，即使发病，其病理损害也较轻；反之，则损害严重，变化迅速。无论骨或关节痈疽，一旦发生，必致气血壅滞，经络阻塞。热毒炽盛时，更可耗气劫血，伤津夺液，进而累及脏腑。故本病虽表现在骨局部，但与整体、正气密切相关。在病理演变过程中，始终存在着机体正气与病理损害之间的抗争，即"正邪相搏"。

此例患者在外感后，因素体虚弱，寒邪乘虚而入而诱发早期附骨痈。该病辨证恰当，敢于截断。内外用药、处置环环相扣，故而阻断了来势凶猛的毒邪侵袭，转危为安，未出现慢性化脓性病变。故而收效甚好。否则，如治疗不当或不彻底，正气亏损、邪毒内陷、腐肉流注，正不胜邪，导致脓肿破溃或出现病理性骨折，病情迁延难愈。

远在两千多年前成书的《五十二病方》中就有"骨疽"的记载。与《五十二病方》先后成书的《黄帝内经》对本病有更为详细的描述，如《灵枢·痈疽》中说："热气淳盛，下陷肌肤，筋髓枯，内连五脏，血气竭，当其痛下，筋骨良肉皆无余，故命曰疽。"巢元方在《诸病源候论》中又提出了"附骨痈"和"附骨疽"两种病名。随后的《备急千金方·痨疽》曰："以其无破，附骨成脓，故名附骨疽。"由此可见，我们的先祖对本病已有较深的认识，对后世医家作了精确的辨证施治指导。在后期历代医籍中对本病的病因、病理、症状、治疗都有了更深地、详尽地、具体地论述。

西医学研究证明，急性化脓性骨髓炎是由金黄色葡萄球菌或溶血性链球菌等感染引起的以长管状骨为主的骨内部组织（骨质、骨膜、骨髓）的化脓性疾病。由于其发病主要由其他病灶的细菌经血传播，故也称为急性（或亚急性）血源性骨髓炎。多见于10岁以下儿童，好发于四肢长管状骨的干骺端，尤以胫骨为多，股骨、肱骨、桡骨、尺骨、距骨、指（趾）骨也可发生。

顾伯华医案

（清热解毒，和营通络）

徐某某，女，18岁。初诊日期：1967年12月20日。

［病史］患者9月下旬全身不适，关节酸痛，伴有发热，下肢活动不利，用过多种抗生素。病情时轻时重，以后左大腿逐渐粗大。伴有发热、胃纳不香，全身不舒，患肢活动障碍，疼痛日益加剧。X线摄片，确诊为："右股骨急性化脓性骨髓炎"。

［检查］体温38℃，脉率96/min，血压110/70mmHg，一般尚可，心肺阴性。右大腿中下段胖肿、粗大，皮色未变，压痛明显。右下肢不能向腹侧弯扭。苔黄腻，脉细数。实验室检查：白细胞总数12.5×10⁹/L，中性0.61。右附骨疽肿胀疼痛，曾有急性发作史，高热，血白细胞总数在20×10⁹/L以上，用抗生素控制而好转。目前疼痛加剧，有化脓之势，毒邪内盛，经脉阻塞，营卫不和，血凝毒聚。拟清热解毒，活血通络。

［诊断］右股骨急性化脓性骨髓炎。

［处理］药物治疗：

处方：紫花地丁50g，蒲公英25g，半枝莲25g，草河车25g，制苍术15g，黄柏15g，川牛膝20g，当归15g，赤芍25g，丝瓜络8g，丹参20g。

功效：清热解毒，活血通络。

主治：化脓性骨髓炎。

制用法：水煎服，日1剂。分2次服。外敷：大布膏、红灵丹。

二诊：1968年1月15日。

上方加减服3周余，发热已退，局部肿胀疼痛仍存，压痛明显。苔薄腻，脉细数。症有化脓破溃之象。拟和营通络，益气托毒为要。

处方：丹参 20g，当归 15g，赤芍 20g，汉防己 20g，土茯苓 50g，潞党参 15g，生黄芪 20g，炙穿山甲 15g，皂角刺 15g，忍冬藤 50g。

功效：和营，通络，益气，托毒。

主治：化脓性骨髓炎。

制用法：水煎服，日 1 剂。分 2 次服。外治：同初诊。

三诊：1968 年 2 月 12 日。

肿胀疼痛均有减轻，屈伸活动已较前进步，压痛已不明显。X 线摄片：骨质破坏有改善，有新骨形成，胃纳二便正常，苔薄脉濡。前方去皂角刺、穿山甲。加野赤豆 30g、泽兰 15g。

4 月 16 日痊愈出院，三年后随访：参加体力劳动未受影响。

（《顾伯华医案》）

【诠解】急性化脓性骨髓炎，又称附骨痈，是骨与周围组织的急性化脓性疾病。《诸病源候论·附骨痈肿候》曰："附骨痈，亦由体盛热而当风取凉，内冷入于肌肉，与热气相搏，伏结近骨成痈，其状无头，但肿痛而阔，其皮薄泽，谓之附骨痈也。"《疮疡经验全书·附骨痈疽论》云："夫贴骨痈者，即附骨痈也，皆附骨贴肉而生，字虽殊而病则一。此病之发，盛暑身热，贼风入于骨节，与热相搏，复遇冷湿，或居劳太过，两足下水，或久卧湿地，身体虚弱而受寒邪，然风热伏结，壅遏附骨而成。"疔毒、疮疖、痈疽或咽喉、耳道化脓性疾患以及麻疹、伤寒、猩红热等病后，余毒未尽，藏匿体内；或六淫邪毒入侵，久而不解化热成毒；或因饮食劳伤、七情郁乱，火毒内生等。余邪热毒循经脉流注于骨，以致络脉阻塞，气血壅结，蕴酿化热。热毒内盛，腐骨化脓，遂成本病。发于软组织的有头痈疽，脓腐毒热炽甚者，亦可腐筋蚀骨而成附骨痈。

骨髓炎属中医"附骨疽"范围，急性时用清热解毒、和营通络法。当发热已退时，内服可用《医宗金鉴》中托里消毒散加减。本方有补益气血，托毒消肿的功效，党参、黄芪、白术、甘草健脾益气；当归、芍药、川芎和营活血；金银花、茯苓、白芷清热解毒利湿；皂角刺、桔梗有透托作用。该病例即用此方加减将化脓性骨髓炎治愈，而没有破溃，远期疗效很好。

七、慢性骨髓炎

胡熙明医案

（肝肾亏虚型，补气血，益肝肾）

刘某，男，41 岁，工人。初诊日期：1994 年 10 月 7 日。

［病史］因车祸致左胫骨开放性骨折，行清创、内固定术后 1 个月时并发伤口感染，再次手术取出内固定物。左小腿行石膏外固定，同时给予抗感染治疗。半年后痊愈。

［检查］1995 年 7 月 18 日患者左小腿伤口处再次红肿、疼痛，拍片示左胫骨中下段骨皮质明显增厚，局部有破坏，考虑为急性骨髓炎，再次给予大剂量抗生素治疗，后左小腿下段内侧有窦道形成，有较多脓性渗出物渗出，局部红肿热退。治疗 2 个月后，左小腿破溃处红肿、疼痛不显，有轻度色素沉着及少量稀薄的脓样分泌物渗出。患者形体消瘦，精神较差，舌淡红瘦薄，苔薄白腻。拍片见：左胫骨中下段骨皮质增厚，局部有破坏，髓腔内有少许死骨形成。

［诊断］慢性化脓性骨髓炎。

［处理］药物治疗：方药：益气托毒汤。

处方：生黄芪 30g，党参 15g，茯苓 15g，猪苓 12g，枸杞子 15g，肉桂 9g，五加皮 12g，当归 15g，骨碎补 12g，川续断 12g，赤芍 12g，红花 6g，桂枝 9g，生甘草 9g。

功效：补益气血，活血化瘀，托毒排脓，祛腐生肌。

主治：慢性化脓性骨髓炎。

制用法：水煎服，日 1 剂。分 2 次服。

二诊：予上方，水煎服，每日 1 剂，配合伤口换药，同时加强营养。患者服该方 48 天，破溃处完全愈合，无红肿、疼痛及分泌物。X 线片复查见骨皮质破坏处已基本修复，髓腔内死骨消失，病情已趋痊愈。

（《中医骨伤临床经验丛书》）

【诠解】本方君臣佐使，相辅相成。合奏益气托毒，活血化瘀，祛腐生肌之功。

慢性化脓性骨髓炎属中医"附骨疽"范畴，多由肝肾亏虚，气血不足、筋骨失养，复因寒湿流注筋骨，毒邪内蕴而成。毒邪内蕴，腐败筋骨，进一步耗损气血，故该病纯用攻伐之品，反伤正气，欲速则不达。本方以补气血，益肝肾为主。正气足则能胜邪，复辅以祛邪之品，攻补兼施，祛邪不伤正，方可收效迅捷。在临床上，针对慢性化脓性骨髓炎的治疗多以手术治疗结合中医中药的综合治疗为主，重视改善全身情况，同时积极控制感染与积极的手术治疗。

治疗原则：局部应祛腐生肌，瘀腐不去则新肉不生。治疗上应注意：①控制骨与软组织感染；②清除死骨和感染性死腔、瘢痕；③修复骨缺损或骨不连；④修复皮肤缺损；⑤矫正畸形。

沈霖医案

（毒热炽盛型，燥湿热，解疮毒）

刘某，女，37 岁。

[病史] 患者于 1996 年 6 月，突发右大腿红肿疼痛，伴高热，急到当地医院用抗生素治疗，3 天后热退，右大腿肿胀更甚，行"切开排脓术"后，患处肿胀减轻，但伤口长期不愈，流脓不止。曾先后到本省及外省多家医院治疗，效果均不明显，于 1997 年 12 月 23 日来院治疗。

[检查] 患者营养欠佳，面色苍白，患肢局部微肿隐痛，右大腿下端内侧有一 2cm×2cm 创口，轻压流脓，脓液清稀。

X 线片显示：右股骨下端皮质增厚，髓腔存脓，其内有多个片状界限模糊的骨密度减低区，其外方有 2cm×0.3cm 的高密度阴影。

[诊断] 右股骨下段慢性化脓性骨髓炎。

[处理] 药物治疗：方药：复方明矾溶液。

处方：枯矾 12g，冰片 3g，生理盐水 500ml。

功效：去腐拔毒，敛疮生肌。

主治：慢性化脓性骨髓炎。

制用法：将上方枯矾、冰片磨碎加入生理盐水 500ml 中摇匀，制成复方明矾溶液，待用。

入院后，行死骨摘除及刮除髓腔内坏死肉芽组织。短期使用抗生素、补液、输新鲜血浆，术后开放伤口 3%复方明矾溶液每日换药 1 次。术后第 34 天，伤口愈合出院。

二诊：2000 年 2 月 24 日拍片复查，右股骨髓腔通畅，骨边缘密实光整，随访2年多，未见复发。

［沈霖．中医正骨，1992（3）：26．］

【诠解】慢性化脓性骨髓炎多为疔、疖、痈、疮等病后，余毒未尽，深蕴于内，经骨而发，亦即所谓"余毒流注"所致。由于本病附骨成痈，脓溃而成窦道，且经久难愈或反复发作，窦道中可有死骨脱出，又称附骨疽。本方重用枯矾燥湿热，解疮毒，蚀恶肉，生好肉。冰片泻火毒，去恶腐。本方药味虽少，但力专功用。所谓法度生，一药、二药可成方；法度失，虽十数味，数十味亦只谓药，全操在医，活法在人，在医之善遣善用耳。

值得注意的是，窦道愈合不是骨髓炎彻底治愈的唯一标志，一般仍须继续内服中药治疗，且不宜少于5周，并注意辨证用药。

实验研究表明，该方不仅对金黄色葡萄球菌、铜绿假单胞菌、溶血性链球菌、肺炎链球菌、大肠杆菌等二十余种细菌均有不同程度的抑制作用，且能够在抑菌的同时，不抑制肉芽组织的增生，在促进骨髓窦道或术后伤口愈合方面，明显优于庆大霉素溶液。此外，此方还可广泛应用于烧伤、烫伤及外伤性溃疡的换药，具有良好的消炎、收敛作用。

杨毓华医案

（气血两虚型，补益正气，托毒排脓）

梁某，男，24岁。

［病史］患者因外伤后致左大腿瘘口伴流脓1年，于1995年9月12日入院。

［检查］生命体征平稳，左大腿稍肿，膝部及大腿远端外侧有一20cm长切口，平髌骨缘上方切口有一0.5cm瘘口，有少许脓性分泌物流出，膝关节屈伸活动受限。拍片见左股骨髁上陈旧性粉碎性骨折，股骨髁上前方缺损，缺损部可见花生米和豌豆大小的两处边缘清楚的不透光阴影，骨缺损近端可见4个螺丝钉取出后透光影。

［诊断］左股骨慢性骨髓炎。

［处理］药物治疗：方药：托里透脓散。

处方：党参10g，白术10g，穿山甲10g，皂角刺10g，白芷10g，升麻10g，当归10g，甘草5g，黄芪15g，陈皮10g。

功效：扶正祛邪，托里透脓。

主治：慢性化脓性骨髓炎。

制用法：水煎服，日1剂。分2次服。

入院后给予病灶清除，封闭式负压引流并予托里透脓散，水煎，温服，每日1剂。切口14天拆线，4周拔除引流，痊愈出院。8个月后随诊无复发，再予植骨。

（《中西医临床骨伤科学》）

【诠解】气血不足，阳虚证。肾主骨生髓，肾气不足，气血亏虚。复感外邪，邪毒入骨，骨腐为脓，而成骨髓炎。邪毒损耗气血，致肾阳亏虚，故而发为此病。骨髓炎或痈毒之气血虚弱，不能郁蒸为热，而脓成无期，症见病程迁延，经久不愈或排脓不畅，排脓清稀，此皆气血不足，邪气留恋之象，故治宜投补益正气，托毒排脓之剂。方中黄芪大补元气；党参、陈皮、白术补中益气；当归补血活血；甘草补气，兼能解毒；白芷使诸药直达肌表，补而不滞；升麻佐以疏散余邪；更用穿山甲、皂角刺等走窜精锐之品，活血解毒而溃脓。

现代药理研究表明，黄芪、当归、白芷对许多细菌，如金黄色葡萄球菌、溶血性链球菌、肺炎链球菌、大肠杆菌以及结核杆菌等有较大的抑制作用，党参、白术等则可增强机体抵抗能力，故本方可用于骨髓炎及骨与关节结核等疾患。笔者按杨毓华教授辨证论治法纲，标本兼治，用此方治疗慢性骨髓炎115例，1次治愈99例，治愈率达86.1%，与同类对照组进行同步临床观察，托里透脓散优于对照组，本方治疗慢性骨髓炎确有独特之疗效。

八、脊柱结核

杨继民医案

（扶正养血收敛，消痰散结排脓）

杨某，男，54岁。初诊日期：1971年8月10日。

[病史] 患者腰痛，转侧不利1年余。经治疗无效，于1971年7月26日在某医院X线摄片：提示第3、4腰椎关节破坏。实验室检查：血沉86mm/h，血常规：血红蛋白105g/L，白细胞7.6×10^9/L，中性0.47，淋巴0.53。诊为：腰椎结核。建议施行手术治疗，此时患者已卧塌2个月，因恐手术而求治于中医。

[检查] 面色苍白，面容憔悴，形体瘦弱，不能坐立，低热盗汗，纳呆食少，二便有知觉，肢体浅深感觉存在，第3、4腰椎压痛（+），第4腰椎右1cm

处有一椭圆形为 12cm×5cm×1.5cm 大小的包块，皮色未变，压之有波动感而不痛，右腹股沟处可见 8cm×6cm×2cm 大小的包块，漫肿无头，按之稍痛而有波动感。舌质淡红，苔薄白而腻，脉弦细而滑。

［诊断］腰 3、4 椎体结核。

［处理］药物治疗：治法：抗骨痨散。

处方：当归 50g，金银花 50g，白果仁 100g，乌梢蛇 100g，浙贝母 30g，白芷 30g，蜈蚣（去头足）25 条，半夏 25g，黄芪 50g。

功效：补气养血，痰消结散，排脓拔毒，遗溃早敛。

主治：脊柱结核。

制用法：投以"抗骨痨散"，口服，并抽取脓液约 60ml，注入链霉素，1 个月后疼痛减轻，冷脓肿有缩小之趋向，原法调治 2 个月，疼痛消失，可自行坐起，寒性脓肿消失，并能在他人搀扶下行走，3 个月后自己行走，于 1971 年 12 月 28 日 X 线摄片检查第 3、4 腰椎结核已钙化，椎体呈压缩性改变。次年春月能从事轻度劳动，蹬骑自行车。随访至今，病无复发。

［辽宁中医杂志 . 1990（1）：18.］

【诠解】腰椎结核在整个脊柱结核中的发病率最高。脊柱结核是继发性病变，致病病原体是结核杆菌，而结核杆菌之所以能从原发病灶经血液循环侵入脊柱，破坏骨质，是因为具备了一定的发病基础，即正气内虚和椎骨伤损。小儿先天不足，肾气未充，骨骼柔嫩，若强令其坐，则椎骨无力支撑，易致伤损。后天脾肾不足，督脉空虚，也是造成发病的重要原因。脾主运化，脾虚则不能运化输布水谷之精微濡养五脏六腑、四肢百骸；肾主骨，其经贯肾络脊，肾虚而骨失所主，腰脊软弱；督脉为人身之阳经，具有运行气血，濡养全身的功能。《难经》曰："督脉起于下极之俞，并于脊里，上至风府，入属于脑。"督脉空虚，则椎骨软弱，不言而喻。此外，脊柱本身承重大，容易积劳致损或因外力作用，局部有所损伤等，都是脊柱结核的发病基础。

本方以当归破恶血养新血，补一切劳损；金银花解诸疮；白果生肌长肉，排脓拔毒，消疮疽；浙贝母、半夏化痰散结；乌蛇、蜈蚣攻毒散结；白芷排脓生肌；黄芪补虚，乃内托阴证疮痈必用之药。诸药共用，则可使气血充实，痰消结散络通，遗溃早敛。抽脓给药，可令毒随脓泄，直达病所，击中要害，促其生肌敛溃，再辅以高营养，使正气康复有裨益之作用。

顾伯华医案

（阴寒虚证凝结成，温经散寒化痰结）

袁某，男，41岁，工人。初诊日期：1973年1月29日。

[病史]患者自1972年8月起，感到脚背酸痛，二下肢痿软无力。当时检白细胞多次，均于（4.5~12）×10⁹/L，淋巴细胞较正常为高。以往有肺结核和附睾结核史。12月8日于某院诊治。摄片见有：第9、10胸椎椎间隙狭窄，并见骨质破坏，有冷脓肿可见，确诊为"胸椎结核"。经用西药抗结核治疗，病情未能控制而日益加重。后转来笔者医院服用中药。

[检查]慢性病容，形态消瘦，精神委顿，面色㿠白，畏寒，下肢瘫痪，行动不能自主，第9、10胸椎棘突有明显压痛，右侧胸部有边界不清块物可扪及，站立则较明显可见，不红不热，苔薄黄腻，脉濡细（68次/分）。血沉为73mm/h。

[诊断]胸9、10椎体结核。

[处理]药物治疗：症属肾亏络虚，风寒乘虚侵袭，痰浊凝聚。治拟"阳和汤"加减。

处方：净麻黄10g，大熟地黄20g，鹿角粉5g（分吞），生狗脊25g，补骨脂20g，白芥子15g，姜半夏15g，生甘草8g。

功效：温经散寒化瘀结。

主治：脊柱结核。

制用法：水煎服，日1剂。分2次服。

护理：卧（木板）床休息，加强食物营养，多晒太阳。

二诊：诸症同前，兼见盗汗、口干，发热38~38.5℃，舌红少苔，脉细数（110次/分），阴虚火旺，有渐成疮痨之势，拟养真阴，清虚热，益肾壮骨，宜："大补阴丸"合"清骨散"加减。

处方：知母15g，炙鳖甲25g，地骨皮25g，虎杖25g，熟地黄20g，生狗脊25g，炒川续断20g，补骨脂25g，白芥子15g。

功效：养真阴，清虚热，益肾壮骨。

主治：脊柱结核。

制用法：水煎服，日1剂。分2次服。

三诊：前方加减服用4个多月，胃纳渐增，精神转佳，体力逐步恢复，但摄片提示：冷脓痨较前为增大，苔薄舌淡，脉细数。证为气血两亏，拟予人参养荣汤加减，以调补气血，益肾壮骨。

处方：党参 20g，焦白术 15g，当归 15g，生白芍 10g，怀牛膝 20g，炒川续断 20g，补骨脂 20g，白芥子 15g，陈皮 8g，百部 15g，黄芩 15g，鸡血藤 25g。

功效：调补气血，益肾壮骨。

主治：脊柱结核。

制用法：水煎服，日 1 剂。分 2 次服。

四诊：前方加减服 6 个多月，局部冷脓肿渐吸收，苔薄润，脉率 72 次 / 分，检血沉为 9mm/h，已能参加轻工作。1974 年 6 月 4 日摄片提示：局部病变与既往诸片比较，已日趋好转。当归片 5 片，每日 3 次，虎挣片 1 片，每日 2 次，饭后服用，以巩固疗效。

（《顾伯华医案》）

【诠解】本病是阴寒虚证，病期较长，属阴疽。以前与流注相混淆，自清代起才分开。流注实属阳证，脓出可愈；而流痰是阴寒虚证，缠绵日长，始有酸胀漫肿而微高起，但不坚硬，溃后流豆腐渣样物，难以收口，身体逐渐瘦弱。相当于西医学的"骨与关节结核"。其病因多是痰塞清道，气血虚寒，凝结而成。其治法是初服"阳和汤"温经散寒而化痰结，溃脓用"人参养荣汤"，调补气血，益肾壮骨。本病例即用此法，再根据辨证略有变化，使冷脓肿也自行吸收。说明中医中药治疗骨结核不但有效，且可免除手术。

胸椎结核比较常见，但上胸椎发病率较低，从胸 6 开始发病率逐渐升高。背痛和局限性后突是最早的症状和体征。病变刺激神经根则引起肋间神经痛。脓肿多位于椎旁，少见于背部脊柱两侧，下胸椎病变的脓肿可穿破胸形成局限性脓胸或穿入肺或支气管，形成支气管瘘。X 线片上可见胸椎后突增加，椎体破坏，椎间隙狭窄或消失，椎旁阴影增大。本病须与骨髓炎、骨肿瘤鉴别。

周书望医案

（补益脾胃增正气，扶正托毒结核消）

覃某，女，40 岁。湖北省松滋县人，营业员。

［病史］1966 年逐渐出现腰部疼痛，间断发作，右侧较甚，1968 年 1 月加剧，坐时需两手撑腿，同年 3 月在武汉某医院经 X 线摄片诊断为第 4、5 腰椎结核合并寒性脓疡，已有死骨形成。

［检查］神清，精神差，慢性病容。面容憔悴，形体瘦弱，不能坐立，低热

盗汗，纳呆食少。腰 4、5 棘间压痛（+）。

［诊断］腰 4、5 椎体结核伴寒性脓肿。

［处理］药物治疗：嘱其绝对卧硬板床休息，拟西药抗结核治疗 3~6 个月，待病情稳定后，行病灶清除术。经治 9 个月，症情未见好转，反加重，血沉 90mm/h。1968 年 11 月转中医诊治。方药：骨痨丸。

处方：熟地黄、麻黄、黄精、鹿胶、骨碎补、续断、白芥子、当归、鸡血藤胶、补骨脂、附子、仙茅、肉桂、菟丝、黄芪、人参等（原方成分未注明药量）。诸药共研细末，炼蜜为丸，如梧桐子大。

功效：补益脾胃，扶正托毒。

主治：脊柱结核。

制用法：炼蜜为丸，如梧桐子大。停服抗结核西药，拟用骨痨丸，嘱其连续服用 6 个月，并用天丁、炮甲等份煎水送服 1 个月。局部外敷四虎散（生川芎、生草乌、生南星、生狼毒各等份，猪脑调匀）2 个月，每日换药 1 次，穿刺抽脓 3 次。之后症状明显好转，能下床大小便，查血沉 30mm/h，继服骨痨丸 9 个月，再经同一医院 X 线摄片复查，第 4、5 腰椎椎体融合，骨质密度增高，境界清楚。血沉为 6mm/h，体重增加至 64kg，恢复原工作，追访 17 年，未见复发。

［周书望. 湖南中医杂志，1987（6）：20. ］

【诠解】脊柱结核又称脊柱痨，是骨结核中最为常见的一种，在整个脊柱中，以腰椎发病率最高，其次为胸椎，继之为胸腰段和腰骶段，颈椎、颈胸椎、骶尾椎较少。结核杆菌一旦侵入脊柱，破坏骨质，其初发病灶 99% 在椎体（称为椎体结核），1% 在椎弓（称为椎弓结核）。椎体结核又可分为中心型、边缘型和韧带下型三种，病灶在椎体的中央以骨质破坏为主，发展较快，常形成游离死骨，死骨吸收后，形成空洞。边缘型结核多见于成人，以腰椎为多，病灶在椎体的边缘（多数在椎体前缘和前纵韧带下的椎间盘），骨质破坏易被吸收，故多形成病椎边缘局限性缺损，很少形成大块死骨。韧带下型结核少见，病灶主要累及椎旁韧带，早期很少侵犯椎体和椎间盘，但常有椎旁脓肿形成。

本方依据脊柱结核的病灶特点，病情演变规律，巧妙组方，以肉桂、附子、仙茅温补肾阳；熟地黄、鹿胶大补精血；当归、鸡血藤胶补血活血；骨碎补、续断苦温坚骨；黄芪、人参、甘草补益脾气；麻黄散寒，并解熟地黄之滞；白芥子化痰结；菟丝子、补骨脂健脾温肾；黄精滋阴抑阳。全方有温肾补脾，滋阴壮阳，散寒化痰，补养气血之功，既无凝滞难化之弊，又无温阳过盛之虑。

本方在辨证应用过程中，要注意随症加减：初期重用肉桂、附子、白芥子；中期重用黄芪、白芥子，并用炮甲、天丁等份煎水送服丸药，阴虚者重用黄精，减少附子、肉桂、仙茅用量，并加龟甲、鳖甲、黄柏、知母研末入丸药服用；后期加大鹿角胶用量，另加龟胶、枸杞子入丸药中。必要时配合外治：窦道狭小者，用白降丹制成捻条插入窦道内扩创，后用红粉、朱砂研匀拌玉红膏制成纱条，上入窦道内收口，每日换药1次。

笔者运用此法治疗骨关节结核215例，结果痊愈205例，有效9例，无效1例，总有效率95.35%，疗效满意。

九、四肢骨、关节结核

刘汝专医案

（扶正补气托毒，化痰消肿通络）

黄某，男，20岁。初诊日期：1998年3月6日。

［病史］因右肘部撞伤肿痛，活动障碍3个月。患者于1997年12月骑自行车跌倒撞伤右肘部，肿胀疼痛，经治疗肿胀不消。门诊以"右肘创伤性关节炎"收住入院。

［检查］神清，全身状况好，体温正常，右肘部肿胀，皮肤不红不热，肘部压痛，肘关节80°~100°，肺部透视无异常，右肘关节正侧位片示关节面模糊，尺骨鹰嘴虫蚀样破坏，关节腔积液。血沉32mm/h。

［诊断］右肘关节结核。

［处理］药物治疗：方药：抗结核胶囊。

处方：黄芪200g，全蝎200g，蜈蚣200g，土鳖虫200g，地龙200g。

功效：扶正托毒，补气通络，化痰消肿。

主治：关节结核。

制用法：以上诸药各等份共研为末，装入胶囊中，每粒0.5g，每次1.5g，早餐前30分钟顿服。给予抗结核西药治疗，同时给予抗结核胶囊口服，治疗3个月后复查，局部肿胀已不明显，压痛轻，关节活动范围明显改善，血沉：15mm/h，拍片复查肘关节结核病灶已吸收。带药（药物同前）出院，嘱坚持服药及进行右肘关节功能锻炼。

二诊：出院服药3个月后，来院复查，右肘关节无肿胀，无畸形，无压痛，关节活动度 70°~170°，拍片见右肘关节结核病灶已吸收，骨质恢复正常，治愈。

[广西中医药. 1999（4）: 1.]

【诠解】骨与关节结核，中医属于"流痰""骨痨"范畴，为寒痰流注于骨与关节之间所致。肘关节结核是因结核杆菌侵入肘关节而形成的化脓性破坏性改变。在上肢三大关节结核中占首位，成人和儿童均可发病，其中以 20~30 岁发病的约占 1/3 以上。初发病灶成人多数在骨端（尺骨鹰嘴或冠突，肱骨外髁或内髁），儿童多数在滑膜，最终都可发展为全关节结核。

本胶囊中黄芪有补气、托里生肌、利水消肿之功；全蝎、蜈蚣有解毒散结、通络止痛作用；土鳖虫破血逐瘀，兼能接骨续筋；地龙清热活络息风利水。

现代药理研究表明，黄芪、蜈蚣对结核杆菌有抑制作用，而上黄芪还有增强机体代谢和增强免疫功能的作用。与抗结核西药同用有协同作用。观察中，应用抗结核西药配合抗结核胶囊治疗 40 例，并设立对照组 20 例。重点观察治疗前后的血沉、X 线片变化结果中西医结合组治愈率优于单纯西药对照组，尤其在平均治愈时间、降低血沉方面有非常显著性差异。

张晓刚医案

（补肾温阳阳和汤，益气养阴结核康）

李某，男，24 岁，学生。

[病史] 右髋困痛，活动受限近 1 年余，于 1998 年 7 月以"右髋关节结核"收住入院。

[检查] 神清、体形消瘦，生命体征平稳；骨科检查右髋外形正常，右大转子叩击痛（+），右髋外展受限。化验血沉 86mm/h，伴乏力、自汗、肢冷。右髋 X 线片示：关节间隙模糊，股骨头外有虫蚀样破坏，密度不均。

[诊断] 右髋关节结核。

[处理] 药物治疗：既往有间断服用抗结核药史，入院给予标准抗结核三联用药治疗 1 个月，症状缓解不明显。中药治疗，方药：加味阳和汤。

处方：熟地黄 30g，肉桂 9g，鹿角胶（烊化）10g，白芥子（研）6g，麻黄 3g，生黄芪 15g，党参 15g，玄参 12g，当归 12g，补骨脂 9g，甘草 9g。

功效：补肾温阳，益气养阴。

主治：关节结核。

制用法：水煎服，每日2次。经配合服用此方治疗1个月，症状大减，X线片示：病灶有一定缩小，血沉降至25mm/h。

（《甘肃中医学院附属医院张晓刚经验方》）

【诠解】髋关节结核，发病率在下肢骨、关节结核中占居首位，占全身骨、关节结核的第二位，仅次于脊柱结核。

骨关节结核目前大都采用抗结核化疗，如何弘扬中医中药优势，提高疗效，是中医工作者的责任。临床上有部分结核患者，对抗结核化疗不敏感或耐药，则可采用中医中药方法提高机体免疫力，增强抗结核药效能。传统骨关节结核治疗多从气阴两虚入手，而本方显著特点是以阳和汤为基础方，温阳益气，补肾养阴，综合调理气血阴阳，这一处方立法在临床很有意义。

方中熟地黄、生黄芪、当归、白芍、党参益气补血，滋阴补肾；鹿角胶生精补髓，养血助阳；肉桂、白芥子、麻黄温经散寒，宣通阳气；补骨脂补肾；玄参养阴而使本方不过至温热，甘草和中解毒，调和诸药。

林如高医案

（扶正祛邪骨结核，内服外用阳和汤）

许某，男，7岁，学生。初诊日期：1980年6月6日。

［病史］患儿于6个月前出现右髋部酸痛，开始时疼痛轻微，以后逐渐加重，前3个月出现潮热、盗汗，胃纳差，此后身体逐渐消瘦，由原来的35kg减少至27kg。1个月前右髋部疼痛加剧，并放射到右膝部，局部出现轻度肿胀，下床走路时右髋部剧痛。曾就诊于当地卫生院，先以扭伤给外敷消炎膏，未见效；以后又以右髋炎症给予青霉素抗感染治疗，未见效，遂转院治疗。

［检查］消瘦体形，痛苦面容，面色苍白，舌淡，苔薄白，脉沉细。右腹股沟部稍肿，皮肤无红、热，局部压痛。被动活动右髋关节时疼痛明显。右髋关节活动受限。X线片示：右侧髋臼外上部骨质模糊，右股骨头中央部可见米粒大死骨3~4块。化验：血沉65mm/h。

［诊断］骨痨（右髋关节结核）。

［处理］药物治疗：方药：阳和汤加减配合外用阳和解凝膏、八珍汤。

方用阳和汤加当归、党参、川牛膝5剂，每天外用阳和解凝膏，5天后右髋部肿痛明显减轻，嘱患者继续卧床休息，并增加营养。

处方：熟地黄、白芥子、炮姜炭、麻黄、甘草、肉桂、鹿角胶（烊化冲服）、当归、党参、川牛膝。剂量按照小儿给即可。

功效：补肾养血，温通经络，散寒化痰。

主治：关节结核。

制用法：水煎服，日1剂，分2次服。

二诊：继续给阳和汤10剂，外用阳和解凝膏，患者右髋部仅有轻度疼痛，且可以小范围活动右髋关节。阳和解凝膏组方如下。

处方：鲜大力子根、叶、梗1500g，鲜白凤仙梗120g，川芎30g，川附，桂枝，大黄，当归，肉桂，草乌，地龙，僵蚕，赤芍，白芷，白蔹，白及，乳香，没药各60g，续断，防风，荆芥，五灵脂，木香，香橼，陈皮各30g，苏合油120g，大麻油5000g。

功效：温经，和阳，行气，活血，驱风，散寒，化痰，通络。

主治：用于疮疡阴证。

制用法：白凤仙熬枯去渣，次日除乳香、没药、苏合油外，余药俱入锅煎枯，去渣滤净，称准份量，每油500g，加黄丹（烘透）210g，熬至滴水成珠，不黏指为度，撤下锅来，将乳香、没药、苏合油加入搅和，半月后可用。每用时，置铜勺中，加热，烊化，摊布上，贴患处。

三诊：以后用八珍汤7剂，局部使用阳和解凝膏外贴。3周后患儿可下地扶拐行走，再继续用八珍汤7天，局部仍用阳和解凝膏外贴。4周后X线片复查：右股骨头小死骨已吸收，准予出院。八珍汤组方如下。

处方：党参10g，白术10g，茯苓10g，炙甘草5g，川芎6g，当归10g，熟地10g，白芍10g，生姜3片，大枣2枚。

功效：补益气血。

主治：治气、血俱虚者。

制用法：水煎服，日1剂，分2次服。

（林子顺．中国百年百名中医临床家丛书·林如高．中国中医药出版社，2003．）

【诠解】髋关节结核发病率在下肢骨关节结核中居首位，占全身骨关节结核的第2位，仅次于脊柱结核，患者多数为10岁以下的儿童，男性略多于女性。

先天禀赋不足，后天营养不良，以致正气虚弱，是易感染结核菌的内在基础。儿童关节结构正在形成之际，筋骨尚未坚强，易因负重而形成积累性损伤，使局部抗病能力降低；或因跌仆闪挫，关节气血凝滞；或风寒客于关节等，为结核菌繁衍提供了有利条件。若机体在正邪抗争中，正不胜邪，则邪毒日盛而腐筋蚀骨,逐渐形成全关节结核。

对于骨关节结核早、中期关节面未破坏者,林氏使用阳和汤内服,阳和解凝膏外贴,疗效较好。如后期较严重骨与关节结核,关节面有破坏者,应及时转手术治疗。手术治疗的方法:①滑膜切除术:可用于单纯滑膜结核,1~3个月保守治疗不见好转,为防止发展成为全关节结核者。术后牵引3~4周。②病灶清除术:用于全关节结核或单纯骨结核,术后牵引3~4周。③关节融合术:适用于15岁以上关节破坏严重者,可行病灶清除后同时进行关节植骨融合。④更严重者可行截骨矫形或关节成形术。

王昌荣医案
(邪实正虚耗气血,祛邪扶正三鲜汤)

张某,男,8岁。

[病史] 患儿左膝跌仆外伤后肿痛4个月,曾先后应用过各种抗生素、激素、抗结核等药物治疗无效。

[检查] 面色苍白无华,肌肉瘦削,大便秘结,小便短赤,舌质偏红,苔黄腻,脉浮数。左膝外侧肿胀明显,肤烫灼手,压痛广泛。X线片显示在左股骨远端外侧干骺端见 2cm×2cm 圆形骨质破坏区,骨膜未见明显异常。内侧干骺端边缘模糊,骨质疏松,关节腔增宽,软组织投影肿胀明显。血沉 73mm/h,白细胞 8×10^9/L。

[诊断] 左膝关节全关节结核(中期)。

[处理] 药物治疗:方药:三鲜汤加减。

处方:鲜石斛 10g,忍冬藤 10g,生白薇 10g,牡丹皮 10g,茜草 10g,赤芍 10g,白芍 10g,炒白术 6g,制大黄 3g,鲜桑枝 1尺,鲜生地黄 20g,仙鹤草 20g,鸡矢藤 20g。

功效:泻火解毒,凉血清热。

主治:关节结核。

制用法:水煎服,日1剂,分2次服用。

抬高患肢,皮肤牵引,外敷消肿止痛膏。5日后,疼痛减轻,寝安。加服生晒参、蜂乳。1个月后膝肿大减,改用红参、生晒参各3g,铁菱角(香茶菜)、鸡矢藤各30g,以扶正固本,连服1个月。解除皮肤牵引,改为床上伸屈膝关节活动。再用龟灵集、红参、六味地黄丸等以培补气血。

二诊：经治 3 个月后，复查血沉 5mm/h，X 线片复查示边缘的硬化、破坏区已有新骨增生，软组织肿胀消退。病情稳定，出院调养。

三诊：6 个月后，功能恢复。2 年后来院复查：两下肢发育正常，肌肉丰满，肌力Ⅴ级，左膝关节伸屈正常，唯外形略粗大。X 线片复查示：左股骨干骨骺端内外侧骨质破坏区均已被新生骨质充填修复饱满，关节面增生平整光滑。

［王昌荣. 浙江中医杂志，1984（5）：236.］

【诠解】膝关节结核在全身骨关节结核中，发病率仅次于脊柱和髋关节，居第三位。多数是单关节发病，患者以儿童和青壮年多见。本病中医称为"鹤膝痰"或"鹤膝风"。由于膝关节是人体最大的关节，滑膜广泛，故多为滑膜结核，基本特点是关节呈梭形肿胀，膝关节周围肌肉萎缩，关节变形，形如"鹤膝"。

本病为慢性疾患，病久必耗损气血，形成邪实正虚，临证时必须从整体观念出发，运用辨证论治的原则，祛邪与扶正结合，调整机体，增强抗病能力，从而达到了治愈的目的。该方配伍合理，共奏泻火解毒，凉血清热之效，能明显提高疗效，缩短疗程。

徐介山医案

（下肢关节穿拐痰，温经除湿再散寒）

韩某，女，67 岁。

［病史］左踝关节肿痛流脓 6 年，无外伤史，慢性低热，在当地医院先后 3 次手术仍未愈，流稀薄液体。

［检查］见左踝关节肿胀，踝前可见一窦道，有稀薄液体溢出，皮温不高。X 线片显示踝关节关节面破坏，关节间隙变窄，关节面虫蚀样凹凸不平，距骨及胫骨明显脱钙吸收。病理诊断为踝关节结核。

［诊断］左踝关节结核。

［处理］药物治疗：方药：温经除湿汤。

处方：苍术 12g，黄柏 12g，红花 9g，羌活 10g，蛇床子 12g，防风 12g，五加皮 12g，麻黄 10g，甘草 5g。

功效：温经散寒，除湿解毒。

主治：关节结核。

制用法：水煎服，日 1 剂。服本方 3 周肿胀明显消退，溢液消失，服药 6 周关节肿胀基本消退，关节活动仍受限，用石膏固定踝关节于 90º 位，连续用药

3个月，肿胀消退，窦道口愈合，继续用药至半年开始行走。因踝关节自然融合于功能位，行走跛行，随访3年未复发。

[徐介山. 浙江中医杂志，1982（6）：271．]

【诠解】踝关节结核在下肢三大关节结核中发病率最低，多发生在10岁以下的儿童及青少年，中医称为"穿拐痰"。

踝关节结核属常见病，早期由于忽视而延误治疗的病例不少见，治疗该病要早诊断，早制动，早用药。用本方治疗踝关节结核7例，配合石膏外固定，有窦道者平均治愈3个月5例，无窦道者2例2个月治愈。临床关键是提高对踝关节结核的认识，早期应与类风湿、化脓性关节炎、痛风等鉴别，以提高治愈率。

方中苍术、黄柏清湿热，退虚火，羌活、蛇床子、防风、麻黄温经散寒、除湿通痹，佐以红花，五加皮除湿解毒，麻黄散寒祛湿，甘草助诸药药力，组方甚妙。

十、脊髓灰质炎（小儿麻痹）后遗症

林如高医案

（邪犯肺金肺叶焦，清燥救肺养肺阴）

林某，女，3岁。初诊日期1973年9月17日。

［病史］患者以发热，嗜睡，咽痛，喉干，流涕3天为主诉（代诉）就医。

［检查］苔薄腻，脉濡数。

［诊断］脊髓灰质炎（小儿麻痹）。

［处理］药物治疗：方药：清燥救肺汤加减。

处方：南沙参6g，大麦冬6g，炙枇杷叶3g，炙桑叶3g，川石斛3g，甜光杏3g，生石膏9g，鲜芦根1节（约15cm）。

功效：祛风解毒，清热利湿，宣肺和胃。

主治：脊髓灰质炎（小儿麻痹）。

制用法：水煎服，日1剂，分3次服。

二诊（9月28日）：热退，两足不能下地，下肢痿软，舌红，少苔，脉濡。此为邪阻经络，津液亏损，气血不畅，乃生痿躄。治宜清热生津，养血通络，方用三妙丸加减。

处方：苍术 9g，黄柏 9g，怀牛膝 9g，黄菊花 3g，怀山药 6g，浙玄参 6g，全当归 3g，白芍 3g，熟地黄 6g，龟甲 3g，丝瓜络 3g，地龙干 3g。

功效：清热生津，养血通络。

主治：津液亏虚，气血不畅。

制用法：水煎服，每日 1 剂，分 3 次服。

配合针灸治疗，15 天为 1 个疗程，疗程间隔 3~5 天，1 个月后可参扶下地行走。

（林子顺．中国百年百名中医临床家丛书·林如高．中国中医药出版社，2003．）

【诠解】本例因邪犯肺金，肺热津伤，筋脉失却濡润，故发痿证。早期表现肺热叶焦，故用清燥救肺汤，养肺阴，清阳明，10 日后两足不能下地，系病情发展的必然过程，用三妙丸加减以养血、生津，徐图功效。

据西医学观点，脊髓灰质炎又称小儿麻痹，是特异性亲神经病毒侵犯脊髓前角运动细胞引起的一种急性传染病。本病前期症状为外感邪毒所致，主要表现发热、肢痛，伴有胃肠道和上呼吸道症状；后期因脊髓损伤，经隧不通，累及肝肾，发生肢体麻痹和弛缓性瘫痪（软瘫）。好发于 5 岁以内的小儿，常流行于夏秋季之间。

本病的传染源是急性期患者的粪便及其上呼吸道分泌物，6 个月以内的婴儿可以从母体获得抗体，而 5 岁以上的儿童大都由隐性感染获得免疫，故均不易发病。

现代病理研究发现致病的病毒可以直接损害脊髓前角灰质的运动神经细胞或致局部水肿而障碍血行，此外还有血管周围的炎细胞浸润和微量出血等。上述病理变化广泛见于全部中枢神经系统，但脊髓受害最深。在脊髓中，以腰段及颈段为重。急性期后，水肿消退，没有坏死的运动神经细胞逐渐恢复，破坏细胞则被吞噬细胞所吞噬。神经细胞受损程度和分布决定临床表现的轻重及其恢复程度，神经细胞不可逆性严重病变可导致肢体瘫痪。长期瘫痪部位的肌肉、肌腱及皮下组织均见萎缩，骨骼生长也受影响。除神经系统病变外，可见淋巴结退行性或增生性改变，偶发局灶性心肌炎、间质性肺炎等。

苏如林医案

（早期独活寄生汤，晚期十全大补汤）

林某，男，4 岁。初诊日期：1978 年 8 月 20 日。

［病史］患者于7月4日发热头痛、呕吐、全身酸痛，颈强直，确诊为脊髓灰质炎。

［检查］经住院治疗，诸症好转，仅两侧下肢软瘫不能站立，伸屈不便，肌肉弛缓，感觉存在，患肢肌色苍白微肿、肤冷、双足微向外翻，并感小腿部酸麻疼痛，面色萎黄，纳谷不香。舌质淡红，苔白厚腻，脉缓滑。

［诊断］脊髓灰质炎。

［处理］药物治疗：方药：加减独活寄生汤。

处方：桑寄生4.5g，薏苡仁4.5g，独活3g，防风3g，秦艽3g，当归3g，茯苓3g，牛膝3g，蚕沙3g，桑枝3g，桂枝15g，苍术3g，鸡血藤5g。

功效：祛风除湿，活血通络。

主治：脊髓灰质炎。

制用法：水煎服，日1剂。分2次服。

二诊：服上方20余剂后患肢肤冷转温，微有汗出，水肿见消，伸屈自如，但仍不能站立，上方去防风、苍术，加黄芪，40余剂后能站立步行，予十全大补汤以善后。半年后随访，一切正常。

［浙江中医杂志.1983（3）：125.］

【诠解】此方要注意随症加减，发热口渴加钩藤、知母；湿热偏盛偏重加苍术、黄柏；病久气虚加党参、黄芪；上肢瘫痪加羌活、下肢瘫痪加续断；患肢肌色苍白隐青、肢冷加红花、桂枝、鸡血藤。

脊髓灰质炎瘫痪期，热去湿不解，复与火并，则多成风湿之候，故予祛风除湿、活血通络之剂而获效。

脊髓灰质炎是由微小的特异性核糖核酸病毒引起的一种急性传染病。病毒存在于病人的鼻腔分泌物和粪便中，通过消化道传播，早期也可经飞沫传播，邪毒由口、鼻侵入肺、胃二经，首先出现发热、咳嗽、咽红或呕吐、腹泻等"邪犯肺胃"的证候。继而邪毒侵犯脊髓，流注经络，使相应部位经络阻塞，气血运行不畅，出现肢体疼痛等症。嗣后因血虚不足，不能荣养百骸，肝肾受累，出现手足痿弱，弛纵不收之症。

本病不同于一般温邪袭肺或暑湿壅阻肠胃的病证，而是肺、胃、肝、肾四经相断受病，津血、肌肉、筋骨均受损的疾病。临床常分为前驱期、瘫痪前期、瘫痪期—恢复期、后遗症四期。前驱期热退后，经过1~6天的静止时间，热度又起，显示双峰热型，颈背、肢体疼痛，感觉过敏，转侧不利，拒绝抚抱，烦躁或嗜睡，汗多，舌红，苔腻，为邪入经络，湿热壅滞，经隧阻遏，气血运行不畅所致而进入瘫痪前期。若肢体出现不同程度的弛缓性瘫痪，分布不规则，可为一块或一组肌群，可为单侧或双侧，以下肢较多见，深浅反射均消失，皮肤感觉正常，苔腻渐化，脉濡，此为邪热渐清而津气亏损，气血失调，筋脉失养所致而进入瘫痪期。肌肉瘫痪1~2周后开始恢复，直至肌力不再恢复为止，称为恢复期。发病2~3年后，受累肌肉明显萎缩，肢体畸形，运动受限，患者表现精神不振，面色㿠白，形寒肢冷，舌淡苔白，脉无力，此为后遗症期。

十一、股骨头缺血性坏死

孟庆云医案

（益肝肾、填精髓、强筋骨、祛寒湿）

患者，男，51岁。

[病史] 左髋关节疼痛60天，加重14天。开始自觉左髋关节疼痛，休息后疼痛缓解，曾服布洛芬、泼尼松、吲哚美辛等药物，疗效不显。后疼痛逐渐加重，疼痛放射至膝部，跛行，不能久立，下肢活动受限。

[检查] 体胖，面色黧黑，跛行，需人搀扶，舌质暗红有瘀斑，苔白腻，脉沉弦。X线片示：左侧股骨头密度改变，关节间隙变窄。

[诊断] 左侧股骨头缺血性坏死。

[处理] 药物治疗：方药：健骨汤。

处方：熟地黄30g，骨碎补30g，菟丝子20g，透骨草20g，郁金13g，川续断15g，怀牛膝15g，延胡索12g，独活12g，鹿角胶（烊化冲服）10g，寻骨风10g，自然铜（醋淬先煎）9g，制乳香9g，制没药9g，肉桂6g。

功效：益肾养骨，祛寒除湿，活血通脉。

主治：骨坏死。

制用法：初诊时，健骨汤加制附子、苍术各15g。每天1剂，水煎400ml，早晚两次分服。

二诊：10天后复诊：疼痛减轻，苔脉同前，上方加狗脊、香附、威灵仙各15g，土鳖虫粉2g（胶囊吞服）。

三诊：10天后疼痛明显减轻，能下床自行活动。效不更方，嘱服30剂。

四诊：疼痛基本消失，能步行500~600m，上方减制乳香、制没药、土鳖虫、肉桂，改隔日1剂，以巩固疗效。30天后复查，疼痛完全消失，行走如常人，左下肢外展、内旋功能恢复正常。X线片示：左侧股骨头骨质硬化消失，关节间隙相对变窄。结论：左髋关节骨质正常，随访多年未复发。

［山东中医杂志．1996（8）；354．］

【诠解】股骨头缺血性坏死，西医一般采用手术治疗，患者多不易接受。中医认为本病多因素体虚弱，肾精亏耗，骨失所养，骨骼萎弱为其本。外伤或长途跋涉，关节反复损伤，外邪乘虚侵入骨内，寒凝于里，经脉受阻，气血凝滞致使骨失温煦濡养为其标。也有因服激素引起者。本病初期髋关节疼痛较轻，渐加重，疼痛可放射至膝部，跛行，行久或活动后疼痛明显加重，患肢外展、内旋受限，卧床休息疼痛减轻。因病程长，邪入筋骨，故治宜益肾填精，强筋健骨，祛寒除湿，活血通脉。健骨汤中的熟地黄、菟丝子、鹿角胶补血益精填髓；续断、牛膝、骨碎补、透骨草、寻骨风、自然铜补肝肾，强筋健骨；肉桂、独活祛风寒、胜湿止痛；郁金、延胡索、制乳香、制没药活血祛瘀止痛。诸药共奏益肝肾、填精髓、强筋健骨、祛寒除湿、活血通脉之功效，故用于治疗股骨头缺血性坏死症Ⅱ～Ⅳ期疗效较佳，至于股骨头大部分成死骨或有碎骨及股骨头塌陷严重者，宜采用股骨头置换术。

王永刚医案

（股骨头缺血坏死，荣筋健骨汤保护）

吴某，男，38岁。

［病史］因不慎摔伤右髋部，当时局部轻度疼痛，未做检查治疗。1个半月后感觉右大腿及髋部酸楚，继之感觉右髋关节疼痛，每晨起病重并跛行行走。在某医院按软组织损伤及关节炎治疗，口服甾体类消炎镇痛药及糖皮质激素类药物，效果不佳。后确诊为股骨头缺血性坏死，并建议做股骨头置换术，因患者拒绝手术，非手术治疗后无明显疗效而病情有所加重。

［检查］右大腿及髋关节酸痛不适，跛行，活动后疼痛加重。X线片示：右股骨头变形，关节间隙增宽，股骨头密度增高，边缘不整齐。

［诊断］右股骨头缺血性坏死。

［处理］药物治疗：方药：荣筋健骨汤。

处方：熟地黄30g，伸筋草30g，桂枝20g，木瓜13g，威灵仙15g，白芍15g，牛膝18g，续断12g，川芎12g，鹿角胶12g，地龙12g，杜仲12g，制川乌12g，制草乌12g，红花12g，甘草6g。

功效：活血、化瘀、通络。

主治：骨坏死。

制用法：水煎服，日1剂。分2次服。

［天津中医学院学报．2000（1）：36．］

【诠解】股骨头缺血性坏死的病因：①外来暴力作用于髋部致髋部关节周围软组织损伤，髋关节脱位，股骨颈骨折及重力挤压，骨内外血脉损伤，股骨头失去正常濡养，离经之血不能消散，形成瘀血，经脉受阻使局部气滞血瘀而致股骨头缺血坏死。②风寒湿邪乘虚而入，滞留髋部关节致气血凝滞不通，失其温煦，骨失养而成筋骨痹。③因过食肥甘厚味，长期酗酒，损伤脾胃，运化失职，湿热痰饮内生，阻塞经脉，碍血运行，血行不畅，骨失其养而发病。④年老体弱，肝肾亏虚，精血亏少水不涵木，肝肾精血双亏，股骨头得不到濡养而坏死。⑤长期大量服用糖皮质激素或非甾体类消炎镇痛药物，致血液凝固，黏度增高，微循环障碍，股骨头血流量减少，骨细胞缺氧发生变性坏死。荣筋健骨汤即是根据上述病机而组方。临床可视病情具体情况加减。

高辉医案

（髓枯骨蚀入夜痛，骨内瘀阻血不通）

陈某，男，46岁。初诊日期：1990年5月19日。

［病史］1年前左髋部及下肢不明原因疼痛，X线片检查提示无骨折。近日来左髋疼痛加重，各个方向活动均有疼痛性受限，尤以外展、内旋为主，跛行。

［检查］股三角压痛，左下肢纵轴扣击试验阳性，左髋呈半屈曲畸形。行X线片检查提示：左股骨头密度呈浓淡不均改变，左股骨头近端的前侧邻近关节软骨深面的下方，可见到一条狭窄的密度减低阴影，股骨头未塌陷变形。

［诊断］左股骨头缺血性坏死。

［处理］药物治疗：方用补蚀散。

处方：桃仁40g，莪术40g，水蛭40g，牛膝40g，鸡血藤40g，大黄40g。

功效：活血化瘀，通络止痛，调和气血，扶正祛邪。

主治：股骨头坏死。

制用法：上药研磨成细末袋装，每袋约40g，每次1袋，用水调敷涂抹患髋部，每3日换药1次，10次为1疗程。一般用药2~5个疗程。注意：皮肤过敏、孕妇、小儿应慎用或禁用。治疗期间应卧床休息，避免负重行走，减轻股骨头压力。

二诊：30天后，临床症状基本消失，左髋无疼痛，关节活动基本正常。X线片检查提示：左髋股骨头软骨下骨密度均匀，密度减低区消失，股骨头坏死修复。随访2年，无复发。

（费兰波，等. 现代名中医骨科绝技. 科学技术文献出版社，2002. ）

【诠解】股骨头缺血性坏死属中医"骨蚀"范畴。由多种原因引起脉络瘀阻，不通则痛，故髋部疼痛，痛有定处；血属阴，故入夜痛甚，气血不通，骨失所养，髓枯骨蚀，发为本病。补蚀散旨在"通其经络，调其气血"。本方用桃仁、鸡血藤、大黄活血化瘀，通络止痛；用莪术、水蛭搜经络之瘀血顽结，瘀血去，新血生，则筋骨得养；牛膝补肝肾，强筋骨，并能引药直达病所。诸药配合精当，具有疏通血脉、祛瘀通滞之功，外用使药物通过皮肤、孔窍、俞穴深入腠理、筋骨，直接吸收，发挥其活血化瘀、疏通经络、调和气血、扶正祛邪的作用。根据西医学的研究，骨坏死是由于骨内瘀阻或血流阻断所致，而运用活血化瘀之品，完全符合其发病机制，经临床验证，有良好的治疗作用。

叶显纯医案

（肾精虚衰骨蚀，补益肝肾康复）

王某，女，72岁，农民。初诊日期：2002年9月。

[病史] 患者于去年12月份出现双侧髋部隐痛，自以为可能是因年轻时田间劳动屡受风雨侵袭，现今年高体衰而发作，况症情较轻，未予重视；不期3个月后髋部疼痛日益加重，遂去附近地段医院就诊，给予止痛药片对症处理，服后疼痛得暂止；时至6个月，进而关节不利，影响起立行动。于是，改去某市立医院中医科治疗，改服汤药，并配合针灸治疗，疼痛有所缓解；但数日前诸症又剧，除在家稍立片刻、稍有行动即感疼痛外，夜晚睡眠也有刺痛难忍之感，甚至起立时腰部不能挺直、需家人扶持或持杖支撑，非赴医院就诊必须外出外，只能在家坐卧；再去医院央求明确诊断，经X线摄片检查双侧髋关节间隙消失，双侧股骨头外形改变。诊为双髋关节退行性骨关节病。医师口头告知是为股骨头坏死，并建议换用人工关节，可先在右侧手术（右侧较左侧重），隔半月后再行左侧手术。经家人商讨，决定暂不手术，经人介绍由其女儿陪同前来求治。

[检查] 诊其症状如前述，脉微弦而缓，舌苔薄润。

[诊断] 双侧股骨头缺血性坏死。

［处理］药物治疗：丹溪滋阴大补丸合以独活寄生汤加减。

处方：生、熟地黄各 15g，肉苁蓉 15g，巴戟天肉 9g，川独活 9g，桑寄生 15g，怀牛膝 9g，大川芎 9g，全当归 9g，鸡血藤 9g，制川乌 9g，北细辛 5g，生甘草 9g。

功效：补益肝肾，活血止痛。

主治：股骨头缺血性坏死。

制用法：水煎服，日 1 剂，分 2 次服用。14 剂。并建议购猪骨煨汤佐餐，以增补骨之功。

二诊：6 周后复诊，称服药 2 周后，起立及夜卧疼痛有减故而连续服用未止，期间仍配对针灸治疗，每周 3 次，偶有疼痛较剧则服用止痛药予以制止，唯对猪骨头汤则因过于油腻感到厌倦已停食 3 周。

处方：原方去巴戟天肉，鸡血藤，加厚杜仲 9g，补骨脂 9g，炙龟甲 9g。仍嘱服 14 剂，并建议配购龙牡壮骨冲剂，每服 2 袋，日服 3 次。

三诊：2002 年 11 月 3 日。

称二诊后又服方药 6 周，两侧髂部疼痛大为缓解，起立行走腰已能挺直，不再需扶拐支撑，在家中行走可以活动自如，止痛药片已经停用。自述病情不觉喜形于色。唯龙牡壮骨冲剂因缺货未能购到。

处方：仍用原方，去细辛，加制草乌 9g，龙骨 15g，牡蛎 15g，川断肉 9g，建议再服 11 剂。三诊以后患者再未复诊，其女儿于 1 月后专程来告，所用方药连续在附近医院抄方续服，现在疼痛基本消失，可以在家中走动。

（叶显纯. 叶显纯论方药. 上海中医药大学出版社，2003.）

【诠解】对于此病例的 3 次处方，均重在补肾填髓，盖中医学基础理论明确指出："肾主骨"，骨质坏死自当责之肾精虚衰，故必补肾填髓始中肯綮。方用生、熟地黄、肉苁蓉、巴戟天咸补肾填髓之佳品，投以中剂，为方中主要部分；同时见有腰部软弱，不能挺直，又属有肾不足所致。故配以杜仲、桑寄生、川断、补骨脂等以补肝肾；症有剧痛与刺痛，乃血瘀气滞使然。故辅以川芎、当归以活血，川草乌、细辛以止痛；更因病在身半以下，用独活是为引诸药下达病所；川乌、草乌均有止痛之功。此外，据《实用股骨头坏死诊治》中介绍股骨头坏死之病因有 10 余种之多，但本例患者之病因对药物性、机械性、损伤性和手术性等因素均可除外，而与骨质疏松、慢性积累性劳损以及血液流变学等因素可能较为密切，其方中应用地黄、肉苁蓉、当归、川芎对于劳损、血液流行可有一定改善，而在改善骨质疏松方面尚未涉及，以故嘱服猪骨头汤以便有所裨益，熟知患者因腻烦停服；因于二诊时除方中加龟甲外，并建议服用龙牡壮骨冲剂，又因缺货未能实施；是以三诊时更增龙骨、牡蛎。所以以上食疗与药物，意在增补钙质，期以对骨质病变有所助益，非取其具滋阴潜阳之效能也。

黄宗勖医案

（内服外用加针灸，内外结合效果优）

高某，男，7 岁，学生。初诊日期：1992 年 8 月 21 日。

［病史］患者于上下楼梯时左下肢关节僵直，跑步时跛行 1 年。于 1991 年暑假，自诉腿酸无力。家长发现上、下台阶时，左下肢髋、膝关节活动不利，呈挺直状。前往省医院检查，X 线片示：左股骨头有点片状、云雾状阴影，负重区变扁（排除小儿麻痹后遗症、骨结核病），建议卧床休息。2 个月后发现患侧臀肌萎缩、不能行走，后转某医院诊治，服用活血化瘀、肌营养药等治疗无效。既往曾于 4 岁时跌倒，神志不清约 1 分钟，无头部外伤史。

［检查］神清，营养发育尚好，五官端正，发音清晰，左下肢失用性轻度肌萎缩，肌力 4 级，臀肌明显萎缩、松弛，行走跛行，跑步更著，髋关节抬举无力，浅深感觉及反射正常，病理反射未引出。舌质红，苔薄白，脉细。

［诊断］左股骨头骨骺骨软骨病（儿童股骨头坏死）。

［处理］

1. 药物治疗

内治法：

处方：黄芪、太子参、白术、五加皮、杜仲、白芍、生地黄各 12g，肉苁蓉、骨碎补、桑寄生、茯苓各 15g，川断、牛膝各 9g。

功效：补肝肾、壮筋骨，调气血、养筋脉。

主治：股骨头坏死。

制用法：水煎服，日 1 剂，分 2 次服。

外治法：

处方：鹅不食草 30g，鸡血藤 20g，当归、赤芍、川芎各 15g，浸白酒 500ml。

功效：活血化瘀，舒筋活络。

主治：股骨头坏死。

制用法：将上药浸入 500ml 白酒中，加盖密封，1 周以后取汁（药酒）外擦患处，日1次。

2. 针灸治疗

取肾俞、环跳、风市、健膝、足三里、阳陵泉、绝骨。

操作：每次取3~4穴，毫针飞针刺法，得气后留针半天，隔日1次，12次为1个疗程。

二诊：去杜仲、牛膝，加当归9g，针灸同上，累计治疗半年以上，功能基本恢复正常，萎缩肌肉与关节摄片均恢复正常，已上学1年余。

（《中医骨伤临床经验丛书》）

【诠解】儿童股骨头缺血性坏死又称股骨头骨骺骨软骨病、扁平髋、Perthes病，是一种累及股骨头骨骺的疾病。是一种自限性疾病，病变部位在股骨头的骨化中心，一般都要经过坏死—吸收—重建这一自然过程。骨质最后完全恢复正常，但骨骼的形态（包括股骨头、股骨颈、髋臼）都留有不同程度的畸形。儿童发病年龄3~10岁。偶尔2岁及11~12岁的儿童也可发病。80%为男孩，双侧患病约占10%。病因不明。多数学者认为，股骨头的局部缺血和外伤是引发本病的主要原因。中医学认为，与先天肾气不足、脏腑成而未健有关。加之外伤劳损、骨端血脉受损、气血运行受阻所成。因此，治疗原则宜补肝肾、壮筋骨、健脾胃、补气血，充养筋骨经络。

取肾俞、环跳、风市、健膝、足三里、阳陵泉、绝骨等以通经活络，健腰壮骨。中药黄芪、当归、太子参、白术、茯苓以健脾、益气、生血。白芍、首乌等养血活血。肉苁蓉、淫羊藿、骨碎补、菟丝子、巴戟天、山萸肉、五加皮、川断、杜仲、生、熟地黄等补肝肾、壮筋骨。桑寄生、狗脊、千年健补肝肾、强筋骨、祛瘀通络。外用药加强活血化瘀作用，借酒醇通达之性，使局部气血、经脉更加通畅。针药并用，内外结合，取效更快。

施维智医案

（温补而不滋腻，久服而不伤脾）

邹某，男，46岁。初诊日期：1963年12月31日。

［病史］右股骨颈陈旧性骨折已11年，右髋关节疼痛，骨折经久不愈，步履艰难，膝关节僵硬。

［检查］右下肢明显短缩、外旋，腹股沟区压痛、右髋关节活动受限，右股四头肌明显萎缩，需携拐步行，呈跛行并作痛，右膝关节伸屈不利。苔薄，脉

虚软。右髋关节 X 线片示：右股骨头缺血性坏死。

[诊断] 右股骨头缺血性坏死。

[处理] 药物治疗：

内治法：

处方：真鹿筋 5g（另煎），肉苁蓉 5g，川续断肉 9g，补骨脂 9g，丹参 9g，生黄芪 12g，杭白芍 9g，熟地黄 9g，云茯苓 9g，鸡血藤 9g，陈皮 5g，威灵仙 9g，怀牛膝 9g，木香 5g，壮筋续骨丹 9g（吞）。

功效：温补肝肾，益气养血，佐以疏风通络。

主治：股骨头缺血性坏死。

制用法：水煎服，日 1 剂，分 2 次服。

外治法：敷贴宿伤膏。

二诊：1964 年 2 月 6 日。

右髋关节疼痛已减轻，阴雨天疼痛增剧；右膝关节活动有好转。苔薄，脉细濡。正气渐复，风湿渐化，再拟前法加减。

处方：真鹿筋 5g（另煎），甜苁蓉 5g，川续断肉 9g，补骨脂 9g，丹参 9g，生黄芪 12g，潞党参 9g，枸杞子 9g，全当归 9g，杭白芍 9g，熟地黄 9g，鸡血藤 9g，陈皮 5g，五加皮 9g，独活 5g。

功效：温补肝肾，益气养血。

主治：股骨头缺血性坏死。

制用法：水煎服，日 1 剂，分 2 次服。

外治同前。

三诊：1964 年 3 月 20 日。连投温补肝肾、益气养血、疏风通络之剂，已能下地行走，但尚感乏力。右髋疼痛明显缓解，髋、膝关节活动度有所增大。苔薄，脉细。风湿之邪去而未净，肝肾精血渐复。再拟温补肝肾、益气养血、疏风通络。原方药续服用。

四诊：1964 年 7 月 2 日。

药服半载，肝肾精血已复，筋骨得以滋养，风湿之邪已去，右髋疼痛基本消失，已能携杖行走，无疼痛之感。髋关节活动尚可，股四头肌略有萎缩，膝关节活动尚欠利。苔薄、脉细。续拟前意，以固疗效。原方去独活，汤药与壮筋续骨丹交替服用。

外治同前。

（董建华，等．中国现代名中医医案精华．北京出版社，1990．）

【诠解】中医认为，股骨头缺血性坏死主要与肝肾精气亏损有密切关系。肝主筋，肾主骨。《素问·刺要论》说："伤骨内动于骨，伤筋内动于肝。"故肝肾不足，气血亏损，使气血不能正常运行于全身，筋骨、关节、肌肉失去正常滋养而产生股骨头缺血性坏死。治疗本症，需以《疡医大全》"患在髀枢及气血罕到之处，最难调治，尤忌寒凉之药"及《内经》"血和则经脉流行，营复阴阳、筋骨劲强、关节清利矣"为指导思想，采用温补肝肾、益气养血为原则，禁忌使用寒凉之药。常选鹿角片（筋）、杜仲、枸杞子、川续断、甜苁蓉、补骨脂以温补肝肾；当归、白芍、熟地黄、黄芪、党参、川芎大补气血；怀牛膝、千年健通络而引药下行；陈皮、木香运中理气，调和脾胃。整个方药起到温补而不滋腻、守中有行、长期服用而不伤脾胃之功效。同时服用壮筋续骨丹，以取丸药药力和缓而效永之功，配合外敷宿伤膏以促进局部血液循环。内外兼治，使患者气血调和，肝肾得以滋养、筋骨劲强，关节滑利，而疼痛消失。该患者伤痛时间长，疼痛经久不愈，这是夹有风湿也，正好《仙授理伤续断秘方》所载："伤痛久不愈合者风湿也。"故在温补肝肾、益气养血的同时加入威灵仙、独活、五加皮等疏风通络止痛药，以扶正祛邪，邪去而痛势即减。

刘渡舟医案

（气血双亏，肾精不足）

关某，男，12岁，家住河北易县。初诊日期：1994年1月26日。

［病史］患儿于2年前左侧髋关节疼痛，经当地医师针灸治疗未效。近半年来疼痛加重，左腿无力，走路跛行，左大腿向外侧活动受限，遂来京诊治。

［检查］患儿体格瘦弱，面色苍白，舌质淡，苔薄白，脉弦细。X线片检查示："左侧股骨头缺血性坏死。"

［诊断］左侧股骨头缺血性坏死。

［处理］药物治疗：

处方：十全大补丸加味：由当归15g，白芍15g，熟地黄30g，川芎10g，党参12g，茯苓20g，白术10g，炙甘草10g，肉桂3g，黄芪20g，鹿角胶10g组成。

功效：益气、补血、填精。

主治：股骨头缺血性坏死。

制用法：水煎服，日1剂，分2次服。

二诊：服用14剂后，髋关节疼痛减轻，继续上方加补骨脂10g，枸杞子

10g，又服 20 剂。

三诊：半年后复诊，一直按上方服药，现行走正常，髋关节已无疼痛。X
线检查示：左侧股骨头未见异常。遂告病愈。

（《中医骨伤临床经验丛书》）

【诠解】股骨头坏死，属临床疑难大证，综观本案脉证，实由气血双亏，肾
精不足所致。肾藏精，主骨、生髓；脾主四肢，为气血生化之源。骨骼之生长
发育，赖先天肾精之充盛，籍后天气血之供养。若肾精不足，气血亏损，先、
后天俱亏，则可使骨骼发育弛缓痿软、易折、畸形或坏死。气血因虚而运行迟
滞，故可见疼痛。治当益气养血，填精补髓。益气首推"四君"，养血莫如"四
物"。本案用"十全大补汤"治之，乃《内经》"厅奇之不去则偶之"之意，加
鹿角胶、补骨脂、枸杞子等药，以补肾中之精髓。待气血渐盛，精髓充盈，骨
骼得养，则其病自能痊愈。本病痊愈较慢，服药应坚持不懈，否则影响疗效。
本例患儿年龄 12 岁，经中药辨证治疗坏死股骨头恢复正常，疼痛消失，从该例
患儿可以看出，年龄小于 12 岁的患者，骨的修复能力及可塑性比较大，坏死股
骨头可以修复，不留后遗症；对于骨坏死的治疗，西医没有很好的治疗办法，
常规给予钻孔减压，带血管骨移植，人工关节置换等，损伤大，疗效差，花费
高，使用寿命短。中医辨证论治，疗效甚好，值得广大医务工作者进一步研究，
继承与创新，提高疗效，造福广大患者。

何天祥医案

（益气养血，填精补髓）

霍某，男，15 岁。

［病史］1972 年右髋部出现疼痛，时轻时重，1973 年 3 月疼痛加重，外
展、外旋功能受限，先后在某骨科医院按扭伤及化脓性髋关节炎治疗，均无效。
1973 年 4 月 13 日在某医院拍摄 X 线片示：右髋臼边缘毛糙不光滑，伴有骨质
增生及破坏，有半脱位，右侧化脓性髋关节炎。1973 年 4 月 15 日来诊。

［检查］根据临床症状，按右股骨头骨骺骨软骨炎治疗。1 个月后有好转。
1973 年 5 月 16 日在某医科大学附属医院摄 X 线片示：右髋关节间隙稍增宽，
内有多个大小不等的骨片，髋臼有轻度变深，股骨头变扁平，股骨颈变短，股
骨头稍向上半脱位。经会诊讨论，多为扁平髋表现。

［诊断］右股骨头坏死。

［处理］药物治疗：活血养骨汤。

处方：当归 10g，延胡索 10g，陈皮 10g，郁金 10g，独活 15g，白芷 15g，肉桂 10g，骨碎补 15g，续断 10g，狗脊 15g，怀牛膝 6g，透骨草 10g。

功效：补肝肾，益气血，散寒湿，温筋脉，强筋骨。

主治：股骨头坏死。

制用法：水煎服，日 1 剂，分 2 次服。

外治法：手法整复外脱位后，上述药物加乳香 6g，没药 6g 共研细末，用白酒调外敷于痛处。

二诊：4 个月后，疼痛消失，肌力恢复，双下肢等长，右髋外展、外旋功能恢复。摄 X 线片示：右股骨头坏死已愈合。

（费兰波，等. 现代名中医骨科绝技. 科学技术文献出版社，2002.）

【诠解】本方当中，当归、延胡索、没药活血祛瘀镇痛；陈皮、郁金、狗脊、透骨草强筋壮骨；独活、白芷散寒湿，消肿痛。全方补肝肾、益气血、散寒湿，温经脉，强筋骨。使用本方时，若气血凝滞可酌加土鳖虫、血竭；寒湿较重者可加苍术、威灵仙；病程日久，体质虚弱者可加黄芪、白术、紫河车，以健脾祛湿，补气益血。

王令喜医案

（肝肾亏虚骨遭蚀，龙虎将军丸最合适）

刘某，男，36 岁，工人。初诊日期：1990 年 3 月 27 日。

［病史］右髋部疼痛，髋关节活动受限 2 年。2 年前因其他疾病过量服用泼尼松，逐渐感觉双下肢无力。1 年后，双髋疼痛，活动受限，呈进行性加重。

［检查］双侧腹股沟部压痛，双下肢纵轴扣击试验阳性，双髋关节活动受限，左髋屈伸 90°~0°~0°，内收、外展 15°~0°~10°，内外旋转 10°~0°~20°。X 线检查提示：右侧股骨头有大小不等的骨密度减低区，股骨头形态完整，骨小梁排列不规则。左侧股骨头密度不均匀，股骨头上缘有骨质破坏，缺损约为股骨头的 1/6。

［诊断］双侧股骨头缺血性坏死。

［处理］药物治疗：龙虎将军丸。

处方：熟地黄 4g，阿胶 4g，黄柏 3g，知母 3g，鱼鳔 3g，地龙 2g，壁虎 2g，蜣螂 2g，牛膝 2g。

功效：滋补肝肾，活血通络，强筋健骨。

主治：股骨头缺血性坏死。

制用法：上药共研为细末，炼蜜为丸，每日分早、中、晚3次温服，每次1丸（上述为1日剂量，即3丸，分早、中、晚服）。

外治法：用麝香凤仙膏。

处方：龟甲胶30g，玄参10g，土鳖虫10g，地龙10g，象牙10g，冰片1g，麝香0.2g，凤仙露100g。

功效：补肝肾，化痰通络，强筋健骨。

主治：股骨头缺血性坏死。

制用法：以上药物除冰片、麝香、凤仙露外，共研为细末，每贴膏药用细末70g，凤仙露100g，放入砂锅挪掺均匀，用文火熬致以滴水成珠为宜。将膏药摊到已缝好的双层布上，布长30cm×20cm，然后把研好的冰片、麝香均匀地撒在膏药上，敷贴患处，用胶布固定。每3天换药1次，10次为1个疗程（上述剂量为1贴膏药剂量）。

二诊：4个月后，双髋关节疼痛明显减轻，关节活动明显好转。继续内服龙虎将军丸，外用麝香凤仙膏治疗约1年，诸症消失。随诊5年，无复发。

（费兰波，等．现代名中医骨科绝技．科学技术文献出版社，2002．）

【诠解】股骨头缺血性坏死属中医"骨痹"范畴，多为肝肾不足，气血运行不畅，瘀阻不通，瘀血不去，新血不生，筋骨失养，不为所用。龙虎将军丸以熟地黄、阿胶补肝肾，滋阴养血；黄柏、知母滋肾阴，清骨蒸潮热；鱼鳔强筋健骨；地龙、壁虎、蜈蚣活血化瘀；牛膝补肾强筋骨，全方共奏滋补肝肾，活血通络，强筋健骨之功。西医研究认为，本方能促进局部新生血管的生长和侧支循环的建立，从而使死骨吸收，新骨重建。麝香凤仙膏用龟甲胶滋阴补血，以玄参补肾阴降虚火；凤仙露化瘀通经；地龙、土鳖虫活血通络；象牙强健筋骨；麝香、冰片具辛香走窜之性，活血止痛。诸药合用共奏补肝肾，化痰通络，强筋健骨之功。内外兼治，符合滋补肝肾以治其本，化瘀通络以治其标的治则。

［附］凤仙露熬治法：每年秋分前后，采集凤仙全草，用水洗净后切碎，放入锅内，加水熬到熟烂后，去药用细罗过虑去净杂质，用文火熬成蜂蜜状为宜。存放到瓷器内，封闭保存，随用随取。

周素琴医案

（气载血行，以气运血）

李某，男，42岁。初诊日期：1989年9月10日。

[病史] 4个月前右髋部不慎摔伤，当时右髋部稍有疼痛。行X线检查提示：无骨折。近日来，右髋突然疼痛，活动时痛甚。

[检查] 右股三角压痛，右下肢纵轴扣击试验阳性，右下肢呈屈曲内收畸形。行X线检查提示：右髋股骨头骨密度增高，软骨板下有1~2cm大小之圆形透光区，右股骨头变扁。

[诊断] 右股骨头缺血性坏死。

[处理] 药物治疗：益气活血汤。

处方：黄芪30g，刺五加15g，党参30g，当归15g，穿山甲10g，益母草20g，三棱10g，莪术10g，丹参30g，桃仁15g，赤芍15g，鸡血藤15g，牛膝15g。

功效：补气、活血、化瘀，消肿、通络、止痛。

主治：股骨头缺血性坏死。

制用法：水煎服，日1剂，分3次服。

外治法：用活血回龙散调成糊状外敷右髋部，每日1次。活血回龙散组方如下。

处方：乳香20g，没药20g，血竭10g，当归30g，川乌15g，草乌15g，白芷15g，红花25g，姜黄25g，大葱头50g。

功效：活血，化瘀，温经，散寒，通络，止痛。

主治：股骨头缺血性坏死。

制用法：大葱头50g，加清水煮沸10分钟后，取汁凉后，加入上药，调成糊状，敷于温水洗净后髋部，每日换药1次。

二诊：5周后，右髋部疼痛明显减轻，可适当做内收、外展动作。继续上述方法治疗。

三诊：3个月后，右髋有少许疼痛，关节活动明显好转，X线检查提示，骨透光区缩小。继续原方案治疗。

四诊：9个月后，临床症状基本消失，右髋无疼痛，关节活动度基本正常。X线检查提示：右侧股骨头软骨下骨密度均匀，软骨下透光区完全消失。停诊。

随访 2 年，无复发。

（费兰波，等. 现代名中医骨科绝技. 科学技术文献出版社，2002.）

【诠解】股骨头坏死一般由外伤、服用激素、嗜酒等原因引起局部血液循环不畅，从而发生股骨头因缺血而坏死。中医学认为，本病为肝肾亏虚，气滞血瘀，瘀阻不通。治则应为补肝肾，行气活血，通络止痛。本方用党参、黄芪、刺五加补气行血，取"气载血行，以气运血"之意。西医认为，这类药物有增强心肌收缩力，扩张血管，明显增加股骨头血流量的作用；用当归、鸡血藤、赤芍、丹参养血活血，化瘀通络；西医研究认为，此类药物可改善血瘀患者血液黏稠度，从而加速血液循环速度，促进股骨头血运。诸药合用共奏补血、活血化瘀、通络消肿止痛之功。外用活血回龙散，以当归、红花活血化瘀；用乳香、川乌、草乌、没药温经散寒、通络止痛；用白芷、姜黄、血竭、大葱头祛风除湿止痛，并能促进药物从局部吸收。全方合用达到促进局部血液循环，改善关节功能的目的。内外合用能促进局部新生血管的生长和侧支循环的建立，从而使死骨吸收，新骨重建。

十二、骨质增生

姚天源医案

（壮肾阳、益精血、强筋骨）

张某，女，52 岁，农民。初诊日期：1985 年 11 月 9 日。

［病史］患者素有腰痛病史达 2 年，近半个月来疼痛复发，经治疗无效，且日渐加剧，腰骶部僵硬感，腰及双臀部、下肢窜痛，夜不安寐，近 3 日来，腰部不能前俯、后仰和转侧，动则痛剧，畏寒肢冷，下肢水肿。

［检查］腰腿活动受限，搬动肢体疼痛呼叫，腰椎棘上韧带明显剥离压痛，双下肢直腿抬高征（15°）阳性。X 线摄腰椎正侧位片示第 1、2、3、4 腰椎前缘均程度不同的骨质增生，呈唇样改变，第 1、2 椎间隙变窄。脸色苍白，双膝以下凹陷性水肿，舌苔薄白，质淡红，脉弦细。

［诊断］腰椎骨质增生。

［处理］药物治疗：方药：补肾通痹汤。

处方：鹿角霜 15g，鹿蹄草 15g，肉苁蓉 15g，熟地黄 15g，巴戟天 10g，狗脊 10g，怀牛膝 10g，川续断 10g，制附子 8g，薏苡仁 30g，楮实子 15g，土鳖虫 5g。

功效：补肾壮腰，通阳利水，宣痹止痛。

主治：腰椎骨质增生。

制用法：水煎服，补肾通痹汤5剂，每日1剂，分2次口服。

二诊：11月15日复诊，服药期间，能步履来院就诊。药已见效，原方继服5剂。

三诊：11月20日再诊，腰腿痛消失，以巩固疗效。随访3年腰腿痛无复发。

[福建中医药.1990（6）：8.]

【诠解】骨质增生又称退行性关节炎、肥大性关节炎，是中年以后发生的一种慢性病，可分为原发性和继发性两种，是由于关节软骨变性和关节遭受慢性损伤所致。发病部位多在负重关节，主要表现为骨与软组织增生，骨赘形成，关节肥大，畸形，局部疼痛，运动受限等症。中医把本病列为"肾衰""痹证"的范畴。西医学对骨质增生病因的认识尚未完全明了，一般认为与组织变性和长期磨损有关。《素问·上古天真论》中讲："五八，肾气衰，发堕齿槁。六八，阳气衰竭于上，面焦，发鬓斑白。七八，肝气衰，筋不能动，天癸竭，精少，肾藏衰，形体皆极。八八，则齿发去。"说明了人在衰老退化过程中容易得本病。

本案所用方剂以鹿角霜为主药，壮肾阳，益精血，强筋骨。熟地黄滋阴补血，益精填髓，为臣药。肉苁蓉暖腰膝，但专补肾中之水火；巴戟天强筋骨，补中益气；怀牛膝，宽筋骨，补中绝续，益阴壮阳，除腰膝酸疼，引诸药下走；川断续筋骨，使断者续得名；炙狗脊补肝肾，强筋壮骨，共为佐药。以制附子、鹿蹄草、薏苡仁、楮实子温阳散寒，利水宣痹；土鳖虫活血通络化瘀，共奏标本同治之效。

郑湘宏医案

（敛阴柔肝而缓急止痛，益气固表而补气升阳）

陈某，女，62岁。

[病史]双膝关节疼痛2年，行走汗出时疼痛加重，上下楼梯时尤甚。

[检查]双膝关节稍肿，膝关节间隙、髌前压痛，关节活动轻度受限。浮髌试验阴性；X线片示：股骨、胫骨骨端出现唇样改变，股骨间突、髌尖出现尖形骨刺、软骨下骨质硬化。同时患者有精神疲倦、腰膝酸软无力，舌红、苔少，脉弦细。

［诊断］双膝关节退行性骨质增生症。

［处理］药物治疗：方药：灵芍汤加味。

处方：白芍 30g，桑寄生 30g，牛膝 30g，黄芪 30g，威灵仙 15g，木瓜 15g，鸡血藤 15g，补骨脂 15g，枸杞子 15g，熟地黄 15g，蜈蚣 3 条，甘草 10g。

功效：补益肝肾，强壮筋骨。

主治：骨质增生。

制用法：上药煎汤内服，每天 1 剂，分 2 次服。药渣煎水熏洗膝关节。内服 6 剂后，患者膝关节疼痛减轻，关节活动时疼痛不明显，效不更方，继续服用 15 剂后，疼痛消失，关节活动正常，随访半年未复发。

［中国中医骨伤科杂志.2000（5）：50.］

【诠解】西医学认为：骨质增生症是由于关节及其周围软组织的退变，关节软骨发生变性、断裂、甚至脱落，软骨下骨质增生硬化，关节边缘骨赘形成，继发滑膜、关节囊、脂肪垫充血、增生肥厚、纤维化、骨化所致。

本案灵芍汤中重用白芍及黄芪，白芍性寒味酸，气厚味薄，升而微降，归肝脾经，具有解痉镇痛祛瘀、滋阴补血、敛阴柔肝而缓急止痛；且酸能软坚散结而有软化骨刺之功。现代药理研究表明，白芍主要成分为芍药总苷及少量羟基芍药苷，具有抗炎作用（明显降低关节炎症的纤维渗出、炎细胞浸润及滑膜增生）、镇痛作用、增强免疫作用，尚有对抗肝细胞损伤作用，并有扩张血管、增加血流量之功效。

黄芪性微温，归脾肺经，具有益气固表，补气升阳之效。脾为后天之本，脾功能正常，得以促进其他脏腑功能恢复作用。黄芪含有黄酮类成分芒柄花黄素，具有抗炎和增强免疫作用、抗衰老及延长细胞寿命作用。

方中威灵仙、木瓜、乌梢蛇、蜈蚣等祛风湿、通经络；桑寄生、补骨脂、牛膝等补益肝肾、强壮筋骨；当归、鸡血藤、五灵脂活血养血、舒经活络。上药共奏补益肝肾、益气补脾养血、舒经通络而止痛之效。同时药渣复煎熏洗，药物直接渗入肌肤，更加强舒经通络、温经止通之效。内服外洗而取得满意的效果。

陈庆通医案

（痰瘀阻络型，活血化瘀法）

黄某，男，50 岁，农民。

［病史］自诉颈部酸困不适已半年，伴神疲乏力，尤以转头伸颈时为著。

［检查］纳可，二便如常，舌质暗，苔薄黄，脉稍涩。颈椎摄片报告：颈椎第3~5椎体骨质增生。

［诊断］颈椎骨质增生。

［处理］药物治疗：方药：活血通络汤加味。

处方：丹参15g，鸡血藤15g，赤芍15g，地龙15g，白芥子15g，当归9g，川芎9g，红花9g，三七9g，制半夏9g，胆南星9g。

功效：活血通络。

主治：颈椎骨质增生。

制用法：以活血通络汤加黄芪30g，葛根50g。水煎服，每天1剂，分2次服。连服20天后头晕神疲乏力明显减轻好转。但转头伸颈时仍有眩晕不适。再以活血通络汤加葛根增至60g，黄芪40g，连服1个月后诸症皆除，治疗2个月后拍片复查报告：颈椎骨质增生部位明显疏松吸收好转。

（福建中医药．2000，31．）

【诠解】骨质增生由于压迫刺激颈、腰神经或颈腰动脉而产生颈、肩、腰腿疼痛、麻木不适及头晕等症状。其病理主要是骨刺的压迫和刺激局部产生的组织渗出、水肿，以致经络瘀阻不通，不通则痛。如清代王清任《医林改错》提出痹为瘀血致病说，创用身痛逐瘀汤等方；叶天士对痹久不愈者有"久病入络"之说，倡用活血化瘀法。活血通络汤用丹参、当归、川芎、赤芍、三七、地龙以活血祛瘀通络，使瘀祛则经络能通，通则不痛。药理学证实，凡属活血化瘀之药，能改善病变局部血液循环，促进新陈代谢，有利于致病物质排出和病损组织修复。故运用活血化瘀法治疗骨质增生之痰瘀阻络型病者临床效果满意。

本案颈椎骨质增生在活血通络汤中加葛根、白芍2味药，据近代药理证明，葛根配白芍能改善脑血液供应，缓解脑血管和平滑肌痉挛，对颈椎病有特效。凡遇到有颈项强直者，重用葛根配白芍，量大通常各30~60g以升举清气，转输津液，解除颈项强直，效果特好。腰椎骨质增生在临床治疗时除了用活血化瘀法外，更应注重益肾壮骨以治其本。所以在活血通络汤方中常加熟地黄、山药、杜仲、鹿角霜、骨碎补以补益肝肾，强筋壮骨，使肾气恢复旺盛，肾精充沛，筋骨强健则不易损伤，骨质增生再难形成，从而达到治病求本之目的。

马银梅医案

（肝肾亏虚型，温补肝肾法）

李某，男，50岁，汽车司机。

[病史] 自述2年前开始颈项强硬、活动受限。近半年来加重。肩背疼痛剧烈，常难以安睡，并感头重脚轻，行走时步态蹒跚，生活难以自理。

[检查] 颈项僵硬，活动受限，右臂麻木，浅感觉迟钝，舌边尖有瘀斑，脉迟涩，X线颈椎片示：第5、6颈椎间隙狭窄，第4、5、6颈椎后缘呈唇样骨质增生。

[诊断] 颈椎骨质增生。

[处理] 药物治疗：方药：抑骨止痛散。

处方：人工麝香0.5g，黄芪30g，桂枝30g，木瓜30g，杜仲12g，狗脊12g，独活12g，川芎12g，当归12g，牛膝15g，防风15g，防己15g，白芍15g，红花15g，穿山甲6g，制附子6g，细辛6g，制川乌10g。

功效：活血通络，散寒止痛。

主治：颈椎骨质增生。

制用法：将上药总量与白芥子按5∶1的比例配量，混合均匀。粉碎过百目筛，分装于密封袋内，每袋重30g。治疗期间嘱患者卧床休息；取配制成的散剂1袋，陈醋调成饼状，敷贴于骨质增生部位及压痛点，外用塑料薄膜覆盖固定，60分钟揭去药物，隔日1次。1个疗程（15天）后患者症状明显减轻，1个月后症状消失，再巩固治疗1个疗程，随访半年未复发。

[河南中医．2000（5）：53．]

【诠解】骨质增生症是一种常见病，患者均感患部不同程度疼痛，活动障碍，部分患者还可伴肢体麻木、局部肿胀发凉、放射性疼痛以及头痛头晕等不同症状，多由肝肾亏虚，气血运行阻滞，加之外感风寒，阻遏经脉，阳气不得宣展，气血不畅，脉络受阻，筋脉失养所致。

本案方中黄芪、杜仲益气补元，温补肝肾；当归、白芍补血养血又兼和营，并能通痹；桂枝温经，通达肢体、经络、关节；穿山甲性善走窜，再配牛膝、狗脊、木瓜等引经药直达病所，使气血运行，筋骨得养，血脉通畅，瘀血去而肿痛消，关节通利；红花、川芎化瘀行血；独活、防风善祛一身之风；制附子助阳散寒，通行十二经脉走里，细辛散寒通窍走表，二药相合，内外之寒皆能去之；以防己配制川乌可助其祛风除湿止痹痛之效，为止痛要药；人工麝香芳香走窜，通诸窍之不利，开经络之壅遏，活血散结，为止痛要药。现代药理研究表明，麝香（人工）水溶性分离物抗炎作用强度均为氢化可的松的6倍；白芥子辛散走窜，渗透力强。全方共奏调补气血，温经通络，祛除风湿，强筋壮骨，通窍止痛之功。因为药物是通过皮肤黏膜进入体内而发挥作用，避免了药物对消化道的刺激，减轻了肝脏和肾脏的负担，同时又避免了各种消化酶对药物的分解作用，从而提高了药物利用度，故效果理想。

曾小勇医案

（培补肝肾，疏通经络）

王某，男，71岁。

［病史］患腰椎骨质增生症8年，伴坐骨神经痛2年。患者8年前出现久坐腰麻酸痛胀的感觉，但起身活动后症状减轻。随后则出现久坐起身艰难，腰痛如掣，双下肢麻木，活动受限。某医院X线摄片确认为第4、5腰椎骨质唇样增生并发坐骨神经痛，内服中西药（药名不详）数百剂，症状缓解出院。半年后症状加重以致卧床不起，家属又送至某医院治疗，经理疗和内服中药，病情稍见缓解。后病情日益加重。

［检查］卧床不起，骨瘦如柴，终日喊叫不休，转身则痛不可忍，生活无法自理。舌黯红，苔薄白，脉左关弦紧，两尺沉细。

［诊断］腰椎骨质增生。

［处理］药物治疗：方药：芍药木瓜汤加味。

处方：白芍30g，当归15g，鸡血藤15g，木瓜15g，威灵仙15g，延胡索10g，玄参15g，红花8g，牛膝10g，杜仲10g。

功效：培补肝肾，疏通经络，佐以活血化瘀。

主治：腰椎骨质增生。

制用法：水煎服，日1剂。分2次服。患者水煎服上方2剂后，疼痛缓解，全身顿感轻松，继服1剂则能翻身，并勉强能起身大小便。上方前后加减治疗40天，临床症状完全消失，功能恢复正常，生活完全能自理。观察2年，未复发。

［新中医. 1996（6）：50.］

【诠解】肾主骨生髓，肾精不足，不能生髓充骨而骨痿；肝主筋，乙癸同源，肝血不足，不能荣筋，筋脉失养，骨痿筋弱，故出现关节疼痛、活动不利。又因久病致瘀，气血运行不畅，筋脉失养而致关节疼痛，经络闭阻，营卫滞涩，不通则痛。由此可见，肝肾亏损，气血不畅是本病的主要病理基础，治疗应培补肝肾，疏通经络，佐以活血化瘀，芍药、木瓜组方符合中医理法，对本病的病因病理及症状的治疗具有针对性，故显神效。

十三、髌骨软化症

卜昆山医案

（初为骨痹起于寒，后为骨痿寒化热）

患者，男，29岁。

[病史]因右膝关节肿痛，行走及上下台阶时痛重2个月余，口服布洛芬、吲哚美辛药疗效不佳就诊。

[检查]右膝微肿，皮肤（－），右髌骨深压痛，浮髌试验（＋），半蹲试验（＋）。右膝关节X线片未见明显异常。舌质紫暗。

[诊断]右髌骨软化症。

[处理]药物治疗：方药：苏红透骨汤（青岛市中医医院经验方）。

处方：苏木30g，红花20g，透骨草20g，续断20g，大黄20g，川乌20g，草乌20g，栀子15g，鸡血藤15g，独活15g，防风15g，乳香10g，没药12g，土鳖虫10g。

功效：活血化瘀，祛风散寒，胜湿止痛。

主治：髌骨软化症。

制用法：给予苏红透骨汤熏洗治疗，以上药物加水3000ml，文火煎煮至药液沸腾后20~30分钟，熏洗患膝部，直至药液冷却。每日熏洗4次，每剂药使用2天，20天为1个疗程。1个疗程后肿痛明显减轻，行走及上下台阶时痛减，浮髌试验（±），其余症状及体征同前。

二诊：连续治疗2个疗程，肿痛消失，行走基本如常，上下台阶时有轻微不适感，查体：浮髌试验（－），半蹲试验（－），其余无异常。临床治愈。嘱3个月内避免跑跳及剧烈活动。3个月后随访，右膝如常，恢复正常生活、工作、活动。

[山东中医杂志．1997（1）：18．]

【诠解】骨软化症中医著作中早已有类似的记载，《甲乙经·阴受病发痹论》曰："病在骨，骨重不可举，骨髓酸痛，寒气至名曰骨痹。"《素问·痿论》曰："肾气热，则腰脊不举，骨枯而髓减，发为骨痿。"从上述"骨痹""骨痿"之间的关系来看，可以认为是本病病程的两个不同发展阶段，病的初期为"骨痹"，诱因为"寒"，故临床上表现为"骨重酸痛"等症状；进而"邪气"渐深，化寒为热，以至"骨枯髓减"和"腰脊不举"之"骨痿"阶段；病程继续进展，则引起骨骼的严重损害，甚至畸形。

西医学中，髌骨软化症又称髌骨劳损、髌骨软骨病，是髌骨软骨面发生局限性软化，甚至软骨床骨质外露，引起膝关节慢性疼痛的一种疾病。髌骨的后侧面大部分为软骨结构，与股骨两髁和髁间窝形成髌股关节。当膝伸直而股四头肌松弛时，髌下部与股骨髁间窝发生接触摩擦而引起退行性变。膝部关节滑膜及髌韧带发生不同程度的充血、水肿和增生等变化。

髌骨软骨软化是膝痛的常见原因，对其发病机制和治疗争议颇多。西医多采用口服消炎止痛药物（如水杨酸类）或口服盐酸氨基葡萄糖胶囊等，辅助理疗，减缓症状；或采用手术疗法，但疗效欠佳。本方治疗髌骨软化症 500 例，结果治愈 256 例，显效 121 例，好转 95 例，总有效率 94.4%，较为理想。此方为熏洗用，故可配合内服中西药使用。

方中苏木、红花、透骨草、鸡血藤、乳香、没药、土鳖虫、大黄、栀子活血化瘀，祛瘀生新，通络止痛；防风、独活、川乌、草乌祛风散寒，通络止痛；续断补骨强筋。通过熏洗，使药性直达患处，疗效满意。

周尊谦医案

（补肾通络，滋阴壮骨）

周某，女，27 岁，护师。

［病史］无明显原因右膝关节及左膝关节交替疼痛 3 个月，无外伤史，上楼梯痛，下蹲疼痛，行走打软腿，无发热，无夜间盗汗及午后潮热。

［检查］双膝关节不肿，双膝关节间隙压痛（－），研磨试验（－），旋转试验（－），双侧股四头肌明显萎缩，肌力正常，双髌骨内上及外上极缘关节面压痛明显，右膝关节髌骨内侧关节面压痛明显，髌骨研磨试验（＋），髌骨抗阻力试验（＋）。X 线摄片显示：双侧髌骨侧位及轴位均可见髌骨上缘增生及髌骨内侧缘增生，骨小梁稀疏，骨皮质变薄。舌暗，脉涩。

［诊断］双侧髌骨软化症。

［处理］药物治疗：方药：髌骨软化症治方。

处方：水蛭 5g，土鳖虫 6g，紫河车 5g，骨碎补 15g，白及 15g，丹参 10g，血竭 5g，没药 10g，茯苓 15g，牛膝 15g。

功效：活血化瘀，补肾通络，解痉止痛。

主治：髌骨软化症。

制用法：水煎服，日 1 剂。投以本方治疗 2 周，配合局部推拿按摩，积极指导患者主动练习股四头肌，症状明显减轻，治疗 4 周痊愈，复查 X 线照片，骨小梁增加。

［湖南中医杂志．1990（1）：14．］

【诠解】中医认为本病的发生、发展和"肾气"密切相关。《内经》曰："肾之合，骨也。""肾不生，则髓不能满。""引肾者，主蛰，封藏本，精之处也，其华在发，其充在骨"。这一切都论证了"肾"与"骨"之间的关系，所以，治疗髌骨软化症时，多采用入肾经的药物，以滋阴壮骨。

髌骨软骨软化症是膝关节疼痛的常见原因之一，该病约占膝关节疾病的 63%。临床症状与体征：膝前痛，且多开始部位不清，疼痛深在而持久；上下楼、爬坡、下跪及下蹲、久坐后起立疼痛加重，家务劳动或剧烈运动后更加严重；有些临床表现膝关节"假交锁"现象，"打软腿"；膝关节有明显弹响及髌股摩擦音，关节周围畏寒及肿胀；浮髌试验或下蹲试验阳性；股四头肌肉萎缩。X 线站位、正侧位摄片：表现为髌骨骨密度减低，骨小梁变细致密或模糊。在骨质疏松基础上如类骨质形成过多，髌骨即发生软化、变形等。屈膝 20° 进行 CT 检查，发现有程度不同的髌股排列错乱和股骨外髁发育不全，髌骨软骨面增厚、变薄，表面不规则，甚至缺损，骨质外露、硬化等。

髌骨软化症常见于青、中年女性，因关节疼痛影响行走及生活，最苦恼的是每逢下蹲时膝关节疼痛，本病治疗方法很多，但疗效不一。

本方活血化瘀，解痉止痛，可促进软骨的新生。方中水蛭、丹参、土鳖虫以活血化瘀为主。骨碎补补肾健骨，活血疗伤。白及含白及胶，可促进伤面肉芽生长及创面愈合。血竭、没药解痉止痛。茯苓利湿消肿。牛膝活血化瘀，引血下行，补益肝肾，强治膝关节疼痛。

笔者使用此方加局部推拿及指导患者主动练习股四头肌治疗髌骨软骨软化症 67 例，治疗 4 周痊愈 52 例，6 周痊愈 13 例，效果不显 2 例。疗效满意，值得推广。

张金先医案

（髌骨软化症，增味阳和汤）

刘某，女，28岁，工人。

[病史] 患者于1周前，突感膝部疼痛，渐发展至时常隐隐作痛，全身乏力，平素畏寒，遇冷加重。劳累或剧烈运动后，疼痛加重，髌后疼痛，上、下楼梯困难，严重影响正常步行。

[检查] 膝部无明显肿胀，髌骨两侧之偏后部压痛（+），患膝伸直，用拇、食指将髌骨向远端推压，嘱患者用力收缩股四头肌，此时会引起髌骨部疼痛，即挺髌试验（+）。单腿单蹲试验（+）。X线检查髌骨密度减低，骨小梁变细致。CT检查示：髌股排列错乱，骨软骨面硬化。舌暗紫而有瘀点，脉涩。

[诊断] 双侧髌骨软化症

[处理] 药物治疗：方药：阳和汤加减。

处方：肉桂10g，麻黄10g，白芥子10g，鹿角胶（另烊）10g，鸡血藤20g，炮姜6g，甘草3g，附子10g，甲珠10g，知母10g。

功效：温经散寒，祛瘀止痛。

主治：髌骨软化症。

制用法：投以本方，每日1剂，水煎取汁500ml，分上、下午饭后2小时温服。共服2周，患者症状、体征明显改善，继服3周，痊愈。随访1年，无复发。

（吴大真，等. 现代名中医颈肩腰腿痛治疗绝技. 科学技术文献出版社，2003.）

【诠解】髌骨软化症属中医学"痹证""鹤膝风"等范畴。认为其发病多为创伤，跌打损伤后气血虚弱，瘀血阻滞，风寒湿邪侵袭所致或为年老体质虚弱，肝肾亏虚，气血不足，卫外不固，不能滋养润滑膝关节，风寒湿邪乘虚而入为病。对此病的中医治疗，采用阳和汤加减水煎内服，配合股四头肌肉锻炼，临证时每每见效。

膝关节是全身中结构最复杂、最大、所受杠杆作用最强的一个关节，它虽为屈曲关节，但其运动是三维的，关节部位浅表，负重力大，稳定性差，是容易受损伤的屈曲关节，常可伤及韧带、肌腱、滑膜、半月板等引起疼痛，所以膝痛症一直是中西医的难题，而髌骨软骨症是引起膝部疼痛的最常见原因之一。

本方用鹿角胶填精补髓，强筋壮骨；借炮姜、肉桂散寒解凝；麻黄开腠理以达表；白芥子祛皮内膜外之痰；甘草解表调和诸药。组方集温补营血与解散阴凝寒痰为一体，使寒消痰化。药理效应为改善局部的血液循环，减少炎性渗出并促进渗出液的吸收，加快病理产物的自我吸收和排泄，从而疏通关节，加强对膝关节的温煦和滋养，促进髌骨和膝关节软骨面修复，改善膝关节功能，正所谓一通则百通，通则不痛矣。

具体运方施治时，须严格辨证分型施治，若为肝肾两虚型，即以膝关节酸痛无力，打软腿为主，治宜补益肝肾，强壮筋骨，阳和汤加减方基础上去汉防己、木瓜，加山茱萸 20g，阿胶 10g（另烊）；若为湿痰阻滞型，即以膝部肿胀，浮髌试验（＋），肢体沉重，困倦乏力为主症，治宜燥湿化痰，通络止痛，在阳和汤加减方基础上去鸡血藤、炮姜、肉桂，加黄柏、苍术各 10g，薏苡仁 30g，怀山药、竹沥各 20g。据此法则，临床运用取得满意效果。

十四、外伤性截瘫（痿证）

谢海洲医案
（气滞血瘀，督脊不通）

程某某，男，37 岁。初诊日期：1985 年 5 月 15 日。

［病史］1984 年 10 月 18 日在铁架旁锻炼时，不慎将铁架绊倒，砸伤腰部，当时病人意识清楚，但双下肢不能活动，二便失控。即入天津某医院，诊断为腰椎压缩性骨折、外伤性截瘫。后于当年 12 月某日行椎板减压手术，术后病人仍二便失控，双下肢运动功能丧失。于 1985 年 5 月 15 日来医院治疗。入院时病人被抬入病房，诊断为外伤性截瘫、腰椎压缩性骨折、腰椎板减压术后，同时给以按摩、理疗、体疗等治疗，并请会诊。

［检查］患者二便失禁，双下肢功能丧失，下肢肌肤麻木不仁。脉沉弦，舌暗红，苔薄白。

［诊断］腰椎压缩性骨折（术后）、外伤性截瘫。

［处理］药物治疗：

处方：骨碎补 10g，淫羊藿 10g，土鳖虫 8g，补骨脂 12g，巴戟天 10g，刘寄奴 10g，自然铜 10g，山茱萸肉 10g，鬼箭羽 10g，干漆 8g，苏木 15g，血竭 6g，红花 10g，黄芪 24g。

功效：补肾健骨，化瘀通络。

主治：外伤性截瘫。

制用法：水煎服，日 1 剂，分 2 次服。14 剂。健步虎潜丸 40 丸，每次服 1
丸半，1 日服 2 次。

二诊：1985 年 5 月 29 日。服药 14 剂后，下肢侧身时已稍能抬起；大小便
亦有知觉，但仍不能控制。脉弦，舌淡。治法：补肾健骨，缩泉通络。

处方：骨碎补 12g，阿胶珠 10g，黄柏 9g，益智仁 9g，补骨脂 12g，炙龟甲
18g，鹿角片 10g，菟丝子 18g，知母 9g，炙鳖甲 18g，熟地黄 18g，怀牛膝 12g，
山茱萸肉 10g，女贞子 18g，白芍 18g。

功效：补肾，健骨，缩泉，通络。

主治：外伤性截瘫。

制用法：水煎服，日 1 剂，分 2 次服。14 剂。

三诊：1985 年 6 月 12 日。经服上方药后，病人大小便稍可控制，肌肤感觉
恢复，下肢功能已经逐渐恢复，可以坐起，扶物可站立，病情平稳。坚持服上
方药。

四诊：1985 年 8 月 21 日。病情稳定，要求出院，带药回家，乃将三诊方配
丸药长服，以资善后，并嘱坚持锻炼，服药与锻炼皆须坚持半年至 1 年。1 年后
家属来告，仍在服药与锻炼，大有好转。

（《谢海洲医案》）

【诠解】外伤性截瘫，属中医痿证范畴。本例具有痿证两大特点，即肢体不
能随意运动和肢体肌肉萎缩。在病机方面，《素问·痿论》以五痿立论，认为由
于五脏之气热，致其所主之皮毛、血脉、筋膜、肌肉、骨髓之痿。张景岳认为
五痿不能全面概括痿证之病机，提出"痿证非尽为大证，火不足者有之，伤败
之气者亦有之"。对痿证的病机做了进一步的补充。笔者认为外伤后引起的痿证
病机是气滞血瘀，督脊不通而致肝肾不足，所以治疗多以化瘀通络、滋补肝肾
为主。气滞血瘀、督脊不通则肌肉不得温，筋骨不得濡；肝主筋，肾主骨，肝
肾不足则骨枯而筋缓。在用药物治疗的同时，还应加强功能锻炼，不能主动运
动的就被动运动，以防出现肌肉萎缩，加重病情。治痿用药上如鹿角片、阿胶、
紫河车、龟甲、鳖甲等均为血肉有情之品，能峻补人身气血阴阳，用之于痿证，
每可收到较好疗效。

万寿永医案

（止泻不宜收涩，止汗不宜收敛）

尤某某，女，32岁。初诊日期：1990年9月12日。

[病史] 周身疲乏无力2年8个月。患者2年8个月前患病，疲乏无力，血压低，初以心脏病治疗无效，复经全国多家大医院检查为周身肌无力症。治疗效亦不佳。刻诊：精神正常，身体丰腴而肌肉松弛，说话条理，当语音收韵时，尾声短缩在喉门似咽。终日疲倦少力，怕冷，容易感冒与受寒，肌肤被撞伤或拧掐马上见到色痕。月经量少，偶下黑色血块。

[检查] 舌苔薄白，脉左寸微沉软长紧，关按弦弱长涩，尺沉涩无力。右寸微长紧，关弦软长涩，尺沉微长紧，六脉缓无力。脉率不整。

[诊断] 周身肌无力症。

[处理] 药物治疗：

处方：黄芪15g，桂枝9g，肉蔻10g，杜仲12g，补骨脂10g，党参15g，石斛15g，山药12g，陈皮9g，柴胡6g，扁豆30g，丹参15g，阿胶7g，桃仁6g，秦当归10g，荆芥6g，红花3g，川当归尾6g，炒枳壳3g，骨碎补30g，炒黄芩6g，制牡丹皮6g。

功效：调胃益气，温补肾阳，活血祛瘀。

主治：周身肌无力症。

制用法：水煎服，日1剂。分2次服。

二诊：9月13日。自述服药后当夜汗止，至来诊不见利泻，胃口大开，精神舒畅，不感觉倦怠，四肢明显能使劲及有力，弦涩脉减少、缓脉已除。嘱患者守方服药，至月底，病况更为好转，告患者宗本方加减服药。

（《万寿永医案》）

【诠解】依据经络生理，脾与胃经脉都从腹前上下行至胸与心经相通，故脾胃虚阳上越致使心悸和怔忡。经查心律失常，实则为脾之大络脉动悸，患者因工作的方便，首先在治疗上用西药抑制了脾胃之阳，复使胃气下陷，病机既经延误，正气大损，随之脾气、肝血两亏，累病久拖不愈成为复杂的脾肾阳虚、胃气虚陷与肝血瘀滞之周身肌无力症。但该病复杂，如受伤、肝瘀经病、脾肾虚合心悸证，治本非一方可愈，裁一方非一君药所能见效；使本证得汗止、泻止、阳回、经调、伤瘀使复等，都是治疗之本，立一方兼顾多面，不可稍有偏废。然众本之里、一方药队之中，要以止汗为先和止泻最急，义须知本症止泻不宜收涩，须以豆、芪、参药调胃止泻；止汗不宜收敛，宜用治血药如桂枝温补可止；余药仍要并蒂施用，环环入扣，否则，有如金人拐子马并驱方效，一蹄有失，全般无效。嘱患者守方服药及自行注意加减药味，可服药百日，一来固本筑基，二则务除病根，宜谨慎药养，缓图恢复，忌峻补、图近功，尚须配合时序与生活调摄。假如本证逾时不医或治之不当，脾肾之阳无复，胃气不升，化源枯竭，肝瘀不解，脉道枯废难通，经筋欠缺濡养，其病变可忧。

修养斋医案

（骨伤宜治肾，筋伤要治肝）

白某某，女，37 岁。初诊日期：1970 年初夏。

［病史］腰椎枪弹伤术后双下肢瘫痪 6 年。患者 6 年前打猎时，被枪弹误中腰部，经打石膏，消炎药、激素等治疗，仍不能行走，病情日渐加重，经检查为受伤腰椎骨质增生压迫神经所致，遂行手术治疗，但术后造成双下肢瘫痪，多方治疗效果不佳，6 年来全靠坐轮椅行动。今慕名专程由美前来求治。

［检查］腰脊僵硬，不能弯曲、站立，两腿脚微有瘦削状，不能行走。精神尚可，语声清晰，腰脊酸痛，偶时生烦，饮食尚正常。脉左寸涩、关长涩，尺弦涩，右寸长涩、关滑涩，尺浮滑弦，舌正常。

［诊断］腰椎枪弹伤术后双下肢瘫痪。

［处理］药物治疗：

处方：当归 12g，生、熟地黄（各）15g，杜仲 10g，骨碎补 30g，鹿角 6g，白芍 10g，川芎 10g，柴胡 7g，防风 7g，甘草 12g，黄芪 12g，党参 12g，桃仁 6g，红花 5g，枳壳 6g，牛膝 6g。

功效：活血祛瘀，补肾生髓。

主治：双下肢瘫痪（痿证）。

制用法：水煎服，日 1 剂。分 2 次服。同时针刺阳陵泉、绝骨、八髎、三阴交、足三里等穴，两侧更替。服用本方与针刺之后，腰脊酸痛已除，随之腰肢僵硬松活，可以弯腰与站立，故坚守此方，遇有临时他症则予以加减用药。共计先后医治 7 个月，获得髓增骨长之效，能站立短行，可以使用拐杖行走。

（《修养斋医案》）

【诠解】凡为筋骨受伤，中医药治疗的方法是骨伤宜治肾，补益肾血，使之生精生髓，骨得以再生和复元；伤筋要治肝，活血通瘀，肝受血而藏，筋获濡养而能收到骨生筋续迅速愈复的疗效。腰为肾之府，为命门所在，亦即元气、元精寄藏之处。此例腰部先受枪弹击伤，继因手术治疗造成经络、筋脉损害，历时多年。气脉瘀滞不通、气血耗伤，参照证候与脉象，为肾水精血呈露匮乏，又致肝受失养，故两尺脉见弦，宜用生熟地黄、当归、杜仲、骨碎补、鹿角、芍药、川芎补血生髓。弦脉主风，用防风、柴胡、白芍搜风敛肝。涩脉见，气血郁瘀，用甘草、黄芪、党参益气；用桃仁、红花、枳壳、牛膝破瘀活血通络。病在腰腿，故用牛膝做使药。腰腿在下，久病须防胸头血瘀，用川芎兼可防除隐患。又配合针刺阳陵泉等穴补肾强筋，疏通经络，取得了较好的疗效。

张绍富医案

（肝肾肺胃，四经之病）

章某，男，44 岁。初诊日期：1979 年 10 月 16 日。

[病史] 因从 14m 高处跌下，当即神志昏迷，某医院诊断为第 1 腰椎骨折，脊髓神经损伤。

[检查] 第 1 腰椎压痛（＋），高突，下肢瘫痪，小便失禁，下肢皮肤感觉迟钝。

[诊断] 腰 1 椎体骨折伴截瘫。

[处理] 药物治疗：方药：豨莶狗脊淫羊藿汤加减。

处方：豨莶草 15g，狗脊 15g，淫羊藿 15g，怀山药 15g，鸡内金 15g，牛膝 10g，川续断 10g，地龙 12g，当归 9g，全蝎（或海马）3g。

功效：补肝肾，壮筋骨，强督，通经络，补气血。

主治：腰椎骨折伴截瘫。

制用法：水煎服，日 1 剂。投以此方，经治 4 个月，共服 87 剂，诸症消失，半年后能弃杖步行而愈。

[浙江中医杂志. 1981（3）：112.]

【诠解】截瘫的发生与肝肾肺胃有关，肝伤则筋骨拘挛，肾伤则精髓不足，肺与胃虚者难以濡润筋脉。《灵枢》认为此症多因外伤引起，称其为"体惰"。《证治汇补》将外伤性截瘫归于"血瘀痿"。清代《临证指南医案·痿·邹滋九按》指出本病为"肝肾肺胃四经之病。"近代一般认为系因脊髓损伤或病变所致，开放性脊髓损伤多由战时火器外伤引起，闭合性脊髓损伤多见于高处坠下、重物压砸、翻车撞车等意外事故，是脊柱骨折脱位的严重并发症。椎骨感染、结核、肿瘤及椎间盘突出等疾患，亦可损伤或压迫脊髓。如损伤脊髓内锥体束（中枢神经）产生痉挛性瘫痪，损伤周围神经及其纤维，出现弛缓性瘫痪。急性脊髓炎主要表现为受损部位的软膜和脊髓充血、水肿。脊髓压迫症（骨折片、瘀血、肿瘤、死骨、疬、髓核、血管畸形等）表现为脊髓受压、变性、浸润或血液循环障碍，发生软化、水肿，甚至缺血性坏死，导致永久性损害。截瘫患者由于长期卧床与二便不利，容易发生褥疮、尿路感染、坠积性肺炎、便秘、关节强直和畸形等并发症。尤其是褥疮和尿路感染，若处理不当，邪毒内陷，可能危及生命。因此，护理工作对于防治截瘫并发症有非常重要的意义。

刘韵远医案

（本为肝肾不足，标为气血痹阻）

孙某，男，10岁。初诊日期：1989年3月13日。

［病史］小儿于3天前开始发热，体温38~39℃，伴有恶寒、咳嗽，经用西药治疗发热渐退。1日来小儿烦躁哭闹，双目上视，手足拘挛，反复发作3次，每次发作持续10分钟左右，可自行缓解，随后感觉左侧肢体发麻，肌肤不红，走路不稳，左上肢屈伸不利而来就诊。

［检查］形体消瘦，面色苍黄，精神较差，体温37.2℃，口眼轻度右偏，左侧额纹、鼻唇沟均较右侧浅，舌尖右偏，左侧上下肢痿软无力。神经反射：左侧生理反射均减弱，巴宾斯基征、戈登征、凯尔尼格征均为阳性。舌质淡嫩，苔少，脉细无力。

［诊断］小儿偏瘫。

［处理］药物治疗：

处方：独活15g，桑寄生15g，桂枝15g，防风9g，川芎6g，桑枝60g，细辛3g，干姜6g，当归15g，赤白芍（各）30g。

功效：祛风散寒，温经通络，活血化瘀。

主治：小儿偏瘫。

制用法：水煎服，日1剂。分2次服。

二诊：服上方药3剂之后，病情明显好转，精神好转，左上肢、左下肢均能自行抬举，但摇摆不稳，感觉仍稍差。舌质为嫩，苔白少，脉细无力。继以前方加减，增强活血化瘀之力。

处方：独活 15g，桑寄生 15g，桂枝 15g，防风 9g，川芎 6g，桑枝 60g，当归 15g，丹参 15g，赤白芍（各）30g。

功效：祛风散寒，温经通络，活血化瘀。

主治：小儿偏瘫。

制用法：水煎服，日 1 剂，分 2 次服。

三诊：3 剂后，左上、下肢活动逐渐恢复，左手能握物玩耍，并可扶床走动。体温正常，精神尚好。舌质淡红，苔白，脉细无力。证属余热未尽，正气未复。治当以扶正治本为主，益气养血、化瘀通络，以善其后。

处方：黄芪 30g，当归 15g，川芎 6g，赤芍 15g，桃仁 9g，红花 9g，桑枝 30g，丹参 15g。

功效：扶正治本，益气养血，化瘀通络。

主治：小儿偏瘫。

制用法：水煎服，日 1 剂，分 2 次服。

四诊：共进上方药 10 剂之后，患儿能自己下床活动，步态如常人，上肢屈伸自如，手指灵活，口眼㖞斜诸症均已消失，病理反射消失，病愈。

（《中医骨伤临床经验丛书》）

【诠解】小儿偏瘫，又称"偏风"。由于风寒之邪中于肢节筋脉，而致半身不遂。本症为本虚标实，其本证多为肝肾不足、气血衰少；而标证多由于寒邪中于经络，气血痹阻。本例患儿病程较短，在发病前曾有明显外感史，说明外邪侵袭无疑。邪客肌表，营卫失和，故见发热、恶寒等症。但小儿素体虚弱，形体消瘦，面色萎黄，正气不足，络脉空虚，外邪易乘虚而入，直中经络，致使气血运行不畅、窍络失养，故见口眼㖞斜；筋脉失养，而见肢体瘫痪不遂；气不通则麻，血不通则木，故有麻木感；舌质为嫩，苔少，脉细无力，亦均为气血不足之象。患儿就诊时仍有发热，说明外邪未净，根据"急则治标，缓则治本"的原则，应先祛风寒，温经通络，因此第一方用独活、桂枝、防风祛风散寒；用细辛、干姜、桑枝温经活络；佐以当归、川芎、赤白芍养血和血，用桑寄生平补肝肾，服药 3 剂后病情好转。在第二方中去干姜、细辛以防久服耗散正气，同时选用丹参加强活血通络之功。待体温正常后，着重于扶正治本，以益气活血、化瘀通络为治则，重用黄芪 30g，大补元气；配以当归、赤芍、川芎、丹参、红花、桃仁，加强活血化瘀，再以桑枝通行经络，以增强药力。本例辨证准确，治法集中，方药力专，因此收到较好疗效。

上肢筋伤医案

一、肩部筋伤

孙均遂医案

（异病同治，当归四逆汤）

于某某，女，58岁，教师。初诊日期：1984年6月5日。

[病史] 右肩疼痛，活动受限已年余，经服中西药物和贴敷麝香止痛膏等未见效，且日见加重。彻夜难眠，不能梳头，穿脱衣也感困难。

[检查] 右肩前缝和中缝压痛明显，局部恶寒喜热，脉沉细，苔白薄。

[诊断] 右肩关节周围炎。

[处理] 药物治疗：当归四逆汤加减。

处方：当归15g，桂枝10g，芍药30g，细辛3g，葛根30g，甘草3g，鲜姜3片。

功效：活血，通经，温经，止痛。

主治：素体血虚，阳气不足，感受风寒，妇女月经不调，手足不温，自觉腹中冷或腰背冷，苔白、脉迟、血虚寒凝，四肢周身痹痛及冻疮初起未溃者。

制用法：5剂，水煎服，日1剂，分2次服用。

外治：外贴膏药3张。右肩疼痛得以消失，夜能入睡，臂即能举，手可梳头。至今无复发。

（费兰波，等. 现代名中医骨科绝技. 科学技术文献出版社，2002.）

【诠解】肩关节周围炎，又称五十肩、冻结肩、漏肩风等。属中医"肩痹""肩凝"等范畴。好发于50岁左右的女性右肩，有自愈的倾向，预后良好，可以再复发。是肩关节的关节囊的周围软组织发生的一种范围较广的慢性无菌性炎症反应，引起软组织广泛性粘连，限制了肩关节的活动所致。临床上因冈上肌肌腱炎、肱二头肌肌腱炎、肩峰下滑囊炎、创伤、疾病造成的肩部长期固定不动、内分泌紊乱、慢性劳损、感受风寒湿邪等因素，均可继发引起肩关节周围炎。由于肩部肌腱、肌肉、关节囊、滑囊、韧带充血水肿，炎性细胞浸润，组织液渗出而形成瘢痕，造成肩关节周围组织挛缩，肩关节滑膜、关节软骨间粘连，肩周软组织广泛性粘连，进一步造成关节活动严重受限。

中医认为是年老体衰，气血虚损，筋失濡养，风寒湿外邪侵袭肩部，经脉拘急所致。故气血虚损，血不荣筋为内因，风寒湿邪侵袭为外因。

本案中，用当归四逆汤治疗，疗效佳，因其当归四逆汤方出自《伤寒论》，由当归、桂枝、芍药、细辛、甘草、鲜姜组成，原为"手足厥寒，脉细欲绝"者而设，功能温经散寒，养血通脉。肩周炎之肩臂疼痛，畏风怕寒，脉沉细，虽与"手足厥寒，脉细欲绝"在程度上有所不同，但其病因、病机则一致，体现了中医学的"异病同治"的治疗法则。当归四逆汤加减，重用葛根者，主要是在《伤寒论》葛根方治"项背强几几"的启示下，用于活血，消除炎症，实为新用。

石幼山医案

（气血呆滞，筋脉失荣）

黄某，女，34岁。初诊日期：1960年12月2日。

［病史］生育八胎，近年操劳过度，气血内亏，风寒之邪乘虚而入，右肩臂虽由扭伤而起，实则气血不克充濡筋脉，致成似漏肩风样，牵强掣痛，引及牙关不利，神疲头蒙。

［检查］脉左濡细而涩，肝少血养，失其调达之能。除手法外敷之外，再拟养血柔肝，利络泄风，徐图疗效。

［诊断］右肩关节周围炎。

［处理］药物治疗：

处方：当归身9g，杭白芍9g（酒炒），小生地黄12g，煨天麻5g，嫩钩藤9g（后下），白蒺藜12g，左秦艽5g，桂枝尖2g，怀山药12g，云茯苓12g，炙甘草3g，嫩桑枝12g。

功效：养血柔肝，利络泄风。

主治：肩部筋伤。

制用法：水煎服，日1剂。分2次服。

二诊：1960年12月7日。积劳过度，更兼产育频多，气营两耗，筋脉关节无以濡养，风寒乘虚而袭，侵留右臂，牵引牙关不利。内服及外治后，肩臂掣痛略定，举动不便，神疲头蒙较瘥，脉仍如前。肝少血养，失其调达濡筋之能。再宗前法出入，以图续效。

处方：当归身9g，酒炒白芍9g，枸杞子6g，生地黄12g，煨天麻5g，白蒺藜12g，桂枝尖2g，左秦艽5g，鸡血藤12g，云茯苓12g，怀山药12g，炙甘草3g。

功效：养血柔肝，充濡筋脉。

主治：肩周炎后期。

制用法：水煎服，日1剂。分2次服。

三诊：1960年12月13日。血不荣筋，肝不条达，风湿侵留，右肩牙关板紧。经治以来，肩臂掣痛已减，牙关未利，近日感受风燥，唇裂口疳，心脉略见浮数。今拟标本兼顾。

处方：炒牛蒡9g，炙僵蚕6g，黑玄参9g，小生地黄12g，人中白5g（打），炒赤芍9g，全当归9g，左秦艽5g，轻马勃3g（包），白茯苓12g，生甘草1g，鸡血藤12g。

功效：养血荣筋，疏肝条达。

主治：肩周炎。

制用法：水煎服，日1剂。

四诊：1960年12月18日。积劳气营两亏，筋脉关节无以濡养，风寒侵留，络道失和，经治后，手臂牙关经脉掣痛较瘥，举高启合不利，内热口疳已退，脉濡左弦。再拟养血调肝，和络息风。

处方：煨天麻5g，白蒺藜12g，嫩钩藤12g（后入），全当归9g，小生地黄12g，杭白芍3g，甘杞子5g，川独活5g，左秦艽5g，云茯苓12g，淮小麦12g，炙甘草3g，鸡血藤12g。

功效：养血调肝，和络息风。

主治：肩周炎。

制用法：水煎服，日1剂。分2次服。

五诊：1960年12月22日。右肩臂筋络关节酸痛渐见轻减，但举高未能，牙关启合尚觉不利，癸事适临过多，略觉疲倦头胀，营血不足，防其泛汛。姑拟调摄冲任。

处方：当归身18g，热地炭12g，炒白术6g，川续断9g，桑寄生12g，怀山药9g，制女贞子9g，墨旱莲9g，白茯苓9g，炒牡丹皮5g，淮小麦12g，炙甘草3g。

功效：养血利营，调摄冲任。

主治：肩周炎。

制用法：水煎服，日1剂。分2次服。

六诊：1961年1月6日。右肩臂寒湿伤筋已久，气血滞钝，经治以来，筋络挛育已久，唯肩臂颇觉畏寒，时有心烦不宁。脉形左弦右濡，寒湿逗留，气阴不达。再拟益气利营，温经利络。

处方：盐水炒黄芪9g，全当归9g，煨天麻3g，桂枝2g，炒白芍6g，白蒺藜12g，左秦艽3g，枸杞子5g，淮小麦12g，抱木茯神6g，炙甘草3g，大红枣5枚。

功效：益气利营，温经利络。

主治：肩周炎。

制用法：水煎服，日1剂。分2次服。

九诊：1961年1月21日。右肩臂及牙关筋络拘挛牵强，俱已轻减，唯经脉营卫尚未通畅，入晚仍有酸楚，肝胃气火尚未平复也。腑行欠畅。再守原意，掺入和络之品。

处方：川石斛12g，小生地黄12g，黑玄参9g，天冬、麦冬各6g，橘、白络各3g，天花粉12g，炙远志5g，白茯苓9g，酸枣仁9g（炒），柏子仁9g，丝瓜络6g，淡竹茹5g。

功效：疏通经脉，平复肝胃。

主治：肩周炎。

制用法：水煎服，日1剂。分2次服。

原注：1961年8月29日，曾遇其人，谈及九诊后，肩关节酸痛举动不便等症，俱已消除，寝纳恢复正常云。

（上海中医学院主编．老中医临床经验选编；1977.）

【诠解】肩部筋伤并不少见，患者的年龄多为中年。往往损伤并不严重，有的只是提物或用力略有不慎，有的甚至似无伤情可觉，详加追问才忆及曾有轻微的外伤。然而，病情缠绵，酸痛不已，举提活动受限，迁延难愈。严重的疼痛入夜加重，寐寐不安。肩活动受限明显者日常生活中经常要做的动作，如梳头、摸背、从口袋中掏物等皆有障碍。虽然西医学称该病有自愈倾向之说，但为时颇长，约需1年甚至2年，而在这很长的岁月里患者的痛苦难于言表。

该病病情缠绵的原因，一方面是气血呆滞，中年以后气血渐衰，筋脉失荣，平素操持家务的女性多做固定的某几个动作，缺少合理的锻炼，易使失荣的筋脉渐受伤损而气血更滞，而日常活动偏少的文职工作人员，气血周流亦然不畅，因而稍受损伤则衰少的气血更滞，是以筋脉恢复亦难。另一方面，东南湿土，易生痰湿，中年以后，活动偏少，纳食虽佳，脾运未必强健或过食肥甘，水谷之精微不足化生为精气营血，却成滋生痰湿之源。第三方面是气血既滞，表卫不固，风寒湿邪易于外袭（被称为漏肩风，似与此有关）。气血难得复原而痰湿之性黏滞，故而病情日久难愈。石氏正是由此设治，对病期尚短的以祛风散寒，化痰通络为法，用牛蒡子汤加减。俾风邪祛、痰湿除、络道通，气血周流得畅，筋脉始得滋荣而恢复。某些略受风寒，筋脉拘挛，气血阻滞，津失输布，痰湿凝聚，病起骤然的以牛蒡子汤，更为恰当，留有以此为主，适当辅以手法、外敷取得良好效果的临床报告。

本案各诊中每兼有他证或感受风燥使唇裂口痹，或癸事适临而其量过多，石氏均予兼顾。整体治疗这一中医中药的基本原则，在石氏的治案中均有充分的反映，也是石氏严格遵循的准则。有谓肩部筋伤药治或能缓解其痛，而活动牵强受限宜施手法为要。概言之，此言不谬。然而手法必须得当，须辨证施术。病起初期，能用适当的手法，取效最佳。病久属胕黏着严重者，手法取效亦颇费时日。或期求速效，运用强烈的被动手法，常导致术后疼痛难忍，息肩更难动作，结果得不偿失。石氏多先用针刺肩部穴位，针刺后再加以按揉，并稍予推按。手法接近于曾经介绍的推扳手法。针刺治肩痛有较好的功效，石氏熟习针术，以往曾有专程就治于石氏唯求针刺者，谓针之即板滞、缓和、疼痛改善。针之得法，确能缓解筋脉拘急，改善局部疼痛，由此活动旋即改善。若气血虚传者则很少用针刺治疗，黄案即为其例。至于药治还包括外敷，石氏常用三色敷药加桂麝丹或黑虎丹或伤膏药加杜麝丹以温运气血，散结通滞。肩部筋伤的治疗过程中常强调功能活动，练功对恢复活动、流通气血，滋润筋脉确有重要作用，但是也只有在不痛或微痛的情况下才能活动。

二、肘部筋伤

龚治平医案

（肌肉骨化失弹性，内服外用显神通）

李某某，男，9岁。初诊日期：1960年2月17日。

[病史] 患者在玩耍时不慎跌伤右肘关节，当即右肘部出现肿胀、疼痛、畸

形明显，活动受限。父母急送小儿于当地乡村医生处诊治，按右肘关节脱位处理，手法复位后，外用中药（具体不详），竹夹板4块固定，1周后解除固定，患肘仍疼痛，肿胀，活动受限，本地乡村医生认为未能复位，再次手法复位，小夹板固定1周，解除固定，患肘仍疼痛，肿胀，活动受限。当即送到当地县医院诊治。拍X线片诊断为：右肱骨髁上骨折（伸直型），已有少许骨痂生长。在臂丛麻醉下行手法整复后，上石膏绷带屈曲固定肘关节90°功能位。以后肿胀消退，疼痛减轻。1月后拍X线片，骨折对位尚可，对线欠佳，有大量骨痂生长，骨折线已模糊，解除石膏固定后，患肘肿胀消退，但仍疼痛，屈伸功能受限，本地按关节僵直所致又行理疗及推拿按摩1个多月，未好转。右肘疼痛加重，功能活动受限而转诊。于5月3日来院诊治。

[检查] 患儿发育正常，营养中等，神清合作，自动体位，一般情况尚可。右肘关节宽布带90°悬吊胸前。查体：右肘关节90°屈曲状，压痛，于右肱肌处可摸一硬性包块约1cm×3cm，压痛、无移动，边界可及。随肌肉收缩而运动，右肘关节屈伸活动明显受限，患肢肌肉轻度萎缩。舌苔薄白，脉细弱。拍X线片为：右肱骨髁上陈旧性骨折（伸直型），对位尚可，对线欠佳，已有大量骨痂生长，骨折线模糊。在肱骨髁上前侧可见一骨化阴影约1cm×2cm。

[诊断]

（1）右肱骨髁上陈旧性骨折（伸直型）。

（2）右肘关节骨化性肌炎。

[处理] 药物治疗：

患者肱骨髁上骨折近愈合，定型，已有大量骨痂生长，对位尚可。属于康复恢复期。目前主要是骨折并发症：骨化性肌炎的治疗，内治以活血化瘀，软坚散结，通经活络为治则。以通络伸筋汤加味为方药。

处方：桂枝5g，木瓜8g，牛膝6g，羌活6g，独活6g，丹参10g，三七粉3g（兑服），川芎8g，续断5g，海桐皮3g，伸筋草3g，香附5g，苏梗6g，大贝8g，鸡血藤8g。

功效：宣痹通筋，祛风逐湿，通经活络。

主治：筋骨损伤的周身疼痛者。

制用法：3剂，水煎服，日1剂，分2次服。

外治：外用活血散加舒活散各一半，酒、醋加热调敷患处，2日1次，骨折上下按摩每日1次。活血散组方如下。

处方：当归500g，红花100g，赤芍300g，薄荷200g，桃仁200g，大黄

500g，川芎 300g，姜黄 300g，生地 200g，丹参 300g，栀子 200g。

功效：舒筋通络，活血化瘀。

主治：骨与关节损伤中期，软组织损伤，血运不良，筋络阻滞，功能活动障碍，气郁不畅之症。

制用法：将上药共研细末，酒、醋各半加热调敷患处。

舒活散组方如下。

处方：六月寒 100g，二乌各 30g，当归 100g，苍术 100g，细辛 50g，甘松 100g，苏木 100g。

功效：舒筋散寒，行气活血。

主治：气滞血瘀、寒凝经络、陈旧性骨与关节损伤、陈旧性软组织损伤、创伤性关节炎、风湿性关节炎、类风湿关节炎等痹症。

制用法：将上药共研细末，酒、醋各半加热调敷患处。

第4天：上方 3 剂服完后，患肢肿胀已消失，疼痛减轻，但右肘部骨化性肌炎包块仍坚硬不消，压痛，右肘关节功能活动仍障碍，患肘仍酸痛、乏力。治以壮筋养血，祛湿化瘀，以活血强筋汤加味。

处方：丹参 10g，三棱 6g，莪术 6g，当归 6g，生地 6g，骨碎补 8g，威灵仙 10g，桑寄生 6g，续断 5g，甘草 3g，大贝 5g，薏仁 20g，黄芪 10g，祖师麻 8g。

功效：壮筋养血，化瘀祛湿。

主治：经络受伤，瘀滞酸痛。

制用法：3 剂，水煎服，日 1 剂，分 2 次服。

外治法：同前，每日用活血酒按摩患肢，右肘部骨化性肌炎处要禁止按摩。嘱自动加强患肘屈伸活动，加强功能锻炼。

活血酒组方如下。

处方：生地 50g，当归 50g，川芎 30g，赤芍 30g，泽兰 30g，白芷 30g，伸筋草 20g，苏木 30g，蒲黄 30g，五灵脂 30g，刘寄奴 30g，桃仁 30g，竹三七 30g，三棱 30g，莪术 30g，丹参 50g，落得打 30g，郁金 30g，香附 30g，55%酒精 3000ml。

功效：舒筋活血、行气化瘀。

主治：软组织损伤，骨与关节损伤血肿明显者。

制用法：上药密封浸泡 7 天后，外擦患处。每日 1~3 次。受伤超过 24 小时后，此药酒加温后外擦患处，效果更佳。

第7天：经上述内服及外用药后，患肢酸痛减轻，肌肉萎缩好转，右肘关节骨化性肌炎处组织变软，压痛减轻，右肘关节活动度增加，但功能障碍存在。继续治疗，上方去骨碎补、桑寄生、续断三药，加桂枝 5g，血通 6g，伸筋草 3g。3 剂，水煎服，外治法同前不变。

第 10 天：上方服完后，患肢活动较前好转，肌力较前增强，萎缩不明显。右肘部包块稍软化，但仍有压痛，严重影响患肢功能活动。考虑患儿损伤日久，久服汤剂易伤"脾胃""后天之本"，对患儿生长发育不利。给予服用舒筋活络、活血通经的展筋散加味。

处方：桂枝 20g，木通 30g，伸筋草 20g，竹根七 30g，落得打 30g，路路通 50g，见血飞 40g，桑寄生 30g，丹参 50g，三棱 30g，莪术 30g，浙贝母 30g，橘络 30g，川芎 30g。

功效：舒筋活络，行气利节。

主治：伤筋、关节损伤，屈伸不利者。

制用法：共研细末，每服 5g，每日 3 次，蜂蜜开水送服。

外治法：外用活血软坚膏。组方如下。

处方：三棱 30g，莪术 30g，甘遂 80g，大戟 80g，生南星 30g，生半夏 30g，生大黄 20g，白芥子 20g，藤黄 80g，芒硝 50g，黄丹 30g，山慈菇 80g，甘松 50g，丹参 50g，红花 30g，血竭 10g，桐油 200g，菜籽油 500g。

功效：清热解毒，软坚散结。

主治：骨与关节损伤后遗症，关节粘连，局部硬结，功能活动受限者，创伤性关节炎，一切痰核，无名肿毒包块。

制用法：依古炮制成软膏，每日外敷骨化性肌炎包块处，每日 1 次，加热调敷患处。

服完上方一料后，并于 1 个月外治法后，患儿感患肢疼痛已减大半，患肢屈伸活动较前有力，活动范围增加。查体：右肘前方骨化性肌炎包块减小一半，压痛减轻，质地较前软化，右肘关节活动度较前增大，但屈曲活动仍受限。效果明显。思之患儿年幼，又改服以活血强筋、舒络通经的活络强筋丸加味。

处方：落得打 80g，筋骨草 30g，熟地 60g，当归 50g，龙骨 30g，碎蛇 3 条，杜仲 50g，桂枝 30g，千年健 80g，鳖甲 30g，制远志 20g，土鳖虫 30g，丹参 50g，川芎 30g，红花 30g，松节 30g，甘松 30g。

功效：活血强筋，舒络通经。

主治：骨与关节损伤后遗症，关节粘连，局部硬结。

制用法：炼蜜为丸，每丸重 5g，1 日 3 次，每次 1 丸，开水送服。

外治法：外用活血软坚膏，加醋加热调敷患处，2日1次。

上方丸剂45天服完后，配合外治，患肢疼痛已消失，活动有力，屈伸活动度增加，已可伸直。查体：右肘骨化性肌炎包块已消失，无压痛，关节伸屈正常，肱骨髁上骨折线已消失，无硬性包块。

该患儿骨化性肌炎骨化块已消失，仅屈曲功能稍差，一般情况良好，停服内服药，外用熏洗药行经活络，通利关节。

处方：桂枝10g，羌、独活各10g，二乌各3g，苏木10g，甘松10g，细辛6g，白芷8g，赤芍10g，红花10g，六月寒15g，陈艾10g，石菖蒲10g，伸筋草3g，桐油15g，75%酒精200ml，开水1000ml加热熏洗患肘，每日1次。7天为一疗程，共两个疗程，患肘功能恢复正常。

1年后随访：右上肢无畸形，双上肢对称，功能正常。已上学。无后遗症。

（龚桂烈. 龚氏三代骨科秘方. 北京科学技术出版社，1994.）

【诠解】肱骨髁上骨折是肘部最常见的损伤，也是儿童最常见的骨折，又名臑骨下端骨折。肱骨下端较变薄，髁上部处于松质骨和密质骨交界处，后有鹰嘴窝，前有冠状窝，两窝之间仅为一层极薄的骨片，故髁上部比较薄弱，该处又是肱骨自圆柱形往下转变为三棱状的形状改变部位，为应力上的弱点，故易发生骨折。

肱骨髁上骨折多见于3~12岁儿童，尤多见于5~8岁儿童。由于损伤严重，或复位手法粗暴，或多次手法整复，深部肌肉内的血肿和被撕裂剥离的骨膜下的血肿，彼此沟通，渗入肌纤维之间。血肿机化后，通过骨膜化骨的诱导，逐渐变为软骨，游离的钙质进入机化后的肌肉中。在肘关节周围的软组织中可产生广泛的骨化，使肌肉弹性降低，质地变硬。严重影响肘关节功能活动。

预防骨化性肌炎的发生，首先要轻巧、熟练的手法复位，切忌粗暴，固定要适度，不要过紧过松，内服、外用药应紧密配合，活血化瘀，行气为先。西医学对于骨化性肌炎无很好的治疗办法，只能靠手术松解，肌腱延长，抗黏剂涂抹等。中医学治疗此类患者，以活血化瘀、散寒止痛为先导，再则软坚散结，舒筋活络，利通关节，应用熏洗药、活血软坚膏外用药，配合内服丸剂、药剂，加上推拿、按摩，防止了关节僵直，收效甚好。中药中离子的导入，阻断了骨化性肌炎的发生、发展，挽救了肌肉功能，恢复了关节及肢体功能，恢复了劳动能力。充分体现了中医学的伟大之处。值得我们炎黄子孙继承和发扬光大。

石幼山医案

（气血虚弱，承袭风寒）

沈某，31 岁。初诊日期：1961 年 3 月 15 日。

[病史] 右臂肘外侧，积劳伤筋，寒湿互阻，筋腱酸楚，举握旋转不利，已经 3 周。

[检查] 病在关节，一时不易恢复。

[诊断] 右肘筋伤。

[处理] 药物治疗：

处方：炙蜜根 15g，青防风 5g，炙僵蚕 6g，羌活、独活各 5g，左秦艽 5g，片姜黄 5g，川芎 3g，新红花 3g，白蒺藜 9g，嫩桑枝 12g，伸筋草 9g。

功效：温经活血，祛风和络。

主治：肘部筋伤。

制用法：水煎服，日 1 剂。分 2 服。

三诊：1961 年 3 月 24 日。右臂肘积劳伤筋日久，经治之后，作痛渐减，屈伸不利，酸楚较瘥，略觉畏寒。脉形濡涩。再拟温经活血和络法。

处方：炙蜜根 15g，生白术 5g，川桂枝 3g，川独活 5g，左秦艽 5g，片姜黄 5g，川芎 3g，川续断 9g，白蒺藜 9g，制何首乌 9g，嫩桑枝 12g。

功效：温经，活血，和络。

主治：肘部筋伤。

制用法：水煎服，日 1 剂。分 2 次服。

四诊：1961 年 3 月 29 日。右臂肘积劳伤筋，寒湿互阻，手三阳经气血失荣。经治之后，疼痛虽瘥，尚觉酸软举提少力。脉来濡涩。再拟温经祛风，利营舒络。

处方：生麻黄 5g，川桂枝 3g，生白术 5g，炙蜜根 18g，川独活 5g，左秦艽 3g，川芎 3g，宣木瓜 5g，片姜黄 5g，生甘草 1g，嫩桑枝 13g。

功效：温经祛风，利营舒络。

主治：肘部筋伤。

制用法：水煎服，日 1 剂。分 2 次服。

八诊：1961 年 4 月 23 日。右臂肘积劳伤筋，寒湿互阻，关节筋络酸痛已见痊愈，举重尚觉少力，气血濡养未复。再拟扶益气血而和筋络。

处方：炙蜜根 24g，生白术 6g，川续断 9g，川桂枝 3g，小生地黄 12g，片姜黄 5g，新红花 3g，宣木瓜 5g，左秦艽 3g，嫩桑枝 12g，鸡血藤 12g。

功效：益气、养血，和筋络。

主治：肘部筋伤。

制用法：水煎服，日 1 剂，分 2 次服。

（上海中医学院主编. 老中医临床经验选编，1977.）

【诠解】肘部筋伤中最多见的是积劳，慢性起病，主要症状在肘外侧的筋伤。多由于长期劳累，腕伸肌起点受到反复牵拉刺激或前臂伸肌总腱部分撕裂，扭伤，钙化或无菌性坏死，或慢性肱桡关节的滑膜炎，或局部滑膜皱襞过度增厚，桡骨头环状韧带退行性变化，前臂伸肌总腱深面的滑囊炎，皮下血管神经束的绞窄及桡神经关节支的神经炎等。有的由一次明显而不严重的受伤后起病。其实只是平素积劳尚未发病，一旦稍有伤损则其病立现。中医认为是由于气血虚弱，承袭风寒湿邪而致瘀阻经筋，流注关节引起。

石氏以其寒温为病，从温经活血，益气通络缓以图治，疗效较满意。此外，石氏常用针刺，取穴压痛点及曲池、手三里穴等，针刺后稍予按揉理筋（单用针刺也有一定效果）。目前临床上似有单以外治（又往往用西医疗法的局封）的倾向。石氏用内服、针刺，适当理筋按揉、外敷的综合治疗，丰富了临床治疗内容，诚可参考。

三、腕部筋伤

石幼山医案

（寒湿伤筋，治病从本）

胡某。初诊日期：1962 年 3 月 17 日。

［病史］右腕外侧关节之间筋络酸楚牵掣，旋转举握不利，已近 2 个月。

［检查］外形并无显著变化。诊脉两手细软，左微弦。夜寐不酣，目光少力，消化不强，足证气血不足，肝肾两虚，中运亦弱，遂致气血无以濡养筋络，形成关节不利。

［诊断］腕部筋伤。

［处理］药物治疗：外治为辅，内治为本。

处方：枸杞子 6g，小生地黄 12g，白蒺藜 9g，全当归 5g，桂枝尖 2g，制白术 5g，川续断 9g，潞党参 6g，炙远志 5g，酸枣仁 9g，怀山药 9g，云茯苓 12g，制何首乌 9g，嫩桑枝 15g。

功效：补气养血，养筋和络。

主治：腕部筋伤。

制用法：水煎服，日 1 剂。分 2 次服。

外治法：外用熏洗方。

处方：川桂枝 6g，北细辛 5g，香白芷 5g，制草乌 6g，公丁香 3g，新红花 5g，西羌活 5g，宣木瓜 5g，陈松节 12g。

功效：舒筋活络，温经止痛。

主治：腕部筋伤。

制用法：上药捣成粗末，装入纱布袋内，加清水 2000ml，煎浓，温熏 20 分钟，每日 2 次。

（上海中医学院主编. 老中医临床经验选编，1977.）

【诠解】桡骨茎突处狭窄性腱鞘炎，又称狭窄性腱鞘炎。拇长展肌腱与拇短伸肌腱经桡骨茎突时，形成一尖锐角度，两肌腱在桡骨茎突处穿过有韧带覆盖而具有滑膜内层的腱鞘，拇长展肌腱常有分裂的肌腱束，因此造成腱鞘内相对狭窄。加之拇指活动度较大，容易间接摩擦，造成劳损或引起创伤。因此腱鞘可发生损伤性炎症，致肌腱、腱鞘均发生水肿、肥厚、管腔狭窄，肌腱在管内滑动困难而产生相应的症状。临床常见于体弱血虚，血不荣筋者，如产后常抱婴儿的妇女，从事轻工业的工人，钢板誊写员等，使拇长展肌及拇短伸肌二腱过度受累，造成本病。本病起病缓慢，腕关节桡侧疼痛，持重时乏力，疼痛加重，部分病人疼痛能向手或前臂部放射，造成拇指软弱无力。

本案即桡骨茎突处狭窄性腱鞘炎。石氏称为寒湿伤筋，认为其病起于操劳过度，气火煎灼，血不濡养，气血失养则如藩篱不密，寒湿之邪外感（操劳而接触冷水更易受寒湿）。既受寒湿，气血更滞，以致病情缠绵。治病从本，当以气血两调，通阳利阴为法，散寒化湿之属亦须佐入。若一味用辛燥之品则耗阴烁液，可能病情反见加剧。本案内服益气血、调肝肾以图根本，外用温经止痛为辅。该类病证在临床并不少见，但如何运用中医中药治疗，尚乏研究探讨者，石氏的经验当可资借鉴。

四、手指筋伤

石幼山医案

（风寒内留，络道积瘀）

罗某。初诊日期：1962 年 7 月 8 日。

[病史] 右手掌大鱼际侧陈旧筋伤，络道尖利，经常酸痛拒按，引及大指。

[检查] 天阴受寒更甚，兼有关节风湿，病在筋膜络道。

[诊断] 右手掌大鱼际侧筋伤（陈旧性）。

[处理] 药物治疗：制方泡浸药酒，外治摩擦以图奏效。

处方：生川乌、草乌各 9g，生南星 6g，香白芷 6g，甘松 9g，山奈 9g，香木鳖 6g，公丁香 3g，北细辛 3g，杜红花 3g，樟脑 3g，冰片 1g。

功效：温经和络，祛风除湿。

主治：四肢筋伤。

制用法：上药捣成粗末，加高粱酒 500ml 泡浸 20 天后，每日用药棉蘸酒摩擦患处（外用药勿入口）。

二诊：1962 年 7 月 22 日。

右手大指鱼际陈旧筋伤，经常酸痛，按压屈伸更甚，经制方浸酒外治摩擦后，酸痛之苦已见大减。再拟温经和络之品，泡浸摩擦，冀收全功。

处方：生川草乌（各）9g，北细辛 5g，川桂枝 5g，白芷 5g，公丁香 3g，香木鳖 6g，甘松 9g，山奈 9g，藏红花 3g，生乳香 5g，樟脑 9g，冰片 1g。

功效：温经和络。

主治：四肢筋伤。

制用法：上药研成粗末，加高粱酒 500ml，浸透 20 天后，每天用药棉蘸酒摩擦患处（切勿入口）。

（上海中医学院主编. 老中医临床经验选编，1977.）

【诠解】随着现代工农业生产、交通事故及科学技术的发展，日常生活中的手部外伤日渐增多，手外伤处理的正确与否，将影响手的功能。

人类的劳动与运动，均须通过手指的运动来完成，因此，掌指、指间关节的筋伤较为常见，尤以青壮年容易发生。掌指关节与指间关节两侧有副韧带加强，限制以上两关节的侧向运动。当掌指关节屈曲时，侧副韧带紧张，而指间关节的侧副韧带则在手指伸直时紧张，屈曲时松弛。因此手指受到弹击压扎或间接暴力而过度背伸，掌屈和扭转等均可引起损伤。如各种球类运动员，当手指受到侧向的外力冲击，迫使手指远端向侧面过度弯曲，则可引起关节囊及对侧副韧带的撕裂，使掌指、指间关节发生错缝、脱位或扭拽挫伤。掌指、指间关节的扭挫伤，可发生于各指。受伤后，关节剧烈疼痛，继之迅速肿胀，常呈现于近伸直位，但不能伸直，手指活动受限。本案罗某伤筋日久，酸痛拒按而天阴受寒更甚，是为络道积瘀未能消彻，气运不健，风寒内留所致。治从温经散寒乃方法之一。值得注意的是本案用一种颇为少见的外治法，药物浸酒揉擦患处，据二诊所载，疗效尚佳。在用药上与其他治疗不同的有二处：一是用几味有效但也有毒性的温经止痛药；二是用樟脑、冰片，这在外用药中是常见的。

下肢筋伤医案

一、髋部筋伤

石幼山医案
（气血失利，风寒痰湿）

李某，女。初诊日期：1960 年 3 月 14 日。

[病史] 跳远锻炼，扭伤左腿股总筋。

[检查] 瘀阻筋络，作胀酸痛，步履艰难，体力素弱。

[诊断] 髋关节筋伤。

[处理] 药物治疗：先拟化瘀活血，舒筋和络。

处方：当归尾 12g，怀牛膝 12g，炙土鳖 9g，炙乳香 3g，川独活 5g，大丹参 9g，小生地黄 12g，泽兰叶 6g，老苏梗 5g，川续断 6g，嫩桑枝 12g。

功效：活血化瘀，舒筋和络。

主治：髋部筋伤。

制用法：水煎服，日 1 剂，分 2 次服。

二诊：1960 年 3 月 17 日。左腿胯骱总筋扭伤，股缝酸痛已减，胯骱外侧仍觉牵掣，步履不便。兼有风热，左眼角红赤。再拟化瘀活血，泄风清热兼治。

处方：冬桑叶 6g，杭菊花 6g，草决明 12g（包），当归尾 9g，西赤芍 6g，小生地黄 12g，大丹参 9g，泽兰叶 6g，川独活 5g，木贼草 9g，丝瓜络 5g。

功效：活血化瘀，清热泄风。

主治：髋部筋伤。

制用法：水煎服，日 1 剂，分 2 次服。

三诊：1960 年 3 月 20 日。左腿胯骱总筋扭伤，瘀滞虽化，筋络未和，步履仍觉酸软。再与舒筋活血为治。

处方：全当归 9g，怀牛膝 12g，炙土鳖 9g，紫丹参 9g，西赤芍 6g，小生地黄 12g，泽兰叶 6g，川续断 9g，嫩桑枝 12g，落得打 9g，炙乳香 3g（去油）。

功效：舒筋活血。

主治：髋部筋伤。

制用法：水煎服，日 1 剂，分 2 次服。

原注：经过三诊治疗后好转。

（石印玉，等．石幼山治伤经验及验方选．上海中医药大学出版社，1993．）

【诠解】髋关节是人体最深、最完善的一个杵臼关节，其骨结构稳定，周围有强大的关节囊和韧带加强，是人体结构最稳定的关节。

髋部扭挫伤是指髋关节在过度外展、内收、屈曲、过伸时，由于摔跤或高处跌下，扭挫而致髋部周围肌肉，韧带的撕伤或断裂，圆韧带，关节囊水肿，中医统称为髋部筋伤。临床上可根据损伤的实践而称为新鲜扭挫伤和陈伤，以青壮年较多见，早期的明确诊断和针对性强的治疗措施对疾病的转归有良好的作用。髋部筋伤并不多见。大体上有两类，一类如本案由运动或活动时不慎扭伤。病证多表现在髋内侧（亦称"里股"），酸胀疼痛，步履艰难或呈跛行，局部多无明显肿胀。《医宗金鉴·正骨心法要旨》胯骨条提到的"胯骨，即髋骨也，又名髁骨。若素受风寒湿气，再遇跌打损伤，瘀血凝结，肿硬筋翻，足不能直行，筋短者脚尖着地"，与此类同。其中所谓"肿硬筋翻"并不是局部肿胀，而是筋络粗硬，至于"素受风寒湿气"似乎并不明显。指出了髋部在损伤后，再感受外邪侵袭，则会加重损伤的症状。

《医宗金鉴》的治疗方法是，宜手法"将所翻之筋向前归之，其患乃除。宜服加味健步丸，熏海桐皮汤，炙慰定痛散"。即手法加药物内服外用，近代有多家以此为治的介绍，也有用针刺取效的报告。石氏仅以药物为治，除内服外，还用三色敷药合三黄膏外敷（此为常规，故原案未载），取效亦称满意。这对不适于手法治疗的病例尤为适宜。有一点需要指出的是，这类损伤若病症在髋部的前外侧偏上，并有肿胀瘀斑的，多属骨折。髂前上棘或髂前下棘的撕脱骨折，治疗上虽无特殊之处，但须明确诊断。髋部筋伤的另一类是活动过多或极轻微，以至未予重视的损伤后气血失利又兼风寒痰湿为病。

王洪术医案

（小儿溜胯，手法治疗）

周某某，男，10 岁。初诊日期：1978 年 2 月 17 日。

［病史］2日前玩耍时拉伤右髋，当时不痛，一直玩耍，2日后右髋痛，走路跛行，逐渐加重，2月16日经外院检查诊为髋关节滑膜炎，未经治疗，转院治疗。

［检查］患儿不能走路，背驮来院，骨盆倾斜。右下肢较左下延长7cm，股内收肌痉挛，患肢呈外旋外展姿势，髋关节内收、屈曲极度受限，"4"字试验阳性。X线片显示：骨盆倾斜，未见骨质病变，白细胞总数15.6×10^9/L，中性0.74，淋巴0.26。

［诊断］右髋关节滑膜炎。

［处理］手法治疗：手法推按1次，检查右下肢较健侧延长1cm。2月24日二诊，双下肢等长，能走路，同法推按1次。3月3日三诊，疼痛消失，走路自如，外观骨盆不倾斜，功能正常，临床痊愈，结束治疗。

（《名老中医经验选编》）

【诠解】小儿溜胯又称小儿髋关节错缝，是指股骨头髋臼窝之间发生微小移动。从解剖学和儿童尸体标本看，髋关节错缝的发生是不好解释的。但临床上本病的确存在，采用某些手法治疗可收疗效，是公认的，不论中医、西医学，目前对本病的发病机制尚无统一认识。故临床中提出了很多的病名：如小儿髋关节扭伤、小儿髋关节一过性滑膜炎、小儿髋关节半脱位等。当跳跃、滑倒、跳皮筋、打球等使下肢过度外展或内收时，由于股骨头与髋臼的间隙增宽，关节腔内的负压力将关节滑膜或韧带嵌夹所致。亦可由于外力伤及下肢的内收或外展肌群，肌肉痉挛产生关节位置不正所致，如抗痛性肌痉挛可把骨盆强制在健侧高、患侧低的倾斜位，导致双下肢假性不等长，伤肢髋关节疼痛，不敢屈髋活动，下肢略呈外展、外旋状，步态缓慢跛行，快走则跛行明显，身体晃动。平卧床上，身体摆正可见骨盆倾斜，两腿长短不齐，常能告知膝及大腿内侧不适，儿童常可跛行玩耍。内收外旋髋关节时疼痛加剧，本病发生后，有些患者可自行恢复，多数患者须借助手法复位方可痊愈，否则有继发股骨头无菌坏死。发病年龄以5~10岁者多见，2~5岁次之，10~15岁更少，是儿童的多发病，女性多于男性，约为6:4。中医认为本病可以做手法治疗，配合内服、外洗中药，能获得满意效果。

《医宗金鉴·正骨心法要旨·胯骨》所述："宜手法推按胯骨复位，将所翻之筋向前归之，其患乃除。宜服加味健步虎潜丸，熏洗海桐皮汤，灸宜熨定痛散。"

王氏推拿法：患儿仰卧，医师站于患侧，先使患肢内收内旋，然后屈曲髋膝；揉捏股内收肌，松解肌痉挛，再尽量屈曲髋膝，使膝靠近腹部，足跟靠近臀部，然后放开，检查两下肢等长为治愈标准。以上手法大多数施行 1、2 次即愈。重者需 4、5 次，同时王氏主张在患儿不配合治疗时哭闹不已，不可强行施手法，强施亦会增重病情。可让患儿双手抱膝或小腿，自己练习屈膝屈髋或练习下蹲，逐渐增加下蹲幅度，配合适当休息，避免下地行走，临床体会亦会逐渐痊愈。

二、膝部筋伤

王之术医案

（创伤所致三妙散，退化所致茵陈合剂）

谢某某，女，47 岁。初诊日期：1979 年 2 月 27 日。

［病史］患者右膝疼痛肿胀月余，有外伤史，经多方医疗包括抽水数次，始终未愈。

［检查］右膝关节膨隆肿胀，关节积液，浮髌试验（++），舌苔白腻，脉滑数。

［诊断］右膝关节创伤性滑膜炎。

［处理］药物治疗：

处方：苍术 12g，黄柏 12g，蒲公英 30g，鸡血藤 15g，茯苓 12g，川牛膝 12g，威灵仙 12g，生甘草 6g，生薏苡仁 30g。

功效：清热利湿。

主治：关节滑膜炎。

制用法：水煎服，日 1 剂。分 2 次服。迄至 1979 年 3 月 29 日，共服中药 7 剂，疼痛大减，肿亦消，浮髌试验（－）。后因劳累又出现右膝肿胀，浮髌试验（＋），继续服药 40 剂，疼痛已无，积液消失，浮髌试验（－），1 年后随访痊愈上班，未再复发。

（《名老中医经验选编》）

【诠解】膝关节创伤性滑膜炎，是指膝关节损伤后引起的滑膜非感染性炎症反应。临床上有急性创伤性炎症和慢性劳损性炎症两种。后者肥胖女性多见，中医称之谓"痹症挟湿"或"湿气下注"。

膝关节滑膜炎可由于各种刺激因素而发生，如关节内游离体、关节结核、类风湿、髌骨骨折、半月板撕裂以及外科手术等，必须在治疗滑膜炎之同时或以后对引起滑膜炎之刺激因素给予合治，方能彻底治愈。慢性滑膜炎一般由急性创伤性滑膜炎失治转化而成，或由其他的慢性劳损导致滑膜的炎症渗出，产生关节腔积液造成。临床上属于中医的痹症范围，多由风寒湿三气杂合而成，一般挟湿者为多。或肥胖之人，湿气下注于关节而发病。

对于创伤性关节炎，外科手术后所致之滑膜炎，采用三妙散加减方治疗确能达到根治之目的。对于骨性关节炎所致之滑膜炎，采用茵陈合剂，不仅对滑膜炎，而且对骨刺增生亦有所兼顾，因此效果显著。膝关节滑膜炎，中医辨证为外伤湿热之证。治疗采用清热利湿为宜，但临证观察，热重于湿者并不多见，因此治疗宜置重点于利湿上，同时佐以清热，但湿热证病情复杂，不同患者屡有气血虚、脾虚、阳虚、风邪等兼证，临证须根据不同病情加减用药，不可拘泥一方，才能取得显效。

三、踝部筋伤

李铭医案

（气为血之帅，气行则血行）

钟某某，男，17 岁。初诊日期：1963 年 12 月 17 日。

［病史］患者因挑重担先后二次扭伤，二足踝关节疼痛，曾先后到苏州和昆山做针灸与伤科治疗，但仍无显效，特来上海诊治。

［检查］发现左足内踝骨凸出，呈外翻畸形。舌质薄白而胖，脉濡细。

［诊断］左踝关节滑膜炎。

［处理］药物治疗：治以养血舒筋，祛风通络中药内服。外敷温经通络膏，复加矫形固定。

处方：当归身 15g，白术 15g，鸡血藤 20g，丹参 15g，香附 15g，生黄芪 15g，伸筋草 15g，泽兰叶 15g，左秦艽 15g，独活 8g，桑寄生 20g，川牛膝 15g，陈木瓜 15g。

功效：养血舒筋，祛风通络。

主治：关节滑膜炎。

制用法：水煎服，日 1 剂。分 2 次服。

二诊：12 月 24 日。上方 7 剂后，迭进数剂，疼痛显减。治守原意。

处方：当归身 15g，焦白术 15g，鸡血藤 15g，大丹参 25g，新红花 5g，川桂枝 8g，蜜炙草乌 8g（先下），生绵黄芪 25g，潞党参 15g，川独活 8g，伸筋草 20g，生甘草 5g。

功效：养血舒筋，祛风通络。

主治：关节滑膜炎。

制用法：7 剂，水煎服，日 1 剂。分 2 次服。

三诊：12 月 31 日。经治疼痛仍在好转中，左足外翻畸形已得纠正，步履渐复，但旋转与久站，尚觉疼痛。宿恙未清，当以击鼓再进，以冀获效。

处方：蜜炙草乌 8g（先下），川桂枝 5g，生绵黄芪 20g，潞党参 15g，当归丸 6 粒，新红花 5g，鸡血藤 5g，海风藤 20g，川独活 8g，陈木瓜 15g，健步虎潜丸 15g（分吞）。

功效：活血化瘀，疏通经络。

主治：关节滑膜炎。

制用法：7 剂，水煎服，日 1 剂。分 2 次服。

四诊：1964 年 1 月 6 日。经服 21 剂以后，已无步履难行，疼痛已基本解除，苔薄白，脉滑数。再宗前法，以获全功。

前方去海风藤、木瓜，加赤芍、丹参、牛膝、五加皮，连服 74 剂。

外用四肢洗方及伤筋活络药水。

（上海中医学院主编．老中医临床经验选编，1977.）

【诠解】胫骨下端内侧向下的骨突称为内踝，胫骨下端后缘也稍向下的突出，称为后踝。腓骨干下端的突出部分称为外踝。内、外、后三踝构成踝穴。距骨是下肢的唯一一个没有肌肉附着，整体位于踝穴内的骨块。踝关节的关节囊前后松弛，两侧较紧。利于其屈伸活动。

踝关节扭伤，在急性期，如不能适当地加以绷扎固定，敷药治疗，过早行走，往往导致踝骨凸出。按中医学临证而论，当系骱扭伤筋，筋伤不能束骨，兼感风寒湿邪，稽留经脉，气血阻滞，循行不畅，以致变症多端，虚实夹杂。实者邪瘀交阻，虚则气血不足，筋骨失养，论治之法，当以兼顾。形体之抗拒外力，关节屈伸能活动，气之充也。血之化液濡筋，成髓养胃，也为依靠"气"之力量，所谓气为血之帅，气行则血行。本案方中以黄芪、白术、党参补气为主，加当归兼顾其血，红花、泽兰、鸡血藤、丹参以活血，秦艽、独活、草乌、海风藤、桂枝以祛风湿，桑寄生、牛膝、木瓜、五加皮、健步虎潜丸以壮筋骨。前后共进 23 剂，取得了一定的效果。

石幼山医案

（辨证用药，防遗后患）

魏某，66 岁。初诊日期：1962 年 4 月 15 日。

[病史] 倾刻之间，蹩伤左足外踝，骨缝与筋膜损裂，筋络瘀阻肿胀作痛，不能履地。

[检查] 左脉略见弦数。先施理筋手法，并予外敷，内服化瘀舒筋。

[诊断] 左踝关节扭伤。

[处理] 药物治疗：

处方：当归尾 9g，炙土鳖 5g，怀牛膝 12g，炙乳香 5g，西赤芍 6g，留行子 9g，青防风 5g，紫苏梗 5g，炒牡丹皮 5g，落得打 12g，嫩桑枝 5g，单桃仁 5g。

功效：活血，化瘀，舒筋。

主治：关节扭伤。

制用法：水煎服，日 1 剂。分 2 次服。

二诊：1962 年 5 月 2 日。左足外踝蹩伤筋膜 20 天，未能续治，虽经理筋恢复，瘀血已化，唯关节与筋膜尚未平复，步履尚受掣痛。防遗后患，再与活血健筋，继续调养。

处方：川牛膝 9g，川续断肉 9g，苏木屑 6g，炙土鳖 5g，炙乳香 5g，西赤芍 6g，泽兰叶 6g，五加皮 9g，川椒目 3g，落得打 9g，嫩桑枝 15g，扦扦活 12g。

功效：活血、健筋。

主治：关节扭伤。

制用法：水煎服，日 1 剂，分 2 次服。

三诊：1962 年 5 月 5 日。左足外踝筋膜损裂，逐渐平复，尚未坚韧。伤后气血周流未畅，再与活血健筋。

处方：忍冬藤 12g，川牛膝 9g，川续断 9g，小生地黄 9g，西赤芍 6g，杜红花 3g，泽兰叶 6g，五加皮 9g，川椒目 3g，野赤豆 12g，嫩桑枝 15g，扦扦活 12g。

功效：活血、健筋。

主治：关节扭伤。

制用法：水煎服，日 1 剂，分 2 次服。

四诊：1962年5月21日。左足外踝筋膜损裂，涉及骨节。治后逐步平复，肿势已退，唯骨膜之间尚微作痛，气血濡养未能通畅。再拟温经活血和络。

处方：蜜炙草乌5g，川牛膝9g，制狗脊9g，原生地黄9g，西赤芍6g，杜红花3g，泽兰叶6g，川续断9g，五加皮9g，野赤豆12g，嫩桑枝15g，扦扦活12g。

功效：温经、活血、和络。

主治：关节扭伤。

制用法：水煎服，日1剂，分2次服。

五诊：1962年5月29日。左足踝筋膜损裂，已渐平复，唯经络之间气血周流未和，致步履牵掣少力耳。再须活血以养筋。

处方：全当归5g，川牛膝9g，制狗脊9g，原生地黄9g，西赤芍6g，苏木屑5g，杜红花3g，五加皮9g，扦扦活12g，野赤豆12g，嫩桑枝12g，千年健12g。

功效：活血、养筋。

主治：关节扭伤。

制用法：水煎服，日1剂，分2次服。

（石印玉，等．石幼山治伤经验及验方选．上海中医药大学出版社，1993.）

【诠解】踝关节周围的韧带有内侧副韧带、外侧副韧带和下胫腓韧带。内侧副韧带又称三角韧带，起于内踝，自下呈扁形附于足舟骨、距骨前内侧、下跟舟韧带和跟骨的载距突，是一条坚强的韧带，不易损伤；外侧副韧带起自外踝，止于距骨前外侧的为腓距前韧带，止于跟骨外侧的为腓跟韧带，止于距骨后外侧的为腓距后韧带；下胫腓韧带又称胫腓联合韧带，为胫骨与腓骨下端之间的骨间韧带，是保持踝关节稳定的重要韧带。

踝部筋伤是临床最常见的筋伤，可发生于任何年龄，但以青壮年为多。有的学者认为它占全身筋伤病例的80%以上。本病症情轻重有很大差异。临床上一般分为内翻扭伤和外翻扭伤两大类。趾屈内翻损伤时，容易损伤外侧的腓距前韧带，单纯内翻损伤时，则容易损伤外侧的腓跟韧带，外翻姿势损伤时，由于三角韧带比较坚强，较少发生损伤，但可引起下胫腓韧带撕裂。多数的发现是踝外侧局限的青紫瘀肿，关节行动不利；或如筱山先生曾提到的虽"无显著的青肿，但患处旋转失常"。严重的筋伤则肿胀延及内外两侧，诊治时往往以为是骨折，摄片后才能明确排除骨质损伤。应该强调，踝部筋伤比之踝部骨折，不仅症状改善的时间不短，而且常致局部凹凸难平，酸痛缠绵或者日后甚易反复扭蹩伤筋。西医学认为踝部损伤（不包括骨折）为程度不同的韧带撕裂，外侧较多见，自距腓前韧带损伤、断裂，伴有关节囊撕裂，同时跟腓韧带断裂直至距腓后韧带也断裂。有的则是胫腓下联合的前层韧带撕裂。严重的韧带撕裂伴有距骨脱位，部分病例在损伤暴力消失后脱位自动整复，其实复位不甚完全。

按石氏的经验，"无显著的青肿，但患处旋转失常"来看，既使韧带的损伤是轻微的，也存在关节间骨骼位置的异常。这些断裂的韧带如果没有完善地修复，或者关节间骨骼的关系没有得到充分的纠正，则日后关节不稳定，活动有障碍。此外，"关节囊撕裂，软组织嵌插，关节内出血，肌肉痉挛等一系列的病理改变也是造成日后影响关节活动，局部肿胀，疼痛等不良后果的原因"。所以，石氏告诫：这种筋伤，治疗不当，易成宿伤。在外伤并不很严重的本案中都提到了"防遗后患"。由此，治疗也作了充分的考虑，石氏采用的具体方法是"主要用掐止筋位的手法并辅以敷料或膏药外治及汤剂成药内服更可参用熏洗法"。掐正筋位的手法是按揉踝两侧筋络后做被动屈伸活动。这样的手法使筋络理顺，解除嵌插，纠正关节骨骼的关系，为损伤韧带的修复奠定基础。继之用敷药外敷，包扎固定损伤。重的病例还加用纸板固定以限制活动。敷药以三色敷药为主，早期合凉血清营的三黄膏，中后期活血温经掺桂麝丹，续筋通络掺接骨丹，散结消肿掺黑虎丹，随症而异。3、5日复诊，更换敷料时亦予理筋疏络。内服药物在损伤初期先予凉血破瘀，消营消肿之品以后进服温运化瘀，续断壮筋，或加祛风散寒之属。本案的二三诊用川椒目、野赤豆是温运健脾以利水湿，从而消除肿胀，为有助恢复之计。

躯干部筋伤医案

一、颈部筋伤

李庆铨医案

（挑针拔罐，分筋理筋）

陈某某，女，38岁，南宁市邕宁百齐农民。

[病史] 因眩晕、耳鸣，颈部酸胀，反复发作6年，再发3天，于1999年11月25日到我院就诊。6年前因受风寒后觉眩晕、耳鸣，颈肩部胀痛不能转折，恶心欲吐。诊断为"梅尼尔综合征"。予输液服药治疗后，疗效不显著，继则出现眩晕，翻身、坐着即恶心呕吐，视物不清等，后转为中医治疗。

[检查] 上颈部两侧软组织压痛阳性，双侧风池穴压痛阳性，位置性眩晕试验阳性。X线片检查：上段颈椎曲度反张，颈2、3钩椎关节增生，环枢关节半脱位。

[诊断] 颈椎病（眩晕型）。

[处理] 治疗：即采用针挑拔罐分筋理筋法治疗2个疗程，症状及体征全部消失，半年后随访无复发。

（吴大真，等. 现代名中医颈肩腰腿痛治疗绝技. 科学技术文献出版社，2003.）

【诠解】颈椎病是指颈椎间盘退行性改变，是颈椎骨质增生以及颈部损伤等引起的脊柱内外平衡失调、刺激或压迫颈部血管、神经、脊髓而产生的一系列症状。主要的症状有颈肩痛，头痛头晕，上肢麻木，严重者有双下肢痉挛，行走困难，甚至四肢瘫痪。本病又称颈椎综合征或颈肩综合征。多见于中老年人，男性发病略高于女性。汉·张仲景《伤寒论》曰："项背强几几，……桂枝葛根汤主之。"明·张璐在《张氏医通》中说："肾气不循故道，气逆挟脊而上，致肩背痛，……或观书对奕久坐致脊背痛。"指出了类似颈椎病的形成原因，同时他还详细地记载了肩背臂痛的辨证施治，为后世治疗颈椎病提供了宝贵的经验。

颈心综合征是指因颈椎病变而引起患者以心脏方面主诉及心电图改变为主的一组综合征。颈心综合征是临床的常见病、多发病，亦是疑难病，极易被误诊而延误病情，给患者增加许多痛苦，亦给临床后期治疗带来诸多不便。

李氏认为本病究其特点有五：①误诊者多因自感心前区不适，乏力，求诊于内科，而一般内科医师对颈椎病的特异性表现又往往缺乏足够的认识，致使大部分患者几经周折才就诊于颈椎病专科。②颈心综合征的表现极类似于"冠心病"等，临床医师在诊断过程中往往忽视对颈部的体检，有时老年患者合并多种疾病，症状错综复杂，也给诊断带来困难。故临床医师对心血管疾病的诊断不能草率行事，特别是对疗效不佳又伴有颈肩部不适者，应考虑本病的可能。③本病所再现的不适往往先从肩部、肩胛间再转至心区、颈臂活动、咳嗽打喷嚏时症状加重，发作时间长，听诊及心电图或动态心电图检查，应用心血管药物试行性治疗等均有利于鉴别诊断。④引起本病的原因不外于颈部交感神经受到刺激和椎基底动脉供血不足等两点，而前者是原发，后者则是继发，两者又常相互影响，使病情演变复杂，给诊断和治疗带来难度，故临床应在明确诊断后及时调整自主神经功能和改善椎动脉供血。⑤中医学认为，本病在于气血不足，肝肾亏损，精血不能上荣清窍、髓海失养所致。李氏认为通过挑针拔罐能分筋理筋整复，疏通经络，调和气血，使精血上荣，滋养髓海，使症状消失，其治疗的关键是缓解颈背部肌肉紧张痉挛，松解软组织粘连，纠正颈椎关节失稳及关节位置异常，解除对椎动脉、交感神经的压迫和刺激。辅以"骨痹灵"外擦，可加速局部血循行，增加血供，加快新陈代谢，促进炎症渗出吸收，消除临床症状。四者合用，才能切中病机，力专效宏，疗效显著。

石幼山医案

（针刺辅治，牛蒡子汤加味）

袁某。初诊日期：1961年4月10日。

[病史] 积劳感受风邪，侵留太少两经。

[检查] 后项及颈掣痛，夜寐失安，纳呆恶风。脉弦带数。

[诊断] 颈椎病。

[处理] 药物治疗：姑拟息风平肝，宣解利络，并取针刺风池、合谷等穴辅治。

处方：煨天麻 5g，白蒺藜 9g，炒牛蒡 9g，制僵蚕 9g，西羌活 5g，嫩钩藤 12g（后下），防风 5g，制半夏 6g，朱茯苓 9g，炒建曲 12g（包），姜竹茹 5g，丝瓜络 5g。

功效：息风平肝，宣解利络。

主治：颈椎病。

制用法：水煎服，日 1 剂。分 2 次服。

二诊：1961 年 4 月 14 日。感受风邪，风阳上扰，后颈项阵阵掣痛。针药后，已经较减。夜寐不宁，口唇干燥。苔薄黄腻，脉来弦滑。再拟平肝泄风，清利肺胃。

处方：冬桑叶 6g，杭菊花 5g，白蒺藜 12g，制僵蚕 9g，嫩钩藤 12g（后下），天花粉 12g，连翘壳 9g，炒牛蒡 9g，朱茯苓 12g，煨天麻 3g，炙远志 6g，保和丸 2g（包）。

功效：平肝息风，清利肺胃。

主治：颈椎病。

制用法：水煎服，日 1 剂。分 2 次服。

（石印玉，等．石幼山治伤经验及验方选．上海中医药大学出版社，1993．）

【诠解】颈椎位于颅底和胸椎之间，是人体脊柱活动范围最大的部位，受伤的机会也较多，头颈部的任何一种损伤都可成为颈椎病的发病因素，有文献报道，5%～15% 的颈椎病人有急性外伤史。如颈椎骨折、脱位后出血、水肿可波及椎间孔，或骨碎片直接压迫神经根或脊髓。或骨痂形成，使椎间孔变窄。椎体脱位或半脱位，使椎间孔或椎管变窄均可产生神经根或脊髓的压迫而产生相应的症状和体征。

长期的低头工作，如刺绣、刻写等而引起颈部肌肉、韧带与关节的劳损。姿势不良，不当的枕头和睡姿也可造成颈部的劳损。使颈椎的生理曲度改变，促进小关节的退变，从而导致颈椎病的发生。

项韧带的劳损比较常见，也是颈肩痛的常见原因之一。多见于长期的长时间低头工作，而又不注意变换姿势，致使颈项部屈曲过甚。因头颈屈曲时，项韧带被拉紧，长时间的埋头工作，项韧带自其附着点牵拉，使部分韧带纤维撕裂或自韧带附着点掀起，致项韧带损伤与劳损。临证多见的是兼有风寒外袭，如《伤科补要》所说的"感冒风寒，以患失颈，头不能转"的病例（严格地讲，当属于似伤非伤的杂病类，目前的各种教材、文献中都归于筋伤。《伤科补要》卷二，第十七则中亦由论筋而述失颈，故仍置于筋伤篇）。该案是在 20 世纪 60

年代，时间相隔长达30年，石氏对此病的认识和治则并无二致。石氏认为除了风邪入络外还须注意两点：①主症是项强，损伤筋脉，气血不和，风邪入络及肝阳上亢皆可致项强，单纯由肝阳致病者，项强板滞而活动受限不甚明显，易于鉴别。②既受风邪，肺失宣肃，内生痰浊，而且风邪闭络，气血失和或者又有损伤，气血凝滞亦滋生痰湿，治疗中须注意豁痰，这是独到之见。由此石氏在辨证治疗时从风寒入络，肝阳上扰，气血失和、痰湿互阻四个方面考虑，并着重于风痰。就内服而言，《伤科补要》说："服疏风养血汤可也。"方用荆芥、防风、羌活、秦艽、薄荷及当归、川芎、红花、白芍、天花粉，既从病机，也寓血荣风难袭，血行风自灭之义。石氏则立祛风，化痰，散结为总纲，以牛蒡、僵蚕、白蒺藜作主药（这三味是牛蒡子汤的主药，而颈部伤筋中用之不完全是牛蒡子汤之意），一般而言，还须再增入化痰药。此外，肝阳上扰突出的加平肝息风药。有损伤原因，添加活血理气自属必然。

除了内服外，石氏多同时针刺风池、肩中俞、合谷等穴，然后略施按揉手法，外敷活血舒筋，通络止痛的外敷药。这类病证，针刺有效，毋须多议。手法亦能缓解症状，石氏是针刺后，略予按揉而已。《伤科补要》说："用按摩手法频频探路，一手按其头，一手扳其下颌，缓缓伸舒。"即不主张用强烈的手法。目前临床上有介绍急骤的转动或扳按手法的，有时确实可以使病痛在手法操作中霍然而解，然而病例选择不当或手法不够熟练，则可发生意外的变证。因此还是采用缓和的手法为妥。

二、胸背部筋伤

石幼山医案

（宽胸理气，肃肺化痰）

马某某，男，30岁，农民。初诊日期：1974年10月21日。

［病史］2天前负重扛物迸伤胸膺内络，当时即觉胸闷作痛，深呼吸咳呛，牵掣不利，逐步增剧。

［检查］外形无肿胀压痛，脉弦细苔薄。

［诊断］胸部筋伤。

［处理］药物治疗：方拟理气活血宽胸息痛。

处方：全当归10g，川郁金15g，制香附15g，前胡10g，旋覆花15g，青、陈皮（各）8g，台乌药 8g，炒枳壳 10g，五灵脂 15g，延胡索 10g，上血竭 5g，降香片 4g，参三七粉 3g（吞）。

功效：理气，活血，止痛。

主治：胸部筋伤。

制用法：水煎服，日 1 剂，分 2 次服。4 剂。外敷：三色膏。

二诊：10 月 26 日。胸膺进气内伤，气血瘀阻较化，胸闷疼痛渐减，咳呛痰黏，略感气促。再拟理气活血、肃肺化痰。

处方：当归 10g，郁金 15g，香附 15g，前胡、延胡索（各）10g，旋覆花 10g（包），制半夏 8g，桃杏仁（各）15g，青陈皮（各）8g，乌药 8g，枳壳 10g，泽兰叶 15g，血竭 5g，降香 4g。

功效：理气活血，肃肺化痰。

主治：胸部筋伤。

制用法：水煎服，日 1 剂。分 2 次服。5 剂。外敷：三色膏。

三诊：11 月 2 日。胸痛较减，咳呛气促亦差，前日用力后又感胸闷俯仰不利。再拟原法出入。

原方去桃杏仁、泽兰，加失笑散 20g（包），5 剂。

四诊：胸膺内络气血已和，胸闷亦差，略觉隐痛。为防后遗，再拟成药调治，以图务尽之意。

和营理气丸 150g，分 10 天服，早晚 2 次，开水吞服。

（上海中医学院主编．老中医临床经验选编，1977.）

【诠解】胸背部损伤往往是外界暴力所致。无论是胸部开放性或闭合性损伤均可涉及胸的骨骼、软组织、胸膜和胸内脏器；背部的损伤大多只涉及骨与软组织。

胸部迸挫伤，多因屏气用力举重、搬重物、扛抬重物等，用力不当或姿势不良，提拉扭转，筋肉过度牵拉而产生损伤，使气机阻滞导致运化循行失调，郁滞横逆，经络受阻，不通则痛，出现伤气的症状。迸挫伤多以伤气为主。损伤严重者，则由气及血，产生气血两伤。

患者系负重扛物间接迸伤内络，气机受阻，气滞血亦瘀滞，当时即感闷胀不舒，疼痛逐步加剧，呼吸咳呛俱受牵制，然外形并无肿胀，亦无明显压痛点。此即《内经》所谓"气伤痛"。且因胸为肺之廓，气机伤后导致肺失肃降而伴有咳呛、痰黏、气促等症状。故治拟郁金、香附、青陈皮、乌药、延胡索、枳壳宽胸理气，佐以当归、五灵脂活血化瘀，前胡、旋覆花、半夏、杏仁、降香肃肺化痰顺气，血竭、三七等和络止痛，治疗 4 次，服药 14 剂，症状基本消失。

李铭医案

（疏肝理气，活血止痛）

吴某某，男，57 岁。初诊日期：1972 年 11 月 20 日。

[病史] 左侧胸肋过力迸伤，作痛已有 1 周。

[检查] 外虽无肿胀，但局部压痛，胸闷，用力咳嗽牵制痛，苔薄脉弦。

[诊断] 胸部筋伤。

[处理] 药物治疗：治以疏肝理气，活血止痛。

处方：软柴胡 15g，郁金 15g，香附 20g，青、陈皮（各）10g，延胡索 20g，川楝子 20g，当归 20g，赤芍 20g，老苏木 15g，降香 8g。

功效：疏肝理气，活血止痛。

主治：胸部筋伤。

制用法：水煎服，日 1 剂，分 2 次服。7 剂。外贴伤膏加丁桂散。

二诊：11 月 27 日。左胸肋迸气内伤，经治胸闷作痛已减，再服原方 7 剂（外治同初诊）。

三诊：12 月 13 日。左胸肋迸气内伤，疼痛、胸闷已除，压痛不显。为巩固疗效，再以原方连服 5 剂（该例在 1975 年 8 月 19 日随访：胸肋迸伤，经治而愈，未见复发）。

（上海中医学院主编. 老中医临床经验选编，1977.）

【诠解】胸部挫伤，多因外力直接撞击于胸部，如挤压、拳击、碰撞、跌仆等，使胸部皮肤、筋肉受挫，络脉损伤，血溢于外，以致瘀血停滞，产生伤血的症状。故胸部挫伤，以伤血为主。气与血是相辅相成、相互联系与影响的，可由血上及气，形成气血两伤。

胸部迸挫伤，是一种常见的损伤，当胸壁直接受到暴力的撞击或挤压，不足以使肋骨骨折时，则可造成胸部的迸挫伤。胸部迸挫伤，有胸壁迸、挫伤之分，胸壁迸伤，多因迸气用力举重、搬重物、扛抬重物等，用力不当或姿势不良，提拉扭转，筋肉过度牵拉而产生损伤，使气机阻滞导致循行失调，郁滞横递，经络受阻，不通则痛，出现伤气的症状。因此，迸伤多以伤气为主。损伤严重者，则由气及血，产生气血两伤。气无形，其伤无明显肿胀，仅感胸闷不畅，咳嗽用力，其痛加剧。正如唐《外台秘要》所云："外虽无状，内宜通利"

者，盖胁肋为肝之分也，故治法重在疏肝。若伤及肺络，亦须兼顾。本案系新伤，方中用柴胡入肝为引，郁金、香附、青陈皮、延胡索、川楝子、降香以行气，当归、赤芍、苏木以活血，三者结合，共奏疏肝理气、活血止痛之功。经 2 周治疗，痛即消除。

三、腰部筋伤

崔翠贤医案

（肾气足，筋骨顺，经络通）

高某某，女，40 岁。初诊日期：1976 年 11 月 9 日。

[病史]慢性腰痛已 2 年，既往无外伤史。于 1976 年 11 月 2 日挑水时扭伤腰部，当即感腰及右腿麻痛难忍。11 月 7 日到某医院检查，确诊为腰椎间盘突出症，经中西药物治疗效果不明显，11 月 9 日来笔者医院就诊。患者被背入诊室，脊柱前屈尚可，后伸受限，不能站立、下蹲或久坐。只能屈髋屈膝，如改变其他体位，1 分钟后病人即疼痛加重。面黄，精神萎靡，苔白，脉沉细无力。

[检查]脊柱侧弯畸形，左侧腰肌及臀肌肿硬、拒按，左小腿外侧触痛明显。椎旁左侧一横指及髂后上棘后侧压痛并向臀部及小腿外侧放射。直腿抬高，患侧为 5°，健侧为 80°。腰椎正侧位 X 线片所见：脊柱侧弯，左凸畸形、腰 5 骶 1 椎间隙变窄、骶椎腰化、隐性骶椎裂，腰椎生理前凸消失、腰 5 前缘唇样变。

[诊断]腰部筋伤。

[处理]药物治疗：治疗经过，选用手法：点、揉捻、搓、分推、侧搬、折运摇法、施行推拿。内服：七厘散。洗药热敷腰部。

一次治疗：腰腿痛明显减轻，可下地走路，大小便自理。抬腿试验：左 70°，右 90°。

二次治疗：除施用第一次全部手法外，加用直腿屈髋法。

三次治疗：走路跛形减轻，步态较稳，上身前倾好转。自述二次推拿后，腰腿痛大减，抬腿左 90°，右 90°。患椎旁 1 指，腰臀肌及小腿外侧压痛明显减轻。

以后继续推拿共 10 次，除左小腿外侧偶尔出现轻微麻木外，其余症状全部消失。腰腿活动功能正常，能从事家务劳动，治疗结束，返回农村。1977年12月1日，患者返京复查，自述已参加劳动未复发。

（《名老中医经验选编》）

【诠解】腰部筋伤，又称损伤腰痛，其发病率高，危害大，应值得重视。

腰部系指躯干后侧，上至12胸椎及第12肋骨之下，下至腰骶关节下缘，前至腰椎前纵韧带，侧方至背阔肌外缘。腰部组织包括腰椎、椎间盘、脊髓、韧带、筋膜和肌肉等组织。腰部的组织与背部和臀部的一些肌肉，以及下肢神经均密切相连。因此，腰部筋伤不仅是引起腰痛的一个常见原因，而且常牵及下肢引起腰腿痛，有时还波及背部，引起腰背痛。

腰椎间盘突出症，又称腰椎间盘纤维环破裂髓核突出症。它是腰椎间盘发生退行性变之后，在外力作用下，纤维环破裂髓核突出刺激或压迫神经根、血管或脊髓等组织所引起的腰痛，并用伴有坐骨神经放射性疼痛等症状的一种病变，腰椎间盘突出症是临床最常见的腰腿痛疾患之一，好发于20~30岁的青壮年，男性多于女性，其发病部位以腰4、5之间最多，腰5骶1之间次之，腰3、4较少见。

中医治疗腰椎间盘突出症疗效满意，方法安全，简便易行，多采用按摩、推拿手法治疗为主，药物治疗为辅。通过运用各种舒筋活血、正骨矫形、补泻迎随的手法改变人体阴阳盛衰的偏激，调节平衡，使病人肾气足，筋骨顺，经络通，即可达到治愈的目的。药物辅助治疗，一般慢性腰腿痛宜选用滋补肝肾，补气养血类药物，如人参养荣丸、人参归脾丸，外伤性腰腿痛可偏重使用舒筋活血、通络活络的药物。如回生第一丹、七厘散等，风湿性腰腿痛可采用祛风散寒类药物。如活络丹、疏风定痛丸等。如有患高血压、心脏病者，上述药物应慎用或禁用。

石幼山医案

（择要而从，随机应变）

梁某。初诊日期：1970年5月7日。

［病史］腰骶脊柱损伤3天，气血凝滞，疼痛艰忍，不能转侧起坐，酸麻引及两髋、小腿，偏左尤甚。

［检查］腑秘，小溲短赤，痰多咳呛。经常头晕胀痛，夜寐不宁，素患颈腰椎肥大，左肩酸痛不能举提，1952年患坐骨神经痛，1965~1968年腰部2次受

伤，为椎间盘突出症，经多种治疗后有所好转。脉细弦，苔腻。早年积劳，病久体弱，肝肾不足，又罹新伤。

［诊断］腰椎间盘突出症。

［处理］药物治疗：先以活血和络止痛，佐健腰之品。

处方：全当归 9g，大丹参 9g，炒杜仲 12g，川续断 12g，川独活 6g，怀牛膝 9g，制半夏 9g，桃、杏仁各 6g，青、陈皮（各）5g，延胡索 6g，炒泽泻 12g，上血竭 5g，全瓜蒌 12g，炒枳壳 5g。

功效：活血和络，止痛健腰。

主治：腰椎间盘突出症。

制用法：水煎服，日 1 剂，分 2 次服。外敷三色敷药加三黄膏、黑虎丹。

二诊：1970 年 5 月 9 日。腰骶疼痛略减，转侧较利，仍然不能起坐，肩臂酸痛，举提牵掣，头晕胀痛，夜不能寐，大便秘结，小溲短赤刺痛，脉细弦数，苔腻质红。气血未和，痰热内阻，以致肝阳上亢，湿浊下注。再拟活血化瘀，平肝清热。

处方：天麻 5g，白蒺藜 9g，全当归 9g，炒杜仲 12g，川续断肉 12g，制半夏 6g，青、陈皮（各）5g，桃杏仁（各）9g，朱赤苓 12g，炒泽泻 12g，香枣仁 9g，瓜蒌仁 12g，焦枳实 6g（上二味同打），琥珀粉 2g（吞）。

功效：活血化瘀，平肝清热。

主治：腰椎间盘突出症。

制用法：水煎服，日 1 剂。分 2 次服。外敷三色敷药加红玉膏、黑虎丹。

四诊：1970 年 5 月 16 日。腰骶疼痛虽减，坐骨、小腿筋络仍感掣痛作胀，不能久坐，颈项板滞已瘥，左肩关节仍然酸痛不能高举，纳呆，腑艰，痰多。小溲刺痛已除，头痛依然，夜寐不宁。再拟平肝健腰，化痰宁神。

处方：天麻 5g，潼、白蒺藜各 9g，石决明 24g（先煎），当归 9g，炒杜仲 12g，川独活 6g，怀牛膝 9g，竹沥半夏 9g，青、陈皮（各）5g，朱茯神 12g，炒泽泻 12g，瓜蒌仁 12g，炙远志 5g，香枣仁 12g，采芸曲 12g（包）。

功效：平肝健腰，化痰宁神。

主治：腰椎间盘突出症。

制用法：水煎服，日 1 剂。分 2 次服。

六诊：1970 年 5 月 30 日。腰骶脊柱气血未和，疼痛虽减，尚感酸楚少力，不耐俯伛、久坐，左肩关节筋络高举，后挽仍然酸痛，头晕作胀，夜寐不酣。前日起，大便溏薄，日行二三次，胃纳不馨，苔薄腻，脉细弦。再拟活血健腰，平肝，兼和肠胃。

处方：稽豆衣 9g，白蒺藜 9g。煅决明 18g（先煎），嫩钩藤 9g（后下），全当归 9g，补骨脂 12g，川独活 9g，制半夏 6g，青、陈皮（各）5g，连皮苓 12g，炙远志 5g，炒枣仁 12g，春砂壳 3g，采芸曲 12g（包）。

功效：活血健腰，平肝和胃。

主治：腰椎间盘突出症。

制用法：水煎服，日 1 剂。分 2 次服。

注：六诊后患者自觉症状显著好转，乃停止治疗，开始工作。1 个月后工作劳累复受损伤，腰骶疼痛复剧，治疗 4 次后诸恙俱瘥。最后予活血固腰，健脾，增益肝肾调治以资巩固。

（石印玉，等．石幼山治伤经验及验方选．上海中医药大学出版社，1993．）

【诠解】本案患者素有宿恙，体虚风湿逗留，腰痛牵涉髋膝，并有其他全身夹杂症，所以治疗较一般复杂，应用活血之品而不过于破耗，且及时增入固腰健肾之品，本案在初诊时均已应用川续断、狗脊、杜仲、怀牛膝等。本案症情复杂，瘀血内结又肝肾不足，治疗过程中又见痰热内阻引动肝阳上亢，石氏分其主次而随症加减，既化瘀以治伤损，又益肾顾及整体，其间更合平肝化痰，瘀化则转益肾平肝为主图本。因此尽管新伤、宿恙俱集，治疗时间不长而皆得改善。这一治案也说明临床病例变化多端，治疗当择要而从，并随机应变。

损伤内证医案

一、损伤疼痛

印会河医案

（伤则必夹瘀血，瘀则津必不固）

张某，男，35 岁。初诊日期：1988 年 11 月 7 日。

[病史] 2 个月前骑车摔伤，头部着地，头鸣胀痛，昏沉眩晕，视物模糊，记忆减退，口干不欲饮。外院 CT 示颅骨骨折，亚急性硬脑膜下血肿；磁共振示左侧额顶、颞部慢性硬脑膜下血肿，形似农历初八、九晚间月亮，占据 1/4 左侧颅腔。因畏惧开颅手术而来求治。

[检查] 神清脉弦，舌颤少苔。

[诊断] 颅脑外伤。

[处理] 药物治疗：

处方：柴胡 10g，天花粉 30g，当归 30g，炮穿山甲片 10g（先下），桃仁 12g，红花 10g，大黄 6g，生甘草 10g，䗪虫 12g，花蕊石 15g，桔梗 10g，赤芍 30g，泽兰 15g，水蛭 10g，丹参 30g，川续断 12g，骨碎补 12g，自然铜 18g（先下）。

功效：理伤活血。

主治：外伤瘀血。

制用法：水煎服，日 1 剂。分 2 次服。

二诊：1988 年 12 月 12 日。头胀痛减轻，眼胀消失，视物清晰，记忆力恢复。磁共振复查示颅内血肿明显减轻，形似农历初二、三晚间月牙，且淡。脉沉细，舌颤苔腻微黄。再拟理伤活血，以原方药治之。

三诊：1989 年 2 月 27 日。除轻度头晕耳鸣外，其余症状基本消失。2 月 19 日磁共振查示颅内血肿基本吸收。前后共治疗 3 个月，痊愈，而免于受开颅之苦。

（《名老中医经验全编》）

【诠解】目视昏花为眩，头觉旋转为晕，伤后二者并见为损伤眩晕。常见于颅脑损伤、损伤性贫血、颈椎病等。外伤之症，其本即在于伤，伤则必夹瘀血，夹瘀则津必不固，故时有燥象出现，有瘀血必先祛瘀，瘀去则血行。其理伤活血者，亦主要在于祛瘀也，瘀不去则新不生。故本按以其辨证用药，收效甚好。

程淑冉医案

（瘀血阻络，清阳不升）

张某，男，44 岁。

[病史] 18 年前被一棵倾倒树干击中头部，当即昏迷，后遗留顽固性头痛。

[检查] 发作无规律，痛剧时头痛欲裂，眼胀，耳鸣，呕吐。烦躁不安，彻夜难眠。近年来遗忘明显，影响工作，四处求医，经西药、中药（正天丸）、针灸等治疗无效。CT 检查未发现明显异常。

[诊断] 陈旧性颅脑损伤。

[处理] 药物治疗：后予以脑清舒。

处方：川芎 400g，丹参 400g，延胡索 400g，赤芍 200g，远志 200g，白芷 200g，全蝎 100g，蜈蚣 100g，僵蚕 100g。

功效：行气，通络，活血，化瘀，止痛。

主治：陈旧性颅脑损伤后遗症。

制用法：制成胶囊。每次 10g，每日 3 次口服。

10 天后头痛明显减轻，坚持用药月余后，头痛及伴随症状基本消失，已能工作，随访半年未见复发。

[程淑冉. 山东中医杂志，1995（5）：213.]

【诠解】《素问·举痛论》说："经脉流行不止，环周不休。寒气入经而稽迟，泣而不行，客于脉外则血少，客于脉中则气不通，故卒然而痛。"说明邪气入侵，经脉受损，气血凝滞，阻塞经络，故不通则痛。

脑外伤头痛为轻型颅脑损伤所见。中医属于头风范畴，外伤致血瘀，瘀血阻络，清阳不升则头痛，久之则肝、脾、肾三脏气血失调，缠绵难愈。方以行气、行血配以止痛药，共奏行气通络，活血化瘀止痛之效。

陈列医案

（理气活血，行瘀止痛）

赵某，男，42 岁。

［病史］跌伤头部 1 个月余，头痛目眩，恶心欲吐，失眠。

［检查］CT 颅脑片示：未见颅骨骨折及颅内出血。舌淡苔白，脉细弦。

［诊断］脑震荡后遗症。

［处理］药物治疗：经口服清明镇痛汤。

处方：柴胡 10g，细辛 3g，薄荷 6g，当归 9g，丹参 9g，天麻 9g，钩藤 5g，菊花 6g，黄芩 6g，川芎 9g，半夏 9g。

功效：理气活血，行瘀止痛。

主治：脑震荡后遗症。

制用法：水煎服，日 1 剂，分 2 次服。

本方 6 剂后，头痛目眩症状减轻，腹胀恶心缓解，仍有失眠症状，故继服本方 6 剂痊愈。

（《甘肃中医学院陈列经验方》）

【诠解】《素问·阴阳应象大论》说："气伤痛，形伤肿。"气无形，病故痛；血有形，病故肿。伤气则气滞，伤血则血凝，气滞能使血凝，血凝能阻气行，因此损伤波及气血均可引起疼痛，只是程度不同而已。头为诸阳之会，脑为髓海之源，其主司五脏六腑、四肢百骸。头部受伤则气血失和，气滞血瘀，瘀则不通，不通则痛。治必理气活血，行瘀止痛。用柴胡、细辛升阳止痛；天麻、钩藤开窍醒目，配黄芩、菊花平肝清热，共奏明目开窍。配其他药以行气血等，对症治疗，则病痊愈。

韦贵康医案

（调理气机，活血止痛）

黄某，男，35 岁。初诊日期：1981 年 5 月 10 日。

［病史］患者于 1 年前被木头打伤肋部及上腹部，疼痛难忍，呼吸困难，在当地医院诊为第 10 肋前方骨折，上腹壁挫伤。经药物治疗后好转。嗣后上腹疼痛，食后痛甚，伴反酸嗳气。故前来诊治。

［检查］胸部轻度肿胀，叩击痛，上腹部压痛，触及小包块。舌质红，苔白

兼黄，脉细涩。钡餐检查未见异常。诊为肋骨骨折与上腹壁挫伤后遗症。

［诊断］陈旧性胸腹部外伤后遗症。

［处理］药物治疗：予以施降汤内服。

处方：旋覆花（布包煎）12g，降香12g，柴胡9g，赤芍12g，丹参12g，陈皮9g，法半夏12g，茯苓12g，甘草3g。

功效：活血，理气，止痛。

主治：胸腹部外伤后遗症。

制用法：水煎服，日1剂，分2次服。每天1剂，连服3剂后痛减，包块缩小。上方加两面针12g，川楝子12g，土鳖虫6g，再服6剂，诸症皆除而病愈。

〔韦贵康. 广西中医药, 1994（3）: 29.〕

【诠解】胸腹损伤，导致机体气血、脏腑、经络功能紊乱。《杂病源流犀烛·跌扑闪挫源流》指出："跌扑闪挫，卒然身受，由外及内，气血俱伤病也。""必气为之震；震则激，激则壅，壅则气之周流一身者，忽因所壅，而凝聚一处，是气失其所以为气矣。气运乎血，血本随气以周流，气凝则血亦凝矣。气凝在何处，则血亦凝在何处矣。夫至气滞血瘀，则作肿作痛，诸变百出。虽受跌受闪挫者，为一身之皮肉筋骨，而气既滞，血既瘀，其损伤之患，必由外侵内，而经络脏腑并与俱伤。""故跌扑闪挫，方书谓之伤科，俗谓之内伤。其言内而不言外者，明乎伤在外而病必及内。其治之之法，亦必于经络脏腑间求之，而为之行气，为之行血，不得徒从外涂抹之已也。"以上说明，皮肉筋骨的损伤可伤及气血，引起脏腑经络功能紊乱，出现各种损伤内证。

外伤胸腹损及气血，气机不利血则瘀，不通则痛。以旋覆花、降香降气，调理气机；赤芍、丹参活血止痛；柴胡柔肝，配以陈皮、半夏等行气。共奏调理气机，活血止痛之功效。

秦增寿医案

（心神失养，攻补兼施）

叶某，女，40岁，服务员。初诊日期：1974年10月24日。

［病史］患者于同年7月9日在某市五金交电门市部营业时，因旋转之吊扇突然脱落，砸伤头部，当即昏迷，不省人事，遂送市医院抢救。苏醒后头部剧烈疼痛，犹如刀绞，且有麻木感，波及颈项部，伴恶心呕吐、头昏沉不欲举、嗜睡。后经医院诊为"脑外伤后遗症"，服用谷维素、颅痛定、维生素等效果不显。

［检查］来诊时，病虽3个月余，仍以头痛项强为主证，并伴倦怠无力，多梦易醒，易惊恐，健忘，月经不调，经色黑黯有块，舌质晦紫，脉沉弦细。此乃瘀血阻滞导致经气不畅，气血暗耗，心神失养之象。治宜攻补兼施。

［诊断］陈旧性颅脑损伤。

［处理］药物治疗：

处方：桃仁12g，大黄6g，芒硝3g，桂枝10g，炙甘草10g，葛根9g，麻黄6g，白芷6g，黄芪9g，当归6g，酸枣仁3g，远志3g，丹参6g，红花6g。

功效：活血导滞，理气养心。

主治：陈旧性颅脑损伤。

制用法：水煎服，日1剂。分2次服。

药服上方2剂，自觉头痛项强明显减轻，精神转佳，睡眠好转，脉象亦趋和缓，继用上方加山楂6g，川芎6g以增强活血化瘀之功。服至40剂，诸症均已消失，后随访3年，一直坚持上班，智力、睡眠、月经皆恢复正常。唯值阴雨天时，后头部稍有沉困感。

［秦增寿.河南中医，1983（4）：11.］

【诠解】伤后正气受损，则可导致气机不得宣通而反复发作疼痛。本案患者因外伤头部，损伤脑络，血溢瘀阻，清阳不升而致头痛剧烈、颈部强直，伴恶心、呕吐、嗜睡等症。故方中以桃仁、大黄为主药，桃仁苦辛泄滞散结；大黄入血分攻下瘀血，二者一破一行，相得益彰，使停滞积聚之瘀蓄，荡涤无存。本方并借芒硝咸以软坚散结，以助大黄、桃仁攻逐瘀积。桂枝深入血分，能温通血脉，鼓动血液循行，以利桃仁活血化瘀。甘草甘缓，以调和诸药峻烈之性。诸药相济，治疗外伤头痛收效。

二、损伤发热

施汉章医案

（滋液生津，健脾开胃）

韩某，男，50岁。初诊日期：1984年7月26日。

［病史］患者因腹痛、身热、发黄而住某医院，入院后确诊为胆结石而行手术治疗。术后高热，白细胞总数20×10^9/L多，考虑感染而使用抗生素、输液等治疗2周，高热不退。近4天来又发生腹泻，请中医会诊，用葛根芩连汤加藿

香、佩兰等治疗无效。后请余会诊。

[检查] 发热微汗，每日体温在 38~41℃，下利清水，日夜 20~30 次，味不甚重，无腹痛及肛门灼热感，尿黄量少，口渴不喜凉饮，不思饮食，疲乏少力，脉弦数，舌质红赤，苔黄黑糙厚无津。

[诊断] 胆结石术后感染。

[处理] 药物治疗：

处方：柴胡 10g，黄芩 10g，大青叶 15g，金石斛 10g，天花粉 10g，鲜芦根 30g，西洋参 10g（另煎代茶饮），干姜 10g。

功效：健脾开胃，滋液生津。

主治：胆结石术后感染。

制用法：水煎服，日 1 剂。分 2 次服。

二诊：7 月 28 日。药后身热腹泻均减，舌已有津而不燥。继服原方药 2 剂，身热渐退，体温降至 37~38℃，腹泻减至日夜七八次。舌苔转为薄黄。唯纳食不佳。以原方加太子参 12g，橘叶 10g，砂仁 4g（后下）。

功效：健脾开胃。

主治：胆结石术后感染。

制用法：水煎服，日 1 剂。分 2 次服。

三诊：8 月 2 日。服上方药 2 剂后，热退泻止，唯仍不思饮食。脉细数，舌质淡红，苔薄黄。继以健脾开胃法。

处方：太子参 15g，橘叶 10g，砂仁 4g（后下），黄精 10g，怀山药 10g，麦冬 10g，荷叶 10g，炒谷芽 10g，玉竹 10g。

功效：健脾开胃。

主治：胆结石术后感染。

制用法：水煎服，日 1 剂。分 2 次服。5 剂后胃纳转佳而获痊愈。

(《名老中医经验全编》)

【诠解】伤后发热主要是指受伤后积瘀或感受邪毒而生热，体温超过正常范围者。伤后脉络破裂，离经之血瘀滞于体腔、管道、皮下、肌腠之中，壅遏积聚，郁而发热。或皮肤破损后，污浊之物染触伤口而致外邪侵入机体，可产生发热；或因伤后气滞血凝，经络壅塞，积瘀成痈而发热；也可因出现过多而致阴虚血亏，阴不制阳，虚阳外越而成血虚发热等。

本例病情复杂，高热、腹泻，前医认为表证未解，邪热入脾作泻，以葛根芩连汤加味治疗。药后反而致腹泻加重，舌燥更甚。这是因为苦寒直折，既能化燥伤津，又能损伤脾阳而致腹泻加重。其因，高热、舌燥无津为湿热之邪化燥伤津，以柴胡、黄芩、大青叶以清肝胆之热，而以西洋参、芦根、花粉、石斛清热生津、甘苦合化。后期以健脾开胃之法同，病情痊愈。

钟育衡医案

（血虚发热，热而烦满）

马某，女，30岁。初诊日期：1980年10月17日。

［病史］产后第5天，突然恶寒发热（体温39.5℃），按感冒治疗无效，某院以高热待查收入院治疗。住院后经详细检查，除轻度贫血外，无阳性体征，诊断未定，用青霉素等抗生素治疗无效。9月2日转笔者医院治疗，1个月余仍无好转，今日邀余会诊。

［检查］每日上午发热甚（体温39℃以上），恶寒轻，倦怠、懒言，虽发热而近衣被，纳食呆滞，面色萎黄，二便调和，脉象沉数无力，舌苔薄白。

［诊断］产后感染。

［处理］药物治疗：方用补中益气汤加味。

处方：炙黄芪25g，红人参10g，炙甘草10g，陈皮5g，白术10g，当归10g，升麻3g，柴胡5g，川芎8g，申姜3g，大枣5枚。

功效：补益中气、甘温除热。

主治：产后感染。

制用法：水煎服，7剂，每日服1剂，水煎分3次温服。

二诊：恶寒已无，发热减轻（37.5℃），精神好转，饮食增加，面色萎黄。舌苔薄白，脉象虚缓。继服上方药1周，服法同前。

三诊：发热已止，余证皆大减，病人要求出院。据病情虽发热恶寒已退，但形体虚弱，气血未复，投八珍汤以善其后。

（董建华，等．中国现代名中医医案精华．北京出版社，1990．）

【诠解】本案证为产后血虚，外感袭表，日久不愈，中阳被伤，气虚下陷，阴火上乘，由外感转为内伤发热。本案患者因产后而发热，有轻度贫血，属血虚发热。因阴血亏虚，阴不制阳，虚阳外越而成血虚发热。《证治汇补·发热》指出："血虚不能化阳，阳元（浮）发热者，治宜养血。"《素问·逆调论》曰："阴气少而阳气胜，故热而烦满也。"方以益气补血、甘温除热，后期又以八珍汤气血并补治愈。

杜宁医案

（清热除烦，白虎汤加减）

王某，男，37岁。

[病史] 右胫腓骨开放性骨折，急诊行切开复位钢板螺丝钉固定术。

[检查] 术后5天高热不退，每天最高体温达40.2℃，白细胞计数 $11 \times 10^9/L$，中性0.80，切口干燥，面红目赤，唇焦口干，大便自解，苔黄腻质红，脉洪滑数。

[诊断] 右胫腓骨开放性骨折术后感染。

[处理] 药物治疗：

处方：生石膏60g，知母12g，甘草6g，金银花12g，黄芩12g，赤芍12g，牡丹皮12g。

功效：清热除烦、活血化瘀。

主治：右胫腓骨开放性骨折术后感染。

制用法：水煎服，日1剂，分2次服。上方连服3剂，体温恢复正常。

（《骨伤科效验方集》）

【诠解】机体皮肤破损后，污浊之物染触伤口而致外邪侵入机体，可产生发热；或因伤后气滞血凝，经络壅塞，积瘀成痈而发热；比如创伤感染、开放性骨折感染、血肿感染引起的发热，破伤风、气性坏疽等引起的发热，均属于邪毒热范围。此病案为术后高热，术后外感温邪，邪入里致热，而正盛邪实，正邪相搏见唇焦口干，脉洪滑数等症。所以以石膏为主药，以清气分之热，配以知母、金银花、黄芩，助石膏清肺胃之热。在《伤寒论》之白虎汤基础上加减，予辨证施治，收效甚好。

袁胜医案

（风痰上壅，闭阻脑窍，气机逆乱，阴阳失调）

王某，男，59岁。初诊日期：2001年8月1日。

[病史] 2个月前突发右侧肢体无力，大汗淋漓，呕吐，昏迷，某医院CT提示：右基底节、内囊区血肿20mm×20mm×20mm。2天后清醒，但遗舌强、语言不利、发热多汗、咳嗽痰多、右侧肢体瘫痪。经支持、对症、降压、抗感染治疗20余天，无明显好转出院，求治中医。

［检查］形体壮盛，呼吸气粗，喉中痰鸣，语言不利，频频咳吐大量稀白痰涎。时发热（体温 37.1~37.8℃），头昏微晕，疲乏纳差，眠差多梦。舌暗、苔白厚，脉弦滑。检查左侧肢体瘫痪，不能自主运动，呈拘挛状态，血压：170/95mmHg（22.7/12.7kPa）。

［诊断］脑卒中。

［处理］药物治疗：先后以温胆汤合桃红四物汤加减并配合针灸治疗月余。

9月16日二诊：精神好转，睡眠饮食改善。舌不强，肢体功能显著改善。可扶杖行走约30m，天气凉爽，而患者仍呼热不已，不欲衣被，时时大汗如雨，汗出热减则流清涕，痰涎壅盛，呼吸气紧。舌暗，苔薄白，脉浮缓。血压：145/85mmHg（19.3/11.3kPa）。证属表虚伤风，营卫不和兼肺卫不固。治以桂枝加厚朴杏子汤。

处方：桂枝、厚朴、白芍各12g，甘草9g，生姜3片，白术、丹参、大枣各15g，苦杏仁10g，牡蛎20g。

功效：宣肺降气，平喘，助脾运湿。

主治：脑出血。

制用法：水煎服，每天1剂。分2次服。

三诊：9月17日。发热、汗出、咳痰显著好转。再服2剂后热退、汗止，胸咽畅通而无痰涕。后以中药配合针灸治疗，肢体功能基本恢复。

［袁胜．新中医，2004（10）：67．］

【诠解】本案患者因脑出血，风痰上壅，闭阻脑之窍络，致气机逆乱，阴阳失调，而见大汗、呕吐、昏迷等诸症；盖大汗出而腠理疏，风邪随袭，故又增身热汗出之症。虽经数月治疗，但未痊愈。故以桂枝汤和营卫为主，加苦杏仁、厚朴以宣肺降气，平其痰喘，曹颖甫谓桂枝汤有扶脾之功，更加白术以助脾运湿，绝生痰之源；牡蛎助以敛汗；诸药互用，共解身热。

吴少怀医案

（湿热在腑，表里未和）

刘某某，女，64岁，农民。初诊日期：1963年5月14日。

［病史］患者因胆结石，胆囊炎，并发阻塞性黄疸，于1963年3月31日上午急症住院，行胆囊切除术及胆总管十二指肠吻合术。术后40余天来，仍持续发热，身倦无汗，厌食，恶心呕吐，大便干燥，腹部刀口裂开3~4cm，有棕黄

色稀水流出，虽经各种抗生素、激素、输液、输血等治疗，效果不明显，于5月14日邀诊。

[检查] 现症，手术后40余日，每日午后恶寒，发热，无汗，头晕目胀，口苦咽干，心烦，喜呕，胸胁闷满，纳呆少饮，大便干燥，色黑如栗，4~5天1次，小便黄热，神倦乏力，烦躁不安，皮肤干燥，腹部裂口有玉米粒大，裂口深约0.7cm，分泌物不多，体温39.6℃，查血常规，血红蛋白94g/L，红细胞3.2×10^{12}/L，白细胞3.4×10^9/L，中性0.66，淋巴0.31，单核0.03。舌苔无，质嫩绛，有裂隙而润，脉沉细数。

[诊断] 胆结石术后。

[处理] 药物治疗：秦艽鳖甲散加减。

处方：青蒿9g，炙鳖甲6g，地骨皮9g，炒知母6g，秦艽9g，炒黄芩4.5g，生黄芪9g，当归4.5g，党参6g，全瓜蒌9g。

功效：急则治标，先清透少阳，和解表里。

主治：胆结石术后感染。

制用法：水煎服，日1剂。分2次服。

二诊：5月19日。服药5剂，恶寒已除，发热也减，身润有汗，白㾦晶莹，腹部刀口分泌物已无，尚有口苦咽干，心烦喜呕，胃不思纳，喜进温饮，大便畅行，小便黄热，舌质暗红无苔，仍有裂隙，脉转细滑，体温37.7℃，正能胜邪，湿热外透，按上方去黄芪、瓜蒌、加白扁豆9g，通草6g。

功效：和解表里。

主治：胆结石术后感染。

制用法：水煎服，日1剂，分2次服。

三诊：5月21日。服药2剂，诸症均减，发热已退，白㾦渐消，小便正常，胃已思纳，尚有恶心作呕，体温37.2℃，血红蛋白95g/L，红细胞3×10^{12}/L，白细胞2.3×10^9/L，中性0.56，淋巴0.44，舌红，苔少，脉濡细，病已渐愈，余邪未清，并停用抗生素。按二诊方去黄芩、白扁豆、通草；加陈皮6g，竹茹6g，花粉9g，乌梅2个。水煎服。

四诊：5月24日。服药3剂，恶心作呕已除，胃能纳谷，创口生肌，身倦无力，体温37℃，复查血红蛋白100g/L，红细胞3.25×10^{12}/L，白细胞8.3×10^9/L，中性0.68，淋巴0.30，病已近愈，舌淡少苔，脉静身凉，但气血未复，改用八珍汤加味调理善后。

方药：党参9g，生白术9g，茯苓9g，生甘草3g，当归9g，炒杭芍9g，生地黄 9g，川芎 1.5g，秦艽 9g，地骨皮 9g，木蝴蝶 6g，炒谷芽 6g。

功效：补益气血。

主治：治气虚、血虚者。

制用法：水煎服，日 1 剂，分 2 次服。

服药 5 剂后，体力渐增，伤口愈合，体温正常，停药调养，并于 1963 年 6 月 15 日痊愈出院。

（吴少怀医案整理组编写 . 吴少怀医案 . 山东人民出版社，1978.）

【诠解】本案患者胆有湿热，症未解，故损伤气血，病发如劳热，缠绵不退，创口不合。其症见午后恶寒发热，头晕目胀，口苦咽干，心烦善呕，胸胁闷满，是邪居少阳；大便干、小便黄，烦躁不安，是湿热在腑；表里未和，神倦乏力，皮肤干燥，为正虚邪实，耗损气血，营卫虚疲，应先清透少阳，和解表里。故以秦艽鳖甲散去柴胡，加青蒿、黄芩清透少阳，苦降泄热，黄芪、党参益气扶正，全瓜蒌通腑润肠，药后身润有汗，白痦晶莹，湿热外透，诸症减轻。三诊后，脉静身凉，更方八珍汤加味，气血双补，体力渐增，热退伤愈。

三、损伤昏厥

焦树德医案

（瘀血郁壅血瘀发，复元活血汤一把抓）

付某某，男，45 岁。初诊日期：1985 年 2 月 6 日。

［病史］车祸外伤昏迷 10 天。患者于 1985 年 1 月 26 日被汽车撞伤，肢体多发性骨折，出血性休克，昏迷。5 天后出现黄疸。拍 X 线片示左股骨、肱骨骨折，左第 2 前肋骨骨折。CT 检查示：右额骨区硬膜下积液。化验：丙氨酸转氨酶 133U，总胆红素 106.0μmol/L，白细胞总数 29.8×10^9/L，中性粒细胞占 0.88。尿常规：蛋白（＋）。红细胞 5~10，白细胞 7~10。经内外科及重症监护室医师共同会诊后。诊断为：①创伤性休克；②感染中毒性脑病；③左侧肢体多发性骨折；④硬膜下血肿；⑤外伤性黄疸；⑥败血症。

［检查］患者处于昏迷状态，瞳孔等大，对光反射存在。膝腱反射可引出，巴宾斯基征阳性。皮肤巩膜黄疸，大便已数天未解。舌苔黄而少津，脉数略滑。

［诊断］①创伤性休克；②感染中毒性脑病；③左侧肢体多发性骨折；④硬膜下血肿；⑤外伤性黄疸；⑥败血症。

[处理] 药物治疗：以复元活血汤加减。

处方：柴胡 10g，当归尾 10g，炙穿山甲 6g，红花 10g，赤芍 15g，桃仁 10g，大黄 5g（另包），刘寄奴 12g，骨碎补 12g，荆芥穗 6g，远志 10g，石菖蒲 10g，茵陈 15g，茯苓 12g。

功效：活血祛瘀，退黄生新。

主治：外伤性昏迷。

制用法：水煎服，日 1 剂。分 2 次服。3 剂。

另：十香返生丹 1 丸，局方至宝丹 1 丸，每日服 2 次，随汤药服。

二诊：2 月 8 日。患者神志渐清，已能点头示意。偶有应答，有时骂人。昨日行大便 2 次，今日 1 次，为酱色软便。微有烦躁，有轻度违拗现象，膝反射亢进，巴宾斯基征阳性。白睛，皮肤发黄较前次为轻。舌苔中部略白，脉象数略弦，较前次和缓。据此脉症知病情有所好转。再守前法，佐以清热安神之剂。上方去炙穿山甲、石菖蒲、荆芥穗，加连翘 12g，花粉 12g，黄芩 10g，栀子 5g，生赭石 30g（先下），改大黄 3g（另包），骨碎补 15g，远志 12g。

功效：重镇安神。

主治：外伤性昏迷。

制用法：水煎服，日 1 剂，分 2 次服。3 剂。去十香返生丹和局方至宝丹。加牛黄清心丸 1 丸，每日服 2 次，随汤药服。

三诊：2 月 13 日。患者虽已清醒，但尚对事物反应迟钝，只能答应 2、3 个字，较上次安静。已能自己饮食，目黄已退。舌苔已化为薄白，舌润泽。现大便日行 2 次，软便，腹部发胀。脉象略数细稍有弦意，趺阳脉略滑，整个脉象已现缓和之意。据此脉症知瘀血渐行、热邪渐清，但惊气入心之症尚存。治在前法中加重清心开窍，镇惊醒神之品，并增转舌散意以治之。

处方：柴胡 10g，当归尾 9g，红花 9g，赤芍 12g，花粉 12g，桃仁 9g，炙穿山甲 6g，大黄 3g（先下），骨碎补 12g，全蝎 6g，羌活 6g，珍珠母 30g（先下），远志 12g，石菖蒲 12g，郁李仁 6g，蜈蚣 3 条，半夏 10g，茵陈 15g，茯苓 15g，木香 10g。

功效：清心开窍，镇惊醒神。

主治：全身多发性损伤。

制用法：水煎服，日 1 剂，分 2 次服。5 剂。另：十香返生丹 1 丸，每日服 2 次。

四诊、五诊：黄疸已退，大便已通。神志尚模糊朦胧。宜加强活血开窍、化痰醒神之力。改用通窍活血汤合白金丸方加减，并配用苏合香丸、清开灵。又服药10余剂，即渐清醒识人，渐渐能读报纸，据肾主骨理论，加强补肾以强壮筋骨，又加川续断配合骨碎补等为转入治疗骨折增强内在力量。此后即进入骨折的治疗，经过中西医结合治疗于1985年6月15日痊愈出院。

（《名老中医经验全编》）

【诠解】因损伤引起的意识障碍或意识丧失为昏厥，多见于脑震荡、脑挫伤、脑受压、脂肪栓塞综合征、出血过多等。

患者车祸，头部受伤，伤及大脑，脑为元神之府，伤后颅内积瘀，元神受损而致昏厥。故神昏不省人事，瘀血郁壅，久瘀不散而致血瘀发，先用复元活血汤以活血祛瘀，退黄生新血，新血生则脉通，利于神志清醒，为加强活瘀的药力，另加刘寄奴、骨碎补，佐少量茵陈、茯苓以清胆利湿，利于退黄。再配荆芥穗引药上行，以活瘀醒神。另加内服丸剂十香返生丹和局方至宝丹助醒神开窍。

二诊时症脉均见减轻，但有烦躁、骂人，脉弦象，而加重清心热之品，加连翘、栀子、黄芩，并加生赭石重镇安神。四诊时黄疸已退，唯神志尚朦胧，据"瘀血在上，其人善忘"的理论，改用通窍活血汤以加强活血开窍之功，并合用白金丸化痰清心以醒神。服药10剂后，即完全清醒，言语正常。出院后，无任何后遗症。

四、伤后癃闭

岳美中医案

（化水之源枯竭，以生脉散扶正）

范某，男，56岁。

［病史］因被重物压伤，多处骨折，休克住院。继而小便短少，几近无尿（日夜百余毫升），尿中且有少量蛋白及红细胞，非蛋白氮54.5mg/dl。前医曾投以八正散加味，小便虽有增加，但每日仍约1000ml。

［检查］询其病情，有时微感恶心，尿黄，便稀如水，口干舌苔稍黄，脉数。

［诊断］挤压综合征。

［处理］药物治疗：给予温胆汤加减，药用陈皮、清半夏、赤苓、竹茹、枇

杷叶、生姜、太子参、麦冬、五味子、丹参、制乳没等。药后翌日小便激达1880ml，乃续进前方药，小便日达 2000~3000ml，小便及非蛋白氮化验亦渐趋正常。

（《名老中医经验全编》）

【诠解】 伤后癃闭是指排尿困难，甚至小便闭塞不通的一种证候。点滴短少，病势较缓者称为癃；小便不通，欲解不得，病势危重者称为闭。《类证治裁》说："闭者，小便不通，癃者，小便不利"。"闭则点滴难通……癃为滴沥不爽。"

患者因伤后出血量多，疼痛剧烈，精神紧张，大汗淋漓，阴液大耗，化水之源枯竭，水道通调不利，不能下输膀胱，亦可致成本病。津亏液耗者，汗出、亡血、渴而能饮、口咽干燥。病者因气虚阳弱。升降失宜，小便不利，故以生脉散扶正，丹参、乳没和血止痛，标本兼治，共奏其效。

戴丽三医案

（湿热蕴积于内癃闭，六一平胃二散加减）

邵某，男，40 余岁。

［病史］体质素健，曾患痔疮，经数次开刀割治未愈。于 1949 年春再次复发，流血不止，入昆明某医院再次手术割治。术后数月，体质尚未恢复，随即并发"尿路感染"，小便不通，胸腹胀痛，每天均须导尿。病者痛苦不堪。然邵某早年曾留学德国，素不信中医。

［检查］时患者已卧床不起，面垢发热，自汗，懒言，身重而痛。小便不通，脉象濡细，苔白腻。病属癃闭，系由暑湿内蕴，膀胱气化不利所致。

［诊断］尿潴留。

［处理］药物治疗：方用平胃散合六一散加扁豆。

处方：炒苍术 9g，炒厚朴 9g，广陈皮 6g，六一散 9g（布包煎），扁豆 9g，甘草梢 4.5g。

功效：清暑，利湿，泻热，燥湿，健脾，理气，除满。

主治：尿潴留。

制用法：水煎服，日 1 剂。分 2 次服。

方中六一散利湿泻热，平胃散燥湿健脾，理气除满，加扁豆清暑利湿。全方解暑利湿，通利小便。

二诊：上方服 1 剂，发热退其半，身痛全止，面垢渐退，腻苔渐消，小便略通。再踵前意，加通阳化气之品。易方用大橘皮汤加减。

处方：六一散 9g，炒泽泻 9g，炒白术 9g，茯苓 16g，猪苓 9g，桂枝 9g，干姜 9g，广木香 3g，广陈皮 6g，扁豆 9g，槟榔 6g。

功效：通阳、化气、利湿、泻热。

主治：尿潴留。

制用法：水煎服，日 1 剂，分 2 次服。

大橘皮汤原方，由二苓、泽泻、白术、桂枝、陈皮、木香、槟榔、滑石、甘草等组成，系六一散合五苓散加味。五苓散化气利尿，六一散利湿泻热，槟榔为坠下之品，又能消胀利水，陈皮、木香利气，余加扁豆解暑利湿。尤妙在干姜配桂枝，用以温阳化气，促使小便通利，《素问·灵兰秘典论》曰："膀胱者，州都之官，津液藏焉，气化则能出矣。"方中用姜、桂两味者即本此义也。

三诊：服上方后，发热全退，小便较昨畅通，患者乃以悦快之声调告余曰："小便经化验，菌已减少十分之二矣！"唯因病久体弱，精神疲倦，饮食欠佳，脉弱无力，舌苔薄白。应益气健脾，增强机体抵抗力。方用局方六君子汤。

处方：苏条参 15g，炒白术 12g，法半夏 9g，炙甘草 6g，陈皮 6g，烧生姜 3 片，大枣 3 枚，茯苓 15g。

功效：益气、健脾、燥湿、利水、和胃、补中。

主治：尿潴留。

制用法：水煎服，日 1 剂，分 2 次服。

本方培元固本，使气足脾运，则诸脏受荫，不仅膀胱功能可望恢复，体力亦可因之增强。方中条参补益元气，白术、茯苓健脾燥湿而利水，陈皮利气，法半夏燥湿降逆，炙甘草甘温益气，和胃补中，姜枣补益元气。

四诊：精神大佳，小便稍长，已不必再导尿，脉已有力。今虽气足脾运，但尿中尚有细菌。系余邪未尽，还应正本清源，三焦并治，以根治其癃闭。方用局方清心莲子饮和《类证治裁》萆薢分清饮合方化裁。

处方：黄芪 15g，白术 12g，升麻 6g，焦黄柏 6g，萆薢 9g，橘核 6g，茯苓 16g，莲子 9g，石菖蒲 3g，车前子 9g，甘草梢 4.5g，淡竹叶 9g，灯心草 1 束。

功效：养阴、祛湿、化浊、通窍、清热、利尿。

主治：尿潴留。

制用法：水煎服，日 1 剂，分 2 次服。

方中黄柏坚肾益阴，最能祛湿，且能利小便之湿结。橘核行肝气，石菖蒲化浊通窍。萆薢、茯苓、草梢、车前子、灯心草、竹叶清热利尿。妙在加黄芪、升麻益气升举，助以白术、莲子健脾运湿。全方合用，以增强三焦气化。《素问·灵兰秘典论》曰："三焦者，决渎之官，水道出焉。"上焦不宣，则下焦不通，开其上则下自通，此治癃闭之关键所在，本方主治在下而兼及中上，使三焦气化畅行而水道自通也。

五诊和六诊均依上法加减，唯白术一味，自12g加至30g，因扶脾大有助于利水也。如是施治，小便中所含细菌，由7万减至4万。服本方第2剂后，即降至2000，服3剂后竟减至200。至使小便全通，毫无痛苦，诸症告愈。患者欣喜异常，握手言谢，深悔昔日鄙视中医药之咎也。不日出院，嘱以桂附八味丸调理。复查验尿，细菌全无，且已精神焕发，体健如常矣！

（戴丽三. 戴丽三医疗经验选. 人民军医出版社，2011.）

【诠解】癃闭证，有虚实，其要不外水道，气机阻滞。本案患者初期亦实证。《素问·至真要大论》曰："必伏其所主，而先其所因。"损伤之后，湿热之邪蕴积膀胱，或逆行感染，酿成湿热，湿热阻遏膀胱，致使气化失常，小便滴沥难行。审证求因，病由暑湿引起，必解暑利湿方可以治癃闭，扶正亦或驱邪外出，最后专治下焦，但加重白术以健中，用升麻、黄芪以举上，其要义已在第四诊中说明。

刘明武医案

（逐瘀利水，活血通闭）

郭某，男，34岁，工人。初诊日期：1975年9月10日。

［病史］该患者被制砖机绞伤左下肢，股骨和胫腓骨骨折。住院2天后突感头晕乏力，食少纳呆，恶心呕吐。

［检查］面色㿠白，精神萎靡，气短喘促，全身水肿，两腿肿势按之没指，舌暗紫边有瘀点，苔灰腻而干，脉沉涩。查体：体温36.12℃，脉搏115/分，呼吸28/分，血压83/60mmHg（11.0/8.0kPa）。血常规：白细胞$17.5×10^9$/L，中性粒细胞0.86，淋巴0.14，血钾5.5mmol/L，血钠145mmol/L，二氧化碳结合力15.8mmol/L。肾功能：尿比重1.026，尿素氮29.5mmol/L，肌酐4.2mg%，尿量每日200ml，尿常规：蛋白（++++），白细胞（4~8）$×10^9$/L，颗粒管型3~5个。

［诊断］急性肾衰竭。

［处理］药物治疗：方药：血府逐瘀汤加减。

处方：当归20g，白茅根、桃仁各25g，川芎8g，赤芍、桔梗、红花、枳实、柴胡、大黄各 10g，甘草 5g，丹参 30g，瞿麦 15g，大腹皮 50g，天麻 10g，半夏 8g。

功效：逐瘀散结，通腑泻浊，清利水道。

主治：急性肾衰竭。

制用法：水煎服，日 1 剂，分 2 次服。2 剂，尿量每日达 1000~1600ml，水肿减，呕吐止，喘促平。

二诊：去天麻、半夏，加黄芪 35g，继服 8 剂，神清纳香寐安，面色红润，水肿消退，尿量正常，经各项理化检查均无异常发现。病愈后随访 3 年未见复发。

[刘明武. 新中医，1981（2）：63.]

【诠解】严重外伤或脊柱骨折脱位合并截瘫，瘀血遏阻于经络之间，致经络闭阻，膀胱气化功能障碍，使窍隧不通，而产生癃闭。经络瘀滞者，伤后腹胀满，烦躁，渴不思饮，漱口不欲咽，小便不利，治宜逐瘀利水，活血通闭。

本案因外伤致瘀，瘀血凝滞，滞血不通而出现癃闭，是以血府逐瘀汤、逐瘀散治，并加以瞿麦、大腹皮等清利小便，以达水肿消退之功，二剂后加补气药黄芪，以补其虚之象。

方药中医案

（气阴两虚合并血瘀，补肾为主活血化瘀）

刘某，女，52 岁。初诊日期：1977 年 4 月 9 日。

［病史］1976 年 12 月开始阴道出现不规则出血。1977 年 3 月 7 日经某医院诊断为子宫腺瘤，于 4 月 8 日手术。手术中出血甚多，曾输血 3000ml。手术后小便点滴俱无，出现恶心呕吐，曾用西药利尿脱水药呋塞米（速尿）及甘露醇等，28 小时后小便仍点滴俱无。

［检查］血二氧化碳结合力为 14.82~16.16mmol/L，33~36（vol）%，非蛋白氮 102mg%。

［诊断］急性肾衰竭、酸中毒，于 4 月 9 日下午请方老会诊。诊查：患者呈急性病容，恶心呕吐，小便点滴俱无。脉沉细无力而数，舌胖嫩，色稍青紫，苔薄白而润稍黏，汗多。辨证、治法：患者主要症状为小便点滴，但无恶心呕吐，脾胃主运化、司受纳，肾主水，因此第一步定病位在脾肾。患者为 52 岁女性，肾气衰败之龄，术前有阴道不规则出血，手术中又大量失血，诊时脉沉细

无力而数，舌胖嫩，舌稍青紫，苔薄白而黏不干，且汗出淋漓，不但是气血两虚，而且有血瘀之象，因此第二步定性为气血两虚合并血瘀。分析患者发病过程，术前有不规则出血，术中有大量失血，揭示原发病在肾，继发于脾，血虚在先，气虚在后。因此第三步重点在于肾阴虚竭，其总的辨证则为脾肾虚衰、肾病及脾，证属气阴两虚合并血瘀。因此第四步治病求本，治疗应以补肾为主，和胃降逆，活血化瘀为辅。虽其重点在肾，但必须考虑，肾之所不胜为脾和所胜为心，所以第五步在补肾同时，还应助脾和胃养心。基于上述分析，以黄芪地黄汤、生脉散为主方加减。

处方：东北人参15g（另煎兑入），党参24g，黄芪30g，麦冬12g，五味子9g，细生地黄30g，苍白术（各）12g，白芍15g，牡丹皮12g，茯苓30g，泽泻12g，淡竹茹12g，川、怀牛膝（各）15g，川芎9g，红花9g。

功效：补肾和胃，活血化瘀。

主治：急性肾功能不全。

制用法：水煎服，日1剂，分2次服。

上方嘱煎3剂，每剂煎250ml，共煎750ml，每1~2小时服50ml，连续服。并嘱另用艾叶120g，食盐120g，混合炒热后湿熨肾区。

3小时后开始服药，药后2个半小时即开始排尿，以后尿量逐渐增多，次日全日尿量为1500ml。

二诊：4月11日。再请会诊，患者精神转佳，小便正常，呕吐恶心消失，仍予前方去川、怀牛膝，每日1剂。

4月14日检查非蛋白氮下降至30mg%，二氧化碳结合力上升至25.60mmol/L（57vol%）。4月24日查，非蛋白氮仍为30mg%，二氧化碳结合力为22.23mmol/L（49.5vol%）。患者急性肾功能不全得以治愈。

（《名老中医经验全编》）

【诠解】患者因手术后出现小便点滴俱无，癃和闭都指小便困难，只是它们程度不同，闭重于癃。小便的通畅有赖于肾和膀胱的气化作用，从整体关系来看，还有赖于三焦的气化和肺、脾、肾的通调，转输蒸化，患者因术前阴道不规则出血，病位在肾，术后出现小便点滴俱无，因肾病及脾，是以补肾为主兼补脾之意。

杜宁医案

（气水属一家，治气则治水）

王某，女，62岁。

[病史] 腰椎间盘突出症术后小便不能自解，留置导尿已 7 天。

[检查] 体温正常，面色㿠白，苔薄质淡而胖，脉弱。

[诊断] 腰椎间盘突出症术后。

[处理] 药物治疗：予以补中益气汤。

处方：炙黄芪 60g，党参 12g，炒白术 12g，当归 12g，炙升麻 9g，陈皮 9g，炙甘草 6g，生麻黄 6g。

功效：补中益气，化气利水，

主治：腰椎间盘突出症术后小便不畅。

制用法：水煎服，日 1 剂，分 2 次服。药服 3 剂，始有便意，再服 2 剂，拔管而小便自解。

（《骨伤科效验方集》）

【诠解】《证治汇补·癃闭》："有热结下焦，壅塞胞内……有脾虚气弱，通调失宣者。"本案因脾虚气弱，通调失宣而致癃闭，故用补中益气汤加减，方中重用黄芪，补中益气，妙加生麻黄，升清降浊，化气利水，而通小便，药仅 5 剂，小便自解。充分说明了"气与水本属一家，治气则是治水"的道理。

五、伤后便秘

李斯炽医案

（养心培肾，滋血润肠）

樊某，男，63岁。初诊日期：1963 年 6 月 20 日。

[病史] 曾患痔瘘，手术后大便困难，近年来登 3 层楼即觉气喘，血压偏低，平时心累心跳。

[检查] 经医院检查，有心脏疾病，两膝关节酸痛。此心肾阴亏，血虚肠燥之象。

[诊断] 痔瘘术后，大便困难。

［处理］药物治疗：

处方：柏子仁 24g，生地黄 30g，枣仁 30g，丹参 30g，茯神 30g，天冬 30g，麦冬 30g，菟丝子 30g，牛膝 21g，肉苁蓉 21g，何首乌 30g，枸杞子 18g，知母 18g，郁李仁 18g，当归 30g，火麻仁 30g，苏子 15g，黑芝麻 21g，山药 30g，甘草 9g。

功效：养心培肾，滋血润肠。

主治：痔瘘术后，大便困难。

制用法：上药为丸，每服 9g，1 日 3 次。

二诊：同年 10 月，服上方后，上楼已不气喘，心累心跳缓解，唯大便尚不通畅，再本前法。

处方：柏子仁 24g，丹参 30g，生地黄 30g，麦冬 30g，白芍 30g，枣仁 24g，肉苁蓉 21g，菟丝子 30g，枸杞子 18g，女贞子 30g，郁李仁 18g，火麻仁 30g，桃仁 15g，苏子 15g，当归 30g，黑芝麻 21g，党参 30g，甘草 9g。

功效：养心培肾，滋血润肠。

主治：痔瘘术后，大便困难。

制用法：上药为丸，每服 9g，1 日 3 次。

1964 年 6 月 18 日来信说："服前方后，上楼不但不气喘，而且可以跑上去，大便已接近正常，经检查心脏未见异常，肛门不狭窄。"要求再拟丸方以巩固之。

处方：柏子仁 24g，丹参 30g，生地黄 30g，枣仁 24g，麦冬 30g，天冬 21g，肉苁蓉 21g，女贞子 30g，枸杞子 21g，菟丝子 30g，何首乌 30g，郁李仁 21g，火麻仁 24g，杏仁 12g，苏子 12g，莱菔子 30g，党参 30g，山药 30g，甘草 9g。

功效：养心培肾，滋血润肠。

主治：痔瘘术后，大便困难。

制用法：上药为丸，每服 9g，1 日 3 次。

（《李斯炽医案》）

【诠解】本案为老年肾水不足，故两膝关节酸痛，肾病传心，即出现心累心跳，稍事劳动即觉气喘等心阴不足，心阳偏亢情况。肾司二便，阴液不足，大肠已嫌干涩。复加痔瘘术后失血，血虚阴亏，不能滋润大肠，血亏则肠内燥，发为秘。常有头晕目眩，心悸气短。故用枣仁、茯神、天冬、菟丝子、肉苁蓉、枸杞子、知母、山药等大量滋养药以培心肾之阴。用当归、生地黄、何首乌、白芍、枣皮、女贞子、丹参以生血。用党参、茯神、甘草以助气。用柏子仁、郁李仁、火麻仁、黑芝麻、桃仁、杏仁以润肠，用牛膝、苏子、莱菔子以速下其热，诸药共奏养心培肾，滋血润肠之效。

何文绍医案

（活血逐瘀腹胀满，清热通便抵当汤）

杨某，男，42岁。

［病史］因车祸于1999年3月6日急诊入笔者医院骨伤科，经X线摄片诊断为腰3~5椎体压缩性骨折。经骨伤科常规处理，外伤后4天未排便，伴腹痛、腹胀，患者要求服中药。

［检查］低热37.8℃，汗出，口干，食欲减退，舌紫红，苔黄干，脉弦细略数。

［诊断］腰3~5椎体压缩性骨折。

［处理］药物治疗：用抵当汤加甘草。

处方：水蛭、桃仁各10g，虻虫6g，大黄12g，甘草5g。

功效：活血逐瘀，清热通便。

主治：腰3~5椎体压缩性骨折排便不畅。

制用法：水煎服。服药3小时后即排便，便质软，服第2次药后又排便1次，腹痛、腹胀消失，热退，体温36.7℃，思食，舌淡红，苔薄白，脉缓有力。遂停服上方，以沙参麦冬汤加丹参、当归，调理善后。

［何文绍.新中医，2003（11）：53.］

【诠解】便秘指排便间隔时间延长，或有便意而排便困难。损伤较重，常可出现便秘。胸、腹、脊柱、骨盆等损伤，瘀血蓄积腹中，由于血瘀气滞，肠道传导功能失常，而致便秘。

外伤后因瘀血内阻，加之卧床，致气机不畅。症见腹部胀痛，腹满腹胀，腹中坚实，疼痛拒按。无排便，腑气不行，瘀阻易化热，又可影响外伤的修复。故用抵当汤功下瘀热，加甘草缓和水蛭、虻虫、大黄峻烈之性。

六、损伤腹胀

林如高医案

（气血两伤，散瘀健脾）

孙某，男，30 岁，福州三叉街清洁工。初诊日期：1980 年 12 月 14 日。

[病史] 患者 3 天前不慎被垃圾车的车柄撞伤腹部，患处肿胀剧痛，伴腹胀、纳呆、便秘，曾经就诊某医院伤科，经服中药及外贴镇江膏等处理未见效。

[检查] 面色稍红，痛苦面容，弯腰捧腹，舌质暗，脉弦紧。上腹部肌紧张，轻度肿胀，有少许瘀点，拒按，触痛明显，无反跳痛，腹鸣音尚正常。

[诊断] 腹部内伤（气血两伤型）。

[处理] 药物治疗：方药：散瘀健脾汤。

处方：麦冬 15g，杏仁 15g，枳壳 10g，当归 10g，郁金 15g，茯苓 15g，红花 5g，陈皮 10g，茜草 15g，泽兰 10g，青皮 5g。

功效：活血，化瘀，理气。

主治：腹部内伤。

制用法：水煎服，日 1 剂，分 2 次服。连服 3 剂。外敷软吊散。服药后，患者腹痛明显减轻。以后改为腹部逐瘀汤。

处方：郁金 10g，翻白草 15g，苏木 15g，槟榔 10g，红花 10g，大黄 15g，泽兰 10g，三棱 10g，怀牛膝 15g。

功效：活血，化瘀，理气。

主治：腹部内伤。

制用法：水煎内服 4 剂，每日 1 剂。分 2 次服。外敷活血散。4 天后腹痛消失，无腹胀，纳食正常。

（张文康. 中国百年百名中医临床家丛书. 中国中医药出版社，2003.）

【诠解】正常人体胃肠道内存在 100~150ml 的气体，分布于胃及结肠部位。当损伤后，胃肠道功能发生改变，胃肠道内存在过量的气体时，即可出现腹胀。《素问·缪刺论》说："人有所堕坠，恶血留内，腹中满胀，不得前后。"此患者腹伤为气血两伤，治以活血化瘀，佐以理气。在治疗腹部损伤时，要区别新伤与陈伤。陈伤又要分实证与虚证，实证宜破瘀散结、润肠通腑，可用少腹逐瘀汤；而虚证宜益气养血、化瘀生新，可用八珍汤、十全大补汤。初诊以枳壳、陈皮以行气，以茜草、郁金化瘀止痛；麦冬、当归滋阴补血、健脾。服药后症状缓解。二诊时加重了行气活血之药，加大黄、三棱破瘀血，配外敷活血散，内外配合，治愈疾病。

陈列医案

（活血化瘀，止痛消胀）

徐某，男，29岁，工人。初诊日期：1997年9月19日。

[病史] 从2楼掉下致腹痛、腹胀2天。

[检查] 症见神清，生命体征正常，腹满，腹胀，腹中坚实，疼痛拒按，按则痛甚，纳呆，口渴，发热，舌红苔黄厚而腻。腹部B超未见异常。肠鸣音亢进，依其重症可辨证为血瘀之腹胀腹痛。

[诊断] 外伤性腹胀。

[处理] 药物治疗：

处方：当归9g，赤芍9g，黄芩9g，桃仁9g，红花12g，大黄18g，芒硝9g，槟榔9g，柴胡9g，牡丹皮9g，连翘12g，甘草9g。

功效：活血，化瘀，止痛，消胀，通便。

主治：外伤性腹胀。

制用法：水煎服，日1剂。分2次服。

（《骨伤科效验方集》）

【诠解】患者因摔伤所致腹胀、腹痛，腹中坚实，疼痛拒按，可知其中有瘀。主因遏久生热产气，浊气积聚，腑气不通，则发为腹胀。因腹部B超未见内脏器官破裂及出血，故用药物辨证调理。方中以当归、赤芍、桃仁、红花活血化瘀，配以调胃承气清下燥热。再配理气疏肝，利气行滞之柴胡、槟榔，诸药合用，共奏泻下瘀血，止痛消胀通便之效。

祝谌予医案

（先以益气摄血，次以疏肝和胃）

金某，女，42岁，农民。初诊日期：1979年12月21日。

[病史] 腹胀、腹痛7年，加重4年。患者1972年因绝育行输卵管结扎手术，术后1周出现腹胀、腹痛伴发热，当地医院诊为结核性腹膜炎，予抗感染

及抗结核治疗 3 个月，症状好转而停药。1975 年后出现发作性腹胀、腹痛，伴呃逆、恶心、呕吐，腹部起包块，无排便及排气，曾先后多次在天津、张家口等地住院，按粘连性肠梗阻治疗而好转。今年 8 月始，大便鲜血量多，腹胀腹痛加重。

[检查]腹部膨隆，左下腹凸起，压痛明显。腹透及腹平片肠管轻度扩张，未见机械性肠梗阻征象。肛镜可见多个痔核。血沉、肝功能、血常规及"OT"试验均正常。

[诊断]结扎术后肠粘连、内痔出血。

[处理]药物治疗：拟补中益气汤合四生丸加减。

处方：生黄芪 30g，党参 10g，白术 15g，柴胡 10g，黑升麻 5g，黑芥穗 10g，生地黄 10g，生荷叶 10g，生艾叶 10g，生侧柏 15g，生地榆 30g，炒槐米 10g，白芍 30g，陈皮 10g。

功效：益气摄血，疏肝和胃。

主治：肠粘连，内痔出血。

制用法：每日 1 剂，水煎服。分 2 次服。

二诊（1980 年 1 月 4 日）：服药 14 剂，大便通畅，纳食增加，余证同前。舌淡苔白腻，脉沉细。此肝郁化热，脾胃气滞之象，易以大柴胡汤加减清泄肝胆，和胃止血。

处方：柴胡 10g，黄芩 10g，半夏 10g，白芍 20g，生大黄 5g（后下），佛手 10g，生地榆 30g，槐花 10g，焦三仙（各）10g，火麻仁 10g，炙甘草 6g，生姜 3 片，大枣 5 枚。

功效：疏肝理胆，行气导滞，宽中利膈。

主治：肠粘连，内痔出血。

制用法：水煎服，日 1 剂。分 2 次服。

三诊（1 月 25 日）：服药 7 剂，受凉后感冒低热，仍腹胀、呃逆、便血。苔黄腻，脉沉细。拟小柴胡汤和解表里，疏肝行气。

处方：柴胡 10g，黄芩 15g，党参 10g，半夏 10g，炙甘草 6g，乌药 10g，香附 10g，陈皮 10g，莱菔子 10g，生地榆 20g，槐花 10g，生姜 3 片，大枣 5 枚。

功效：疏肝行气，和解表里。

主治：肠粘连，内痔出血。

制用法：水煎服，日 1 剂。

四诊（2 月 8 日）：药服 6 剂，低热已除。守方加白芍 30g 再服 10 剂，呃逆腹胀悉减，仍头晕乏力，便血。舌淡，苔白，脉沉细。再用大柴胡汤加减。

处方：柴胡 10g，黄芩 10g，白芍 20g，半夏 10g，枳实 10g，酒大黄 10g（后下），乌药 10g，陈皮 10g，莱菔子 10g，地榆炭 15g，槐花 10g，生姜 3 片，人枣 5 枚。

功效：疏肝理胆，行气导滞。

主治：肠粘连，内痔出血。

制用法：水煎服，日 1 剂。分 2 次服。

连服 14 剂，呃逆消失，腹胀便血明显减轻，守方加薤白 10g，杏仁 10g，桔梗 10g，再服 20 剂，诸证告愈。精神体力均佳，大便略有出血。再以补中益气汤加减以善后治疗。

（《祝谌予临证验案精选》）

【诠解】本案患者，挽扶来诊，痛苦病容，呻吟不已，呃逆频频。周身乏力，面色苍白，腹胀腰痛，纳差恶心，头晕神疲，大便鲜血，肛门坠痛。经期提前 10 天，量多。舌淡暗，脉细滑数。辨证立法属于肝郁气滞，脾虚气陷，胃失和降，血不归经。肝气宜舒不宜郁，脾气宜运不宜滞。损伤肝脾，致使两经气滞郁结，脏腑功能紊乱。脏以藏为正，腑以通为顺。伤后脏腑气机逆乱，升降失常，清浊不分，致脏不能藏谷纳新，腑不能推陈去腐。久之，气滞则壅，气壅则胀矣。治疗先以益气摄血，次以疏肝和胃为法，拟补中益气汤合四生丸加减。

腹胀一证，有虚有实，其因肝脾二脏功能失调，气、湿、瘀互结于内。本案病程较长，腹胀顽固，虚实兼见，治疗不易奏效。初诊时见其面色苍白，乏力神疲，月经提前量多，大便鲜血等脾不统血等证，故用补中益气汤加四生丸治疗不效，是因其实中夹虚，肝胃不和，气滞中焦是其根本。即伤后气机已乱，脾胃运化已弱，中气不足，肝木乘之，若再攻伐，则虚者愈虚，滞者愈滞，反添其胀。以后以大、小柴胡汤合调气药加减治疗以疏肝理胆，行气导滞，宽中利膈，终获治愈。可见虚实之辨，固然重要，而虚中挟实，实中挟虚，尤宜详审。

七、痿软麻木

张震医案

（急则活血理伤，缓则滋养肝肾）

何某，男，40 岁。初诊日期：1972 年 5 月 4 日。

[病史] 患者素性嗜酒，2 个月前曾因酒后跌仆，自 2m 高的台阶上跌下，随即出现肢体活动障碍，继而卧床不起，翻身进食全须旁人持扶。经用西药治疗月余，未见改善。

[检查] 现两手手指无法屈伸，上肢麻木胀硬，两脚痿软无力，右腿不能活动。胃纳不振，溺黄便干，口淡无味，夜眠欠佳，右半身无汗。脉沉弦，左尺不足，舌边尖略红，苔薄白，心微腻。

[诊断] 颈椎损伤。

[处理] 药物治疗：

处方：当归 15g，生地黄 12g，白芍 10g，茯苓 15g，怀山药 15g，钩藤 10g，党参 10g，川芎 10g，青皮 10g，丝瓜络 3g，生甘草 6g。

功效：活血理伤，滋养肝肾。

主治：颈椎损伤。

制用法：水煎服，日 1 剂，分 3 次温服。停用西药。

二诊：服上方药 2 剂后，觉左手较前有力，已能握烟斗吸烟。

三诊：续服药 4 剂，两手麻胀感减轻，手指已略可屈伸，唯左手较差。右腿略能活动，胃纳亦有改善。

四诊：守用上方药 1 周后，手指屈伸更为灵活，右下肢亦较前有力，已能抬举，扶杖下床行走，已能自握餐具进食。溺色变清，舌质转淡，苔薄白而润，已无腻象，脉左尺仍弱。此是脾运惭复，湿邪已退，露出本虚。改予温养气血，调和营卫，补益脾肾之法。

处方：黄芪 15g，太子参 18g，桂枝 10g，当归 12g，白芍 10g，白术 12g，怀山药 12g，杜仲 15g，淫羊藿 15g，炙甘草 6g。

功效：温养气血，调和营卫，补益脾肾。

主治：颈椎损伤。

制用法：水煎服，日 1 剂。分 2 次服。连服月余，诸症日渐轻释。终于弃杖自行，肢体伸屈自若，食眠二便俱转正常，治愈出院。

（《名老中医经验全编》）

【诠解】痿软是指筋骨痿废失用、肌肉瘦削无力，运动功能障碍。麻木是指肢体触觉、痛觉、温度觉障碍。《杂病源流犀浊·麻木源流》说："麻木，风虚病亦兼寒湿痰血病也。麻非痒非痛，肌肉之内，如千万小虫乱行，或遍身淫淫如虫行有声之状，按之不止，搔之愈甚，有如麻之状。木不痒不痛，自己肌肉如人之肌肉，按之不知，掐之不觉，有如木之厚。"

人身之皮、肉、筋、骨、脉"五体"，本为五脏所主。筋骨损伤者，易在一定程度上影响肝肾，故虽平素肝肾康健者，此时亦每现不足之状，若肝肾之精血不充，则筋骨必失其养，此对创伤之修复极为不利。故外伤内治之法，急则活血理伤，缓则滋养肝肾。痿症出现以后，在给予药物治疗的同时，给予被动活动，这对痿软的恢复和防止肌肉萎缩甚为重要。

赵晨光医案

（气虚则麻，血虚则木）

梁某，男，60岁，干部。初诊日期：1998年11月2日。

［病史］以"右小腿开放性骨折"住院治疗。入院后，在连续硬膜外麻醉下行右胫骨清创、骨折复位内固定术。术后1周，患者一直腰部疼痛，双下肢麻木、无力，二便不利，舌质淡红，苔白，脉沉。

［检查］一般状态好，腰部麻醉进针处无红肿，压痛不显，双侧足背感觉迟钝，膝踝反射略弱。

［诊断］痿证（肾虚型）。

［处理］药物治疗：

处方：熟干地黄（大剂）30g，巴戟天（去心）30g，山茱萸30g，肉苁蓉（酒浸）30g，附子（去皮脐）30g，五味子（炒）30g，肉桂（去粗皮）30g，茯苓30g，远志（去心）15g，石菖蒲15g，桂枝10g，怀牛膝15g，威灵仙10g，地龙5g。

功效：化痰通络，强筋止痛。

主治：双下肢麻木无力。

制用法：水煎服，5剂，日1剂。分2次服。

药服5天后，症状明显缓解，连服20剂后，肢体感觉活动正常。

（《骨伤科效验方集》）

【诠解】气有温煦、熏肤、充身、泽毛的作用，血有濡养、滋润、灌溉一身的作用。若损伤出血过多，耗血损气；或长期卧床，久卧则伤气；或脾胃素虚，而致元气不足，因而影响温煦、熏肤、濡养、滋润、灌溉的作用，可发生麻。《素问·逆调论》说："荣气虚则不仁，卫气虚则不用，荣卫俱虚则不仁，且不用，肉如故也。"《景岳全书·非风》又说："气虚则麻，血虚则木。"可见气血虚可造成麻木，甚则兼见肢体痿软无力。如年老之患者，气血虚亏，血不养筋，筋骨失养则可产生脊柱退行性变，而出现下肢麻木症。气血虚后，风、寒、湿邪可乘虚而入，致气血涩滞，壅滞经络而产生麻木。

本例患者因手术腰麻及硬膜外麻醉后，双下肢麻木无力，感觉恢复较慢，为肝肾不足，阳气亏虚，不能运化水湿，生痰阻脉而致。治宜温补下元，化痰通络，强筋止痛。收效甚好。

王任之医案

（初期温肾行血，后期补气补血）

乔某，女，16 岁。初诊日期：1980 年 1 月 18 日。

[病史] 患者因左腹部撞伤，左下肢麻木，活动失灵而拟诊为左腰神经丛损伤，于去年 12 月 29 日住入神经内科。

[检查] 见左足足趾已能活动，能伸而不能翘，背部常感寒冷，腹部亦时觉有凉气，凉气过后辄即出现腹泻稀便，且左胸胁有时亦觉隐痛，脉细弦。

[诊断] 外伤性左腰丛神经损伤。

[处理] 药物治疗：温肾养营为治。

处方：大熟地黄 12g，制附子片 9g，鹿角片 9g，炒怀牛膝 9g，淫羊藿 9g，巴戟天 9g，炒补骨脂 9g，煨肉果 6g，川桂枝 4.5g，炒白芍 6g，片姜黄 6g，炒陈枳壳 4.5g，绵黄芪 10g。

功效：温肾，行血，养营。

主治：外伤性左腰丛神经损伤。

制用法：水煎服，日 1 剂，分 2 次服。

二诊：1 月 25 日。背部阵阵洒寒、腹部时出凉气均见好转。左胸胁隐痛亦解，左下肢略可抬起，唯便仍稀且日二三次更衣，脉细弦。上方去川桂枝、炒白芍、片姜黄、炒陈枳壳；加锁阳 10g，炒续断 6g，石榴皮 3g，煨诃子 4.5g，炒怀山药 10g。

功效：补气、补血。

主治：外伤性左腰丛神经损伤。

制用法：水煎服，日1剂。

三诊：2月14日。背部洒寒、腹部凉气均已向愈，便溏转实，每日尚二登圊；左下肢已能自行抬高，并能站立片刻，唯仍不能举步，左侧腹部刀疤周围尚不时引痛，脉濡弦。证药相按，守原方加减。

处方：炙金毛脊10g，炒怀牛膝10g，锁阳10g，炒续断6g，淡苁蓉10g，巴戟天10g，淫羊藿10g，炒补骨脂10g，红花4g，桃仁6g（去皮，杵），煨川楝子4.5g，炒五灵脂10g，煨肉果6g。

功效：活血，行气，化瘀。

主治：外伤性左腰丛神经损伤。

制用法：水煎服，日1剂。分2次服。

四诊：2月28日。左下肢已能抬起，并能举步，左腹刀疤痛引少腹亦微，唯左侧腰肋，有时仍感痛，便实成形，然日尚二三更衣，脉濡弦。病机好转，以上方加减，上方去煨川楝子、煨肉果，加煨诃子4.5g，炒九香虫4.5g。10剂。此后病痊愈。

（《王任之医案》）

【诠解】本案患者因损伤腰部而引起下肢麻木，《杂病源流犀烛·麻木源流》曰："麻木，风虚病亦兼寒湿痰血病也，麻非痒非痛，肌肉之内，如千万小虫乱行或遍身淫淫如虫行有声之状，按之不止，搔之愈甚，有如麻之状。或不痒不痛，自己肌肉如人肌肉，按之不知，掐之不觉，有如木之厚。"患者经脉遭受震荡或伤后积瘀，瘀血未散，停滞凝结，闭阻经脉，导致经脉功能障碍，产生痿软麻木。

患者伤后致血滞经络，气机不利，血运行不畅不能濡养下肢而致麻木，经络不畅，致背腹部凉意阵阵，初诊给予温肾、行血治疗。此后配以补气、补血药做善后调理。患者病愈，收效甚好。

张鹏举医案

（健脾益气滋肺阴，滋补肝肾为主证）

贺某，男，48岁，干部，佳县人。初诊日期：1972年3月27日。

［病史］自述病始1967年冬，曾受杖伤，腰脊疼痛，尚能坚持工作。1970

年冬病情加重，难以工作，腰脊不举，转侧不易，不能仰卧，两腿沉重，难以步履，足痿不能着地，行走酸软，久坐两腿酸软严重，晨轻午后重，头面及四肢略肿，原喜食膏粱厚味，现饮食减少，曾赴省医院检查诊为"外伤性脊髓出血所致的双下肢轻瘫"，建议内服中药，配合针灸治疗，先后在佳县、米脂、银川求医治疗，久治不得小效。

[检查] 观患者年近 50 岁，色苍脉虚，体质虽壮，元气不充，因久服膏粱厚味之品，体内湿热蕴蓄下焦，杖伤血瘀，脉络受损，热郁气滞，气血不行，病先在下，下焦之病多属气血两因相凑，渐至肝肾内损，奇经诸脉亦虚，久治不愈，恐有痿废，观前医用药，多为风药，考虑痿废沉疴，病根在下。

[诊断] 陈旧性外伤性脊髓出血。

[处理] 药物治疗：

处方：苍术 15g，茯苓 10g，肉苁蓉 12g，巴戟天 10g，远志 6g，桑螵蛸 10g，当归 10g，怀牛膝 10g，生薏苡米 15g，草薢 10g，熟地黄 12g，覆盆子 10g。

功效：温通脉络，清热利湿。

主治：陈旧性外伤性脊髓出血。

制用法：水煎服，每日 1 剂。分 2 次服。

二诊：上方先后去熟地黄，加木瓜、槟榔、杜仲、续断，服用 27 剂，自觉下肢行走较前捷，食纳正常，但腰脊疼痛如针刺，辗转不易，唇绀转红润，舌苔薄白略黄，诊脉沉细。

处方：苍术 12g，茯苓 10g，苁蓉 12g，桑螵蛸 10g，巴戟天 10g，牛膝 10g，酒柏 6g，覆盆子 10g，生薏苡仁 15g，草薢 12g，熟地黄 12g，淫羊藿 10g，威灵仙 10g，红花 8g，当归 10g，没药 5g，桃仁 8g，姜黄 5g。

功效：健脾益气，滋养肺阴。

主治：陈旧性外伤性脊髓出血。

制用法：水煎服，每日 1 剂。分 2 次服。

三诊：上方先后加减服用 15 剂，同时配服"云南白药"，用生白术 150g，分 10 包煎水送下，自觉辗转易动，疼痛逐减，行走轻捷，舌苔薄白略黄，诊脉沉细。经云："不通则痛"，"湿郁在脉为痛"，故治湿，宜肾阳充旺，脾土健运，诸症自减。故带方回家服用以观其效。

处方：苍术 15g，茯苓 10g，苁蓉 12g，巴戟天 10g，当归 10g，怀牛膝 10g，生薏苡 15g，草薢 10g，续断 10g，杜仲 10g，覆盆子 10g，桑螵蛸 10g，生地黄

10g，姜黄 5g，没药 5g，生白术 12g，白蔻 5g，鹿胶 10g，骨碎补 6g。

功效：滋补肝肾。

主治：陈旧性外伤性脊髓出血。

制用法：水煎服，每日 1 剂，分 2 次服。有效多服。

（张征．张鹏举医文医案集．陕西科学技术出版社，1998.）

【诠解】筋骨关节，以刚为正，以柔为顺，以用为常，若损伤后，患肢固定时间过长，或卧床过久，或缺乏功能锻炼，久之则肌肉萎缩、肌腱挛缩、关节强直，产生痿软麻木。叶天士云："夫痿症之旨，不外乎肝、肾、肺、胃四经之疟。盖肝主筋，肝伤则四肢不为人用，而筋骨拘挛；肾藏精，精血相生，精虚不能灌溉诸末，血虚不能营养筋骨；肺主气，为高清之脏，虚则高源化绝，化绝则水涸，水涸则不能濡润筋骨，以流利机关，此不能步履，痿弱筋缩之证作矣。"张景岳云："痿症之义，内经之详也。观所列五脏之证，皆言为热，而五脏之证，又总由肺叶焦，以致金燥水亏，乃成痿症。则又非尽为火证，此其有余尽之意，犹又有可，故因此而生火者有之，因此而败伤元气者有之，元气败伤则精虚不能灌溉，血虚不能营养者，亦不少也。概从火论，则恐真阳亏败及土衰水涸者，有不能堪，故当酌寒之浅深，审虚实之缓急，以施治疗。"本案所涉脏腑多，且西医学运用神经肌肉系统治疗未能见效。中医辨证，先采用健脾益气、滋养肺阴，后期则以滋补肝肾为主，并随症加减，在治疗期间进行适当功能锻炼，最终取得满意效果。

何任医案

（壮筋骨而健步，降虚火而滋阴）

宋某，男，11 岁。初诊日期：1974 年 9 月 18 日。

[病史] 未能站立，携之以行则跌仆，为时有年，面色苍白。

[检查] 苔薄，脉细弱，腿羸弱。以健益进之。

[诊断] 进行性肌肉萎缩症。

[处理] 药物治疗：

处方：补骨脂 9g，菟丝子 9g，枸杞子 12g，覆盆子 9g，生地黄 12g，山茱萸肉 9g，怀山药 12g，茯苓 12g，牡丹皮 4.5g，泽泻 9g，五味子 4.5g，健步虎潜丸 18g（分吞）。15 剂。

功效：滋肝补肾，养精益血。

主治：进行性肌肉萎缩症。

制用法：水煎服，日 1 剂。分 2 次服。服 15 剂。

二诊：11 月 14 日。上方服 15 剂，以后未续服。近时午后面颊两耳轰热，夜有盗汗透衣，腿部尤甚。以解虚热为治。

处方：青蒿 9g，枸杞子 12g，白薇 9g，生地黄 12g，稽豆衣 24g，糯稻根 30g，浮小麦 30g，牡丹皮 4.6g，黑栀子 9g，煅龙牡（各）9g，黄芪 12g，地骨皮 12g。7 剂。

功效：滋肝补肾，养精益血。

主治：陈旧性外伤性脊髓出血。

制用法：水煎服，日 1 剂，分 2 次服。7 剂。

三诊：11 月 30 日。盗汗、轰热药后均解，肢萎，略见短气，嗌干，苔薄。阳明脉虚，宗筋不约而痿躄，必原肺热，斯证是也。

处方：北沙参 12g，茯苓 12g，枸杞子 9g，当归 9g，桑寄生 12g，山药 9g，麦冬 9g，生地黄 15g，地骨皮 9g，黑芝麻 12g（杵包），健步虎潜丸 18g（分吞）。15 剂。

功效：益气，养阴，滋肺。

主治：陈旧性外伤性脊髓出血。

制用法：水煎服，日 1 剂。分 2 次服。15 剂。

（浙江中医学院组织编写．何任医案选．浙江科学技术出版社，1981．）

【诠解】本例下肢痿软，不能步履，病发少年，苔剥脉细，显属虚证；良由肝肾精血亏虚，肝主筋，肾主骨，筋骨失于濡润，故下肢痿软，不能步履；阴虚于下，阳亢于上，故午后面、耳轰热，夜多盗汗；治宜滋肝肾之精血，潜上亢之虚阳。方中地黄、茱萸肉滋肝肾之精血；山药补脾益肺；枸杞子养肝阳；菟丝子、覆盆子补肾而固精气；五味子敛肺益肾；补骨脂益脾肾；茯苓、泽泻渗湿泄浊；牡丹皮清泄肝火；虎潜丸滋补肝肾，强筋健骨。因虚热面、耳轰热，则用青蒿、白薇、地骨皮退虚热，盗汗多，用稽豆衣、糯稻根、浮小麦收涩敛汗，黄芪益气固表，龙牡潜阳敛汗。以上各味出入互用，药后轰热退，盗汗止，唯肢痿，嗌干，苔薄。属"阳明脉虚，宗筋不约而痿躄，必原于肺热也"。故用沙参、麦冬益气养阴而滋肺，当归、地黄益阴补血，桑寄生、芝麻滋肺燥。山药益脾养肺。再佐以虎潜丸壮筋骨而健步，降虚火而滋阴，该病病程长，难速效，应长期治疗。

八、脑震荡

石幼山医案

（益气血，补肝肾，安脑宁神）

薛某某，男，51岁，工人。初诊日期：1974年9月7日。

[病史]据述重物高处坠落击伤头部2天，当时昏厥片刻即苏，经附近医院治疗，诊断为轻度脑震荡。

[检查]现头晕胀痛略有血肿，纳呆泛恶，胸闷不舒，伴右颈项板滞，顾盼不利，苔薄腻，脉细弦滑。系脑气受震瘀阻清窍，升降失司，肝胃不和。

[诊断]脑震荡（轻度）。

[处理]药物治疗：治拟化瘀安脑、升清降浊、平肝和胃，柴胡细辛汤加减。

处方：柴胡8g，细辛4g，薄荷5g，当归10g，土鳖虫10g，川芎8g，泽兰15g，羌活8g，白蒺藜15g，钩藤15g，青、陈皮（各）8g，姜半夏10g，姜竹茹10g。

功效：化瘀安脑，平肝和胃。

主治：脑震荡。

制用法：水煎服，日1剂，分2次服。3剂。

二诊：9月10日。头脑受震，经治头痛见减，泛恶已止，颈项板滞亦瘥，夜寐不宁，胃气虽和，肝气未平。再拟活血安脑平肝宁神。

处方：防风10g，细辛3g，白蒺藜15g，龙齿20g，钩藤15g，当归10g，川芎8g，泽兰15g，青陈皮（各）8g，远志8g，建曲15g，灯心草5束。6剂。

功效：活血，安脑，平肝，宁神。

主治：脑震荡。

制用法：水煎服，日1剂，分2次服。6剂。

三诊：9月16日。头晕作胀减而未除，目眩心慌，夜寐欠安，神疲腰酸乏力，体弱肝肾不足，再拟活血安脑平肝益肾，宁心安神。

处方：稽豆衣15g，白蒺藜15g，杞菊（各）15g，钩藤15g，珍珠母50g，当归15g，白、术芍（各）15g，川续断20g，川芎8g，陈皮8g，远志8g，枣仁15g，灯心草5束。7剂。

功效：活血，安脑，平肝，益肾。

主治：脑震荡。

制用法：水煎服，日1剂，分2次服。7剂。

四诊：9月25日。头晕作胀已瘥，精神较振，腰酸乏力，目眩心悸阵作，夜寐梦多易醒。再拟益气血，补肝肾，安脑宁神。

处方：稽豆衣15g，白蒺藜15g，杞菊（各）15g，珍珠母50g，当归15g，党参15g，黄芪15g，白术芍（各）15g，杜仲15g，陈皮8g，远志8g，秫米20g，夜交藤25g。10剂。

功效：益气血，补肝肾，安脑宁神。

主治：脑震荡。

制用法：水煎服，日1剂，分2次服。10剂。

五诊：10月11日。用脑后胀痛较甚，记忆减退，腰膝酸软，夜寐易醒，改拟成药调治。川芎茶调散100g，安脑宁神丸100g，健壮补力膏1瓶，分10天服。

六诊：10月22日。服上药后眩晕逐见轻减，体力渐增，症势基本稳定，唯不耐用脑，夜寐仍不如前，为收全功再拟成药调治。安脑宁神丸200g，健壮补力膏1瓶，分半月服。

（石印玉，等．石幼山治伤经验及验方选．上海中医药大学出版社，1993.）

【诠解】脑为奇恒之府，藏而不泻，又为"元神之府"而统全身。头脑受震，轻则眩晕泛恶，重则昏厥。患者由于气血受伤，导致厥阴上扰，阳明失降，肝胃不睦而有眩晕泛恶，心神不宁之状。故以柴胡、薄荷开其清阳之气；细辛主治头痛脑动，刘完素用治诸阳头痛和少阳头痛。当归、川芎、泽兰、土鳖虫和营化瘀，配半夏、陈皮、竹茹化痰和胃而降浊阴。又以蒺藜、钩藤、杭菊、珍珠母、龙齿平泄上逆之肝阳，枣仁、远志、灯心草等安宁心神，病好转。因体弱肝肾不足，腰酸神倦乏力，故又加用党参、黄芪、杜仲、川续断、白术、白芍、枸杞子等益气血补肝肾之品及成药调理。

谢海洲医案

（定痫息风，养血补阴）

侯某，男，43岁。初诊日期：1979年11月23日。

［病史］1977年6月从2m高处坠跌至水泥地上，头部触地，当即昏迷，急入医院手术抢救。昏迷20余天才苏醒，住院治疗2个月，出院时生活不能自理，需两侧有人架扶方可走路，并伴长期失眠。

［检查］神情迟钝，言语不流利，健忘，失眠，步态不稳，食少便干，小便不畅。舌质暗，边有齿痕，脉沉细弦。

［诊断］重型颅脑损伤后遗症（外伤性癫痫）。

［处理］药物治疗：

处方：泽兰 12g，赤芍 12g，桃仁 9g，红花 9g，鬼箭羽 9g，鸡血藤 20g，远志 9g，女贞子 12g，龙眼肉 15g，胡桃肉 15g，朱茯神 15g，补骨脂 9g，黄精 15g，桑椹 30g，莲心 5g，鸡内金 6g。

功效：活血，补肾，安神。

主治：外伤性癫痫。

制用法：水煎服，日 1 剂。分 2 次服。

二诊：1980 年 8 月 24 日。患者服药 9 个月，语言基本流利，步履已稳，但中途又因癫痫发作 1 次，改投定痫息风、养血补阴之剂。

处方：钩藤 18g，僵蚕 9g，石决明 20g，玄参 15g，石斛 12g，朱砂 2g(冲)，琥珀 3g（冲），胆南星 6g，蝉蜕 4g，茺蔚子 12g，熟地黄 15g，石菖蒲 9g，远志 9g，五味子 6g，天冬 9g。

功效：定痫息风，养血补阴。

主治：外伤性癫痫。

制用法：水煎服，日 1 剂，分 2 次服。14 剂。

服上方药 2 周后，仍改服活血化瘀、息风定痫、补肾荣脑之剂，调理半年，自此癫痫始终未发，已能独立操持家务，待客交谈，仪态正常，语言流畅，分析逻辑能力大有进步，步履如常人，食眠均佳，神态灵活。追访 1 年诸症未再复发，身体健康。

（《名老中医经验全编》）

【诠解】本例系重型颅脑损伤患者，且继发"外伤性癫痫"，且伤后才服中药，足见其病情深固。早期以桃仁、红花活血；黄精、桑椹等补肾，莲心安神。癫痫发作以定痫息风、养血补阴之剂。最终恢复独立生活能力，癫痫亦被控制，年余未发作。

朱明华医案

（瘀去新生，滞散气畅）

邹某，女，16 岁。

［病史］以"头部跌伤，神昏谵语，恶心呕吐16小时"主诉入院。患者于1987年12月6日从行驶的汽车上跳下跌伤头部，昏迷约20分钟。醒后呕吐，经当地医院给予输液等治疗，症状无缓解而转入笔者医院。

［检查］神态模糊，纳呆进食呕吐，颜面部破伤瘀肿，X线摄头颅正、侧、轴位片提示左侧颅骨有一线形骨折线，眼底检查无异常。

［诊断］脑震荡。

［处理］药物治疗：

处方：琥珀粉3g（吞），飞朱砂3g（煎），煅龙齿15g，菊花6g，冬桑叶6g，天竺黄10g，石菖蒲10g，山田七6g，姜半夏8g，丹参15g。

功效：化瘀，消肿，开窍，止痛。

主治：脑震荡。

制用法：水煎服，日1剂，分2次服。

次日诊查见神志转清醒，但自诉头痛剧烈，守上方，朱砂减至1.5g，加川芎10g，蔓荆子10g，续进2剂。

三诊：视患者症状大为好转，呕吐止，头痛减轻，对答如流。守上方去朱砂、姜半夏、天竺黄，加天麻10g，荆芥穗6g，选进3剂。

四诊：见上述症状基本消失，给予善后调理之剂治疗，住院10天痊愈出院。随访至今无后遗症出现。

（吴大真．骨伤效验秘方五百首．中医古籍出版社，1992.）

【诠解】该患者为脑震伤苏醒期，主要症状是恶心、呕吐、头痛，所以用琥珀定惊定神、活血散瘀、利水消肿；朱砂清心、定惊安神；龙齿镇惊安神；再配降逆止呕的姜半夏，止血散瘀之田七等药，诸药合用，使瘀去新生，滞散气畅，从而发挥升清降浊，镇心安神，散瘀消肿，开窍止痛之效。

九、脑海损伤（脑挫裂伤、颅内血肿、脑干损伤）

李铭医案

（平肝息风，活血醒脑）

李某，男，25岁。初诊日期：1975年5月2日。

［病史］患者头部被煤炭砸伤，急送某市人民医院，1975年3月5日至4月20日住院，出院诊为脑干损伤，脑挫裂伤，颅内血肿，颅底骨折。入院时昏迷，

当即做开颅检查（局麻下），发现右颞部硬膜下血肿，局部颅骨粉碎性骨折，颞兼额叶挫裂伤，行血肿清除术，术后进行脱水，冬眠止血、抗感染等治疗，基本上恢复而出院。目前仍有半身瘫痪和视力障碍。

［检查］曾去某某医院神经科检查发现右眼视盘苍白明显，边缘稍不清，左眼底视盘色淡，左视力正常，右眼失明，右瞳孔4.5mm光反应消失，左瞳孔2.5mm光反应好，其余脑神经（－）浅感觉好，右上肢肌力2级，左上肢肌力3级，左下肢腱反射稍活跃，左上下肢肌萎缩，左上肢不能做指鼻动作。左踝阵挛（＋），其余病理反射（－），颈软，凯尔尼格征（－）。今由别人担架来诊，患者言语不清，二便不能控制，苔薄脉弦。

［诊断］脑干损伤，脑挫裂伤，颅内血肿，颅底骨折。

［处理］药物治疗：

处方：嫩钩藤15g，白蒺藜15g，滁菊15g，石决明50g，青龙齿50g，当归20g，赤、白芍（各）15g，川芎15g，石菖蒲15g，蔓荆子15g，天竺黄15g，陈胆星15g。7剂。

功效：平肝息风，活血醒脑。

主治：脑外伤后遗症。

制用法：水煎服，日1剂。分2次服。

二诊：5月14日。家属代诉，精神好转，胃纳尚佳，二便仍失禁，原方续服14剂。

三诊：5月28日。经治后症势较前显著好转，弃担架行走来诊，头痛消失，胃纳尚可，大小便已恢复正常，唯记忆力差，嗅觉不灵敏，苔薄脉弦。治以原方出入。去上方蔓荆子、川芎，加灵磁石50g，北细辛5g，连服14剂。

四诊：6月11日。颅脑损伤，经治1个月病情渐稳定，神志已清，言语对答正常，二便已能自制，头痛已除，唯有时尚感晕。为收全功，再拟原法，以巩固疗效。

（上海中医学院组织编写．老中医临床经验选编，1977．）

【诠解】脑为奇恒之府，灵明之所，以统全身。本例以钩藤、蒺藜、菊花、石决明、龙齿息风重镇以平肝，当归、赤芍、川芎、丹参活血化瘀以和营，石菖蒲、竺黄、胆星豁痰开窍以醒脑，通过用药后，使上逆之肝气得以平，营血得以和，心窍痰迷得以开，脑神得以醒。经3周灵明渐敏，二便自制，对答正常。方中蔓荆子去头痛；细辛，本草记载主治头痛脑动，还配川芎，去痛效果更佳。增磁石以添平肝醒脑之力。

龚治平医案

（补肾益肝，健脑宁心）

何某某，男，35 岁。初诊日期：1948 年 3 月 11 日。

[病史] 上山打柴不慎从约 20m 高的悬崖上跌下，跌伤头部，当时昏迷不省人事，1 小时后被人救起送来诊治。

[检查] 患者发育正常，体质尚可，神志昏迷不清，左头部有一包块约 3cm×2cm，瞳孔未散大，面部肌肉及四肢不时抽搐，抽搐时两目呈斗鸡眼状，牙关紧闭，面色苍白，呼吸浅微短促，脉细滑无力，苔白。此乃头部内伤，神乱气越，肝风乘虚内动的伤脑险证，邪势鸱张，病情危险。

[诊断] 颅脑外伤。

[处理] 药物治疗：即以醒脑开通散投之。

处方：三七 10g，麝香（人工）1g，细辛 3g，牙皂 3g，冰片 10g，雄黄 3g，香附 20g，远志 10g，九香虫 10g。

功效：醒脑，开窍，通关，止脱。

主治：颅脑外伤。

制用法：共研极细末，取一小撮药末吹入鼻腔内，一会即打嚏，苏醒过来，高叫头痛如裂，烦躁不宁，虽有一线生机，为防止再度昏迷，防止颅脑瘀血为患，又投跌打复苏汤加味。

处方：天竺黄 6g，石菖蒲 10g，川贝母 10g（兑），远志 8g，琥珀 6g（兑服），珍珠粉 3g（兑服），三七粉 6g（兑服），麝香（人工）0.3g（兑服），九香虫 10g，朱砂 10g（兑服），丹参 15g，川芎 12g，白芷 10g。

功效：升清降浊，安神益智。

主治：颅脑外伤。

制用法：水煎服，日 1 剂，分 1 日 5 次服。

二诊：头痛减轻，无恶心呕吐，烦躁亦减轻，无昏迷征，抽搐已止，但患者仍述头昏痛，身软乏力，食差，情绪忧郁，时而悲哭呻吟。此伤脑险症。一时药难收全功，症如抽蕉剥茧，层出不穷，只能因势利导，防止转化为死症残症，才是大度之法。给予镇惊安神、祛风醒脑的验方醒脑安神汤。

处方：龙骨 15g，牡蛎 15g，酒大黄 6g（后下），远志 8g，石菖蒲 15g，麝香（人工）0.1g（兑服），杭菊白 20g，丹参 15g，藁本 12g，蔓荆子 10g，天麻

10g，钩藤 15g。

功效：镇惊安神，祛风醒脑。

主治：颅脑外伤。

制用法：水煎服，日 1 剂，1 日 4 次分服。

三诊：进药后，诸症减轻，仍感头昏痛，身软乏力，夜不能寐。见药已中病，守方加减，前方去麝香（人工）、石菖蒲，加茯神 10g，枣仁 10g，夜交藤 18g，3 剂。

四诊：因夜起床解小便不慎又感受风寒，头痛头重如裹，恶寒潮热，苔白，脉弦。投入发表散寒、驱风除湿的驱风散寒汤加味。

处方：荆芥 10g，薄荷 10g，苏梗 10g，藁本 10g，白芷 12g，防风 6g，大葱 5 根，生姜 3 片，大枣 10 枚，甘草 5g，红糖 20g，柚药叶 10g，天麻 12g。

功效：发表散寒，祛风除湿。

主治：颅脑外伤。

制用法：水煎服，日 1 剂。分 2 次服。

五诊：外感已除，潮热已退，近日又小便不畅，尿频尿痛，点滴不净，此乃伤久气虚不能通调水道之故。治以行气利腑，活血通淋之通腑利淋汤加减。

处方：白茅根 30g，牛耳大黄 5g，小青羊 10g，马鞭草 10g，鸡屎藤 10g，琥珀 3g（兑服），木通 10g，车前子 10g，黄芪 30g，猪苓 10g，海金沙 10g，甘草 10g。

功效：行气利腑，活血通淋。

主治：颅脑外伤。

制用法：2 剂，水煎服，日 1 剂，分 1 日 3 次服。

六诊：诸恙悉平，二便通顺，神清气爽，唯感身倦四肢乏力，视物稍模糊，以补肾益肝，健脑宁心而收全功。给予补肾益脑汤。

处方：核桃仁 10 个，黑芝麻 15g，党参 20g，黄芪 30g，白术 10g，枸杞子 15g，龙眼肉 15g，枣仁 12g，熟地黄 12g，茱萸肉 10g，天麻 15g，茯神 10g（兑），五味子 10g，珍珠母 10g，大枣 10 枚。

功效：补肾益肝，健脑宁心。

主治：颅脑外伤。

制用法：水煎服，日 1 剂，分 2 次服。10 剂。

3 个月后随访，神清合作，已可做一般劳动。

（龚桂烈．龚氏三代骨科秘方．北京科学技术出版社，1994．）

【诠解】脑为奇恒之府，藏精气而不泻，元神舍居于脑中，性情静守，恶扰动。头部经络丰富，脑为宗脉之所聚，是气血阴阳汇集之点。头部一旦受到暴力，脑和脑气必然受损，扰乱静宁之府，出现神不守舍，心乱气越之症。同时头部脉络受损，气血凝滞，阻清窍，使清阳不升、浊阴不降，气机逆乱，神明皆蒙，脑功能紊乱。而头部内伤，初期多为实证，龚氏强调醒脑开窍，通关止脱，升清降浊，安神益智之法。伤久则多为虚或瘀血不化而致虚中有实。龚氏认为脑部内伤后期与肾关系最大，所以治法宜补肾益肝，健脑补心。

周静医案
（活血化瘀，平肝降逆）

李某，男，30岁，工人。

[病史] 因头部摔伤后头痛头晕半月于1991年2月4日入院。同年1月19日酒后不慎，摔伤头部，恶心呕吐，右耳及右鼻腔出血，急来院做头颅CT，示右颞后枕区硬膜外小血肿，颅底骨折，颅内少量积气。遂住院观察，于1月26日出院。出院后仍感头晕头痛，于2月1日来院复查，CT示原血肿较前明显增大，为6.5cm×2.8cm，右侧脑室受压变小，中央沟消失，中线左移。急收入外科，拟行手术治疗。未施术前，于2月5日请中医会诊。

[检查] 见患者平卧神清，自觉头痛头晕，睡眠及饮食二便尚可，舌暗红、苔薄黄，脉弦。

[诊断] 外伤后颅内瘀血。肝气上逆。

[处理] 药物治疗：治以活血化瘀，平肝降逆。

处方：桃仁、红花各10g，赤芍、当归、川芎、夏枯草、鸡血藤、茜草、玳瑁（打碎先煎）各15g，钩藤（后下）20g，丹参30g，生石决明（先煎）60g。

功效：活血化瘀，平肝降逆。

主治：外伤后颅内瘀血。

制用法：水煎服，日1剂。分2次服。

服中药期间外科恐其血肿过大，脑室受压，病情有变，拟于2月10日手术，术前CT报告：颅内血肿已较前明显吸收，脑室回位，故暂停手术，密切观察病情，续服中药治疗。药后患者头晕头痛消失，无不适感，共服10剂后前方去玳瑁加血竭10g，后做CT 2次，均示明显吸收，至3月9日CT报告血肿基本吸收而出院。

[周静．新中医，2000（5）：23.]

【诠解】本例为硬膜外血肿，是颅内血肿较难吸收的一种，在中医学归于"瘀"的范畴。《灵枢·邪气脏腑病形》中云"所有堕坠，恶血留内"。本病为瘀血阻滞，气机紊乱，肝气上逆，故用桃红四物汤加茜草、鸡血藤等活血化瘀，用石决明、夏枯草、玳瑁、钩藤等平肝降逆，起到消散血肿，调理气机之效。

张孝纯医案

（清热解毒行血，安神补肝益胃）

钱某某，男，39岁。

［病史］患者于1970年9月因车祸事故重伤，脑部和左臂受伤为剧，入院时不省人事，经抢救神志渐苏。约月许，会诊服中药。

［检查］患者发育正常，体质尚可，神志昏迷不清，面部肌肉及四肢不时抽搐，抽搐时两目呈斗鸡眼状，牙关紧闭，面色苍白，呼吸浅微短促，脉细滑无力，苔白。头部内伤，神乱气越，肝风乘虚内动的伤脑险证，病情危险。

［诊断］颅脑外伤。

［处理］药物治疗：

处方：当归9g，赤芍9g，桃仁9g，丹参9g，地黄15g，杜仲12g，川芎12g，金银花15g，合欢皮12g，骨碎补12g，血竭4.5g。

功效：祛瘀、补血。

主治：颅脑外伤。

制用法：水煎服，日1剂，分2次服。5剂。

二诊：此方药连服5剂，尚见效益。但见其背部，小腹部及前阴上各有小脓疱一个，势已作脓欲穿。疏方以原方略作增损。

处方：金银花30g，连翘15g，蒲公英30g，紫花地丁15g，玄参18g，地黄15g，白芍12g，当归9g，赤芍9g，桃仁9g，血竭4.5g，三七9g。

功效：清热，解毒，消肿，行血，破瘀。

主治：颅脑外伤。

制用法：水煎服，日1剂，分2次服。6剂。

三诊：又连服药6剂，清热败毒消肿兼以行血破瘀，身上脓疱遂一一消散。唯觉精神欠佳，睡眠不稳。更方改用安神养血，补气消瘀。

处方：茯神15g，枣仁15g，黄芪15g，远志9g，当归9g，赤芍9g，地黄14g，红花9g，金银花30g，连翘9g，川贝母9g，合欢皮12g，血竭6g，三七

9g（磨兑）。

功效：安神，补血，补气，祛瘀。

主治：颅脑外伤。

制用法：水煎服，日1剂，分2次服。8剂。

四诊：续服8剂，精神日振，眠食有增。治仍大益气血，兼续伤宁神。

处方：黄芪15g，当归12g，白芍12g，骨碎补15g，杜仲15g，川续断15g，丹参9g，赤芍9g，远志9g，川贝母9g，桃仁9g，红花9g，茯神15g，合欢皮12g，麦冬15g，龙骨15g，牡蛎15g，炙甘草9g。

功效：补益气血，续伤宁神。

主治：颅脑外伤。

制用法：水煎服，日1剂，分2次服。12剂。

五诊：上药加减出入，共服12剂，头伤肢痛既愈，卧亦能安。唯尚时感头昏眼黑，视物双影。此盖肝肾阴亏之象，治宜重在肝肾。

处方：熟地黄24g，杜仲15g，续断12g，黄芪15g，当归9g，白芍9g，川芎6g，党参15g，茯神15g，云苓15g，法半夏12g，怀山药15g，麦冬15g，合欢皮12g，炙甘草9g。

功效：补益肝肾，益胃。

主治：颅脑外伤。

制用法：水煎服，日1剂，分2次服。15剂。

六诊：上方药共服15剂，其间因夜眠流涎，又加益智仁、台乌药以缩泉。旋视物亦较明，已无视一为二之感。治再扩充前法。

处方：熟地黄30g，当归12g，白芍12g，菟丝子12g，怀牛膝12g，女贞子12g，白术12g，茯苓12g，法半夏12g，黄芪15g，麦冬15g，何首乌15g，枣仁15g，党参15g，怀山药15g，五味子9g，蒙花9g，蝉蜕4.5g，木瓜9g，炙甘草9g，川芎9g。

功效：补益肝肾，补气养血。

主治：颅脑外伤。

制用法：水煎服，日1剂，分2次服。15剂。

上方药加减为用，共服15剂。医治2个月，疏方26次，服药61剂，并兼服三七300g。药尚投机，患者已能外出行走，眠食正常，并能阅读书报和写作。其爱人陪伴，服侍周至，服药及时，故如此大伤后，2个月竟全功。

（《名老中医经验全编》）

【诠解】本案为脑损伤严重，初诊给予祛瘀补血之法，未能见效，反而出现小脓疱。所以在二诊改为清热解毒消肿，行血破瘀。脓疱等得以消散。三诊以茯神、枣仁、远志等安神，以当归等补血，再配以补气祛瘀。8剂后精神日振，眠食有增。到五诊时，症状基本消失，仅有头昏眼黑，视物双影。此为肾阴不足，肝阴亏虚。治法补肝益胃。15剂后，视物清晰，无重影，但夜有流涎，加益智仁、乌药缩泉。经过2个月医治，服用药物60剂，患者痊愈。因此，脑损伤治疗，不应急于求功，应在辨证基础上，合理组方，才能收到功效。

十、胸部进挫伤

石幼山医案
（理气活血，宽胸息痛）

马某，男，30岁，农民。初诊日期：1974年10月21日。

[病史]两天前负重扛物进伤胸膺内络，当时即觉胸闷作痛，深呼吸咳呛，牵掣不利，逐步增剧。

[检查]外形无肿胀压痛，脉弦细苔薄。此气滞血瘀。

[诊断]胸部外伤。

[处理]药物治疗：方拟理气活血宽胸息痛。

处方：全当归10g，川郁金15g，制香附15g，前胡10g，旋覆花15g，青陈皮（各）8g，台乌药8g，炒枳壳10g，五灵脂15g，延胡索10g，上血竭5g，降香片4g，参三七粉2.5g（吞）。

功效：理气活血，宽胸息痛。

主治：胸部外伤。

制用法：水煎服，日1剂，分2次服，4剂。外敷：三色膏。

二诊：10月26日。胸膺进气内伤，气血瘀阻变化，胸闷疼痛渐减；咳呛痰黏，略感气促。再拟理气活血，肃肺化痰。

处方：当归10g，郁金15g，香附15g，前胡、延胡索（各）15g，旋覆花10g（包），制半夏8g，桃杏仁（各）15g，青、陈皮（各）8g，乌药8g，枳壳10g，泽兰叶15g，血竭5g，降香4g。

功效：理气活血，肃肺化痰。

主治：胸部外伤。

制用法：水煎服，日1剂，分2次服用，5剂。外敷：三色膏。

三诊：11月2日。胸痛较减，咳呛气促亦瘥，前日用力后又感胸闷俯仰不利。再拟原法出入。原方去桃杏仁、泽兰，加失笑散20g（包）。5剂。

四诊：胸膺内络气血已和，胸闷亦瘥，略觉隐痛。为防后遗，再拟成药调理，以图务尽之意。

和营理气丸150g，分10天服，早晚2次，开水吞服。

（上海中医学院组织编写．老中医临床经验选编，1977.）

【诠解】本案患者扛物间接挫迸伤内络，气机受阻，气滞则血瘀，瘀则不通，不通则痛，呼吸咳呛俱受牵掣，然外形无肿胀，亦无压痛点。此即《内经》所谓"气伤痛"。且因胸为肺之廓，气伤致肺失肃降而伴有咳呛、痰黏、气促等症，故以理气宽胸药如郁金、香附、青陈皮、乌药、延胡索、枳壳，并佐以当归、灵脂活血化瘀，血竭、三七用于止痛。

李铭医案

（外虽无状，内宜通利）

吴某，男，57岁。初诊日期：1972年11月20日。

［病史］左侧胸肋过力迸伤，作痛已有1周。

［检查］外虽无肿胀，但局部压痛，胸闷，用力咳嗽牵掣痛，苔薄脉弦。治以疏肝理气，活血止痛。

［诊断］胸部外伤。

［处理］药物治疗：

处方：软柴胡15g，郁金15g，香附20g，青、陈皮（各）10g，延胡索20g，川楝子20g，当归20g，赤芍20g，老苏木15g，降香8g。

功效：疏肝理气，活血止痛。

主治：胸部外伤。

制用法：水煎服，日1剂，分2次服，7剂。外贴伤膏加丁桂散。

二诊：12月13日。左胸肋迸气内伤，疼痛、胸闷已除，压痛不显。为巩固疗效，再以原方连服5剂。

该例在1975年8月19日随访：胸肋迸伤，经治而愈，未见复发。

（上海中医学院组织编写．老中医临床经验选编，1977.）

【诠解】胸壁损伤，有胸壁迸、挫伤之分，胸壁迸伤，中医学属于胸胁内伤的范畴。皆因用力过猛过急，致有内络气滞，不通则痛的病变。气无形，其伤无明显肿胀，但有胸闷，咳嗽则加重。正如唐《外台秘要》所云："外虽无状，内宜通利"者。所以本案方中重用行气血之郁金、香附、青陈皮等药，以柴胡引药入肝，再配当归、赤芍、苏木以治血，三者结合，共奏疏肝理气，活血止痛之效。

赵生富医案

（疏肝气，理肺气，气药血药相配合）

沈某，女，49岁，搬运工。初诊日期：1983年7月15日。

［病史］在向高处搬送物品时，不慎岔气伤胸已有2天，胸痛闷胀不适，痛势逐渐加重。

［检查］局部无明显肿胀，左胁肋压痛不著，且无固定点，咳嗽、深呼吸时疼痛加重，脉沉弦。

［诊断］胸部内伤。

［处理］药物治疗：

处方：柴胡、赤芍、白芍、香附、川芎各9g，枳壳、陈皮、甘草、桔梗、薤白、厚朴、木香各6g。

功效：疏肝、理肺。

主治：胸部内伤。

制用法：水煎服，日1剂，分2次服。3剂。3剂后痊愈。

［赵生富. 浙江中医杂志，1984（2）：62.］

【诠解】上述病例，胸部逆挫伤都因突然扭伤或因暴力的跌仆撞击而致胸部气血或经络损伤，多以气血损伤为主。如《杂病源流犀烛·跌仆闪挫源流》曾指出："跌仆闪挫，卒然身受，由外及内，气血俱伤病机。"一般胸部闪扭致伤者，多以伤气为主，导致气机阻滞，运化失职，经络痞塞不通，不通则痛。胸部扭挫伤，可引起气滞血瘀，气血失和，以致凉血乘肺而出现喘咳等症。如《素问·脉要精微论》曾载有："当病坠若仆，因血在胁下，令人喘咳。"因此治法应疏肝气，理肺气。方中多用青皮、陈皮、枳壳等药。所耿血帅，气病则血亦病，所以方中加活血行瘀药，如赤芍、川芎等。气药血药相配合，故可收到理想效果。

十一、腹部内伤

石幼山医案

（活血益气健腰利尿，新伤已愈宿恙改善）

邱某，女，47岁，干部。初诊日期：1972年7月4日。

[病史] 4日前坠跌损伤左腰胁肋，骨骼受损，震及内络，气瘀凝阻，疼痛颇剧。

[检查] 不能咳呛转侧，局部略有肿胀。经常自笑，不能控制；腰酸腹胀，小便频数，神疲纳呆。曾患肾盂肾炎。脉细弦数，苔薄腻。方拟活血化瘀理气和络止痛。经X线摄片无骨折，尿验有血尿。

[诊断] 腰部外伤。

[处理] 药物治疗：

处方：柴胡、延胡索（各）8g，全当归10g，炙土鳖虫8g，制香附10g，川续断20g，炒赤白芍（各）15g，青陈皮（各）8g，上血竭5g，白茯苓15g，炒车前子20g，炒泽泻15g，三七粉1.5g（吞）。

功效：活血、化瘀、理气、和络、止痛。

主治：腰部外伤。

制用法：2剂，水煎服，日1剂，分2次服。外敷三色、软玉膏。

二诊：7月6日。左腰受损震及内络气瘀较化，疼痛略减，酸楚引及腿肌，少腹作胀，小便频数，淋漓较重而感刺痛。再拟化瘀理气和络利尿。原方去赤白芍，加狗脊20g，泽兰15g，血珀末1.5g（吞）。4剂。外敷三色、红玉膏。

三诊：7月10日。左腰损伤气血未和，疼痛逐减，腰酸腹胀，小溲刺痛已除，仍然淋漓欠畅，自笑已能控制，纳呆，心悸，寐欠安。再拟活血化瘀，健腰利尿，宁神。

处方：柴胡、延胡索（各）8g，全当归15g，炙土鳖虫5g，制香附15g，川续断肉20g，补骨脂20g，川独活10g，泽兰叶15g，青陈皮（各）8g，上血竭5g，炙远志8g，炒泽泻15g，炒车前子20g，炒建曲15g（包），夜交藤25g。

功效：活血、化瘀、健腰、利尿、宁神。

主治：腰部外伤。

制用法：水煎服，日1剂，分2次服，4剂。外敷三色、红玉膏。

四诊：7月14日。左腰疼痛减而未除，咳呛转侧不利，腑艰，小溲欠畅。近日胃火上扰，口腔破碎作痛。治拟兼顾。

处方：全当归10g，制香附15g，盐水川续断20g，赤白芍（各）10g，小生地黄20g，紫玄参15g，金银花15g，连翘壳15g，板蓝根15g，青陈皮（各）8g，延胡索10g，上血竭5g，全瓜蒌20g（打），车前子20g（包）。

功效：活血、化瘀、清热、平胃。

主治：腰部外伤。

制用法：水煎服，日1剂，分2次服，4剂。另：锡类散，涂搽口腔。外敷三色、红玉膏。

五诊：7月18日。左腰疼痛逐减，咳呛、转侧尚觉牵掣，小溲欠畅，口腔、舌尖仍然破碎作痛。再拟活血和络、清热利尿。

处方：荆芥穗10g，焦栀子15g，小生地黄20g，玄参15g，杭菊花10g，金银花15g，西赤芍15g，板蓝根15g，桑寄生20g，延胡索10g，青陈皮（各）8g，炒泽泻15g，车前子20g（包）。

功效：活血和络，清热利尿。

主治：腰部外伤。

制用法：水煎服，日1剂，分2次服，5剂。外敷三色、红玉膏。

六诊：7月24日。左腰疼痛减而未除，酸楚牵掣，动作不利，咳呛、口腔破碎作痛已瘥，小溲仍然欠畅，晨起面浮。再拟活血、健腰和络，利尿。

处方：全当归10g，赤白芍（各）15g，小生地黄20g，京玄参15g，香独活10g，桑寄生20g，延胡索10g，青陈皮（各）8g，白茯苓15g，炒泽泻15g，车前草20g，板蓝根15g，炒竹茹10g。

功效：活血健腰，活络利尿。

主治：腰部外伤。

制用法：水煎服，日1剂，分2次服，6剂。外敷三色、红玉膏。

七诊：8月3日。左腰疼痛已减，酸楚板滞，神疲乏力，不能耐劳，小溲欠畅，面浮、心悸、寐欠安。再拟活血益气、健腰利尿、宁神。

处方：全当归10g，炒党参15g，白术芍（各）15g，川续断肉20g，菟丝子20g，泽兰叶15g，延胡索10g，青陈皮（各）8g，炙远志8g，白茯苓15g，炒泽泻15g，车前草20g，夜交藤20g。

功效：活血、益气、健腰、利尿、宁神。

主治：腰部外伤。

制用法：7剂，水煎服，日1剂，分2次服。外敷三色、红玉膏。

八诊：8月12日。左腰疼痛已微，酸楚已瘥，不能耐劳，小溲尚欠畅，面浮跗肿，胃纳不馨。再拟活血益气、健腰利尿、悦胃。

处方：炒党参15g，白术芍（各）15g，全当归10g，制香附15g，川续断肉20g，刘寄奴15g，延胡索10g，青陈皮（各）8g，白茯苓20g，炙远志8g，炒车前草20g，炒建曲15g，香谷芽20g。

功效：活血，益气，健腰，利尿，悦胃。

主治：腰部外伤。

制用法：水煎服，日1剂，分2次服，7剂。外敷三色、红玉膏。

九诊：8月21日。左腰伤势已瘥，适值经临，酸痛略有反复，腹胀神疲依然，面浮跗肿，胃纳较增。再拟活血理气、健腰和络。

处方：全当归10g，白术芍（各）15g，制香附15g，川续断20g，制狗脊20g，延胡索10g，青陈皮（各）8g，地枯罗15g，冬瓜皮20g，白茯苓20g，炙远志8g，炒泽泻15g，益母草15g。

功效：活血理气，健腰和络。

主治：腰部外伤。

制用法：水煎服，日1剂，分2次服。7剂。外敷三色、红玉膏。

十诊：9月2日。经事已净多日，腰痛已除，面浮跗肿也瘥。酸楚少力，头晕，神疲，心悸阵作。再拟活血、健腰、宁神、益肝肾。

处方：稆豆衣15g，白蒺藜15g，甘杞菊（各）10g，珍珠母50g，全当归10g，白术芍（各）15g，川续断肉20g，制狗脊20g，延胡索10g，炒陈皮8g，白茯苓15g，炙远志8g，何首乌片25g。

功效：活血，健腰，宁神，益肝肾。

主治：腰部外伤。

制用法：水煎服，日1剂，分2次服。7剂。

十一诊：9月12日。腰痛虽除，尚感酸楚少力，不能耐劳，头晕作胀，心烦口干，苔薄舌淡红脉弦细。素有宿恙、体弱，多服夺水利尿之品恐伤阴液。再拟活血养阴，益肝肾。

处方：原金斛10g（先煎），细生地黄20g，玄参15g，全当归10g，白术芍（各）10g，稆豆衣15g，甘杞菊（各）10g，桑寄生20g，炒陈皮10g，炙远志8g，白茯苓15g，天花粉20g，炒竹茹10g。

功效：活血，养阴，益肝肾。

主治：腰部外伤。

制用法：水煎服，日1剂，分2次服，7剂。

十二诊：9月25日。左腰内络损伤基本已瘥，宿恙亦见减轻，唯尚感神疲少力，头晕心悸阵作，腿膝酸软。再拟活血益气、补肝肾。

处方：稽豆衣15g，白蒺藜15g，甘杞菊（各）10g，炙绵黄芪15g，全当归10g，大熟地黄20g，白术芍（各）15g，川续断肉20g，怀牛膝15g，炒陈皮8g，白茯苓15g，炙远志8g，二至丸20g（包）。

功效：活血、益气，补肝肾。

主治：腰部外伤。

制用法：水煎服，日1剂，分2次服，20剂。

（上海中医学院组织编写. 老中医临床经验选编，1977.）

【诠解】患者体质衰弱，曾患肾盂肾炎而经常工作半日，今又腰部受伤，震及内络，肾脏、尿检血尿新伤，并有宿恙，故不易速愈。近经随访，伤后3年余，左腰伤痛从未复发，而宿恙亦见改善，体重增加，精神亦振，基本能全日参加工作。

龚治平医案

（腰痛与血尿，利尿化瘀汤）

朱某某，男，23岁。初诊日期：1969年3月15日。

［病史］患者因纠纷与人发生斗殴。被人用木棒击中左腰部，当即倒地疼痛，活动不便，被人送至当地卫生院治疗，痛稍减，但是小便不利，解便时小腹疼痛，腰痛难以步行，小便时而带血，大便4日未解，腹胀潮热，食差纳少。故转送来诊治。

［检查］3月20日刻诊，患者神志清楚，回答切题，右侧卧位，一般情况尚可，发育营养中等。左腰部微肿、压痛，腰部功能活动障碍。无畸形，舌苔黄厚，脉洪大。腹部稍膨隆、拒按、肠鸣音存在。无包块。查小便：红细胞（+++），余（-）。

［诊断］左肾挫伤。

［处理］药物治疗：治以活血利尿，润肠通便为先，方用利尿化瘀汤加味。

处方：生地黄15g，杜仲10g，茯苓皮20g，泽泻20g，琥珀5g（兑服），参三七5g（兑服），桃仁10g，火麻仁12g，瓜蒌仁12g，酒大黄10g（后下），石韦 15g，木通 15g，白茅根 30g，飞天蜈蚣 15g。

功效：活血，利尿，润肠，通便。

主治：左肾挫伤。

制用法：1 剂，水煎服，分 2 次服。外用消肿散，酒水各半加热调敷患处。

二诊：服药 2 次后大便已通，腹胀满消退，小便较前稍利，痛减、血尿未止。腰部仍酸痛，原方有效，以利尿止痛、活血化瘀为治。上方加减。上方去火麻仁、蒌仁、桃仁，加赤芍 10g，王不留行 15g，丹参 15g，2 剂。外治法同初诊。

三诊：血尿已止，检查化验小便常规已正常，小便自利，无疼痛，腰部肿胀已消失，仅感疼痛。但失眠多梦，身软乏力，舌苔薄白，脉细弱无力。此乃年少气盛打斗受惊受伤，神不守舍，治以养心镇惊，补血安神，方以养血安神汤加味。

处方：黄芪 20g，丹参 15g，熟地黄 10g，当归 10g，天麻 10g（兑服），白芍 10g，枣仁 15g，茯神 12g，柏子仁 15g，龙眼肉 10g，炙甘草 6g，杜仲 10g，夜交藤 20g。

功效：养心镇惊，补血安神。

主治：左肾挫伤。

制用法：水煎服，日 1 剂，分 2 次服，2 剂。外用活血散酒水各半加热调敷腰部。

四诊：腰痛已消失，夜能安睡，已可参加家务劳动。效不更方，将原方丹参易党参 15g，再进 3 剂。诸症消失，治愈，半年后随访工作如常。

（龚桂烈. 龚氏三代骨科秘方. 北京科学技术出版社，1994.）

【诠解】本案患者因腰部受到木棒重击而致。《素问·至真要大论》云："肾者主水。"《素问·脉要精微论》云："腰者肾之府。"《素问·缪刺论》云："有所堕坠，恶血留内，腹中满胀，不得前后，先饮利药。"可知，腰部受挫，临床见肾损伤，主要症状为腰痛与血尿，甚者大小便不利，腹胀水肿，若治疗不当，则迁延难愈。初诊时，左腰部肿痛，腰部功能障碍，腹部微膨隆，血尿，以利尿化瘀汤加味活血通尿、润肠。并外敷消肿散。药服二剂诸症减轻，大便已通。三诊时血尿已止，但有失眠等症出现，是因出血过多所致。以养血安神汤加味，养心镇神，补血安神。四诊时病已告痊愈。

陆银华医案

（活血消肿，通淋止血）

韩某，男，64 岁，农民。初诊日期：1963 年 10 月 23 日。

[病史] 今晨从楼上踏空坠落，会阴部挫抵硬物，而伤及海底，会阴、睾囊瘀肿紫黑，剧痛难忍，小便不利，玉茎刺痛，血尿伴有血块，治拟活血消肿，通淋止血。

处方：参三七（分吞）、木通、猪苓、石韦、海金沙、生枳壳各 6g，赤芍、当归尾、车前子、地萹蓄各 9g。

功效：活血，化瘀，通淋，止血。

主治：会阴外伤。

制用法：水煎服，日 1 剂，分 2 次服，1 剂。

二诊：10 月 24 日，进剂后疼痛瘀肿略瘥，尿血已淡，血块亦除，原方加瞿麦 9g，再进 1 剂。

三诊：10 月 25 日，血尿已除，玉茎刺痛亦减。唯会阴、睾囊瘀紫肿胀仍存，拟活血消肿为主。

处方：赤芍、王不留行、车前子、猪苓、瞿麦各 9g，桃仁、泽兰、木通、石韦各 6g，参三七 3g（分吞）。

功效：活血，消肿。

主治：会阴外伤。

制用法：水煎服，日 1 剂，分 2 次服，4 剂。

四诊：10 月 29 日，小便通利如常，会阴部痛已解，唯睾囊仍有瘀肿，皮色转青，重垂胀痛，精神疲倦，四肢乏力，站立时上有头昏，下感重垂加甚，脉细弦无力，治拟益气升阳，散结消胀。

处方：黄芪、焦白术、甘草、当归、川牛膝、橘核各 9g，陈皮、小青皮各 6g，升麻、柴胡、小茴香各 3g。

功效：益气，升阳，散结，消胀。

主治：会阴外伤。

制用法：水煎服，日 1 剂，分 2 次服用，6 剂。

五诊：11 月 4 日，上剂服后，睾囊肿胀渐消，诸恙基本痊愈，已开始参加劳动。近因劳累，前症复燃，小溲点滴不畅，伴有刺痛感，神疲乏力，脉细无力，先拟活血通淋。

处方：归尾、赤芍、石韦、车前子、海金沙，猪苓、萹蓄、瞿麦各9g，木通6g。

功效：活血、通淋。

主治：会阴外伤。

制用法：水煎服，日1剂，分2次服，2剂。

六诊：11月6日，进剂后诸症已减，拟益气利水，以善其后。

处方：生黄芪120g，生甘草24g。

功效：益气利水。

主治：会阴外伤。

制用法：水煎服，日1剂，分2次服，2剂。

（沈敦道，等. 陆银华治伤经验. 人民卫生出版社，1984.）

【诠解】本案患者年过六旬，为气虚之人，海底受伤后，攻力不能太过，在病减后，应补气扶正，才能获得功效。就诊时，海底、睾囊瘀肿紫黑，玉茎刺痛，血尿夹杂，伤势重。以"急则治其标"为原则，先投海底方活血化瘀、通淋止血。二三诊后，疼痛肿略瘥，血尿色变淡，但会阴、睾囊瘀肿仍在，拟活血消肿为主拟方。四诊时疼痛已减，瘀肿渐退，小便亦已通利，自觉神疲乏力，脉细无力，说明病势得减，虚象已露。睾囊瘀肿不消，重垂胀痛，是因气血下陷，升举无力，散血不能所致。故改补中益气汤益气升阳，再加小茴香、橘核等，配合当归活血理气散瘀消肿，药服6剂，病告痊愈。